“十四五”国家重点图书出版规划项目

Humana Press

冠状病毒
方法与实验操作

Coronaviruses
Methods and Protocols

海伦娜·简·梅尔
主　编　〔英〕艾瑞卡·毕克顿
保罗·布里顿
主　译　武　婕

天津出版传媒集团
天津科技翻译出版有限公司

著作权合同登记号:图字:02-2020-98

图书在版编目(CIP)数据

冠状病毒:方法与实验操作 / (英) 海伦娜·简·梅尔(Helena Jane Maier), (英) 艾瑞卡·毕克顿(Erica Bickerton), (英) 保罗·布里顿(Paul Britton) 主编; 武婕主译. —天津:天津科技翻译出版有限公司, 2024.8

书名原文: Coronaviruses: Methods and Protocols

ISBN 978-7-5433-4432-7

Ⅰ. ①冠… Ⅱ. ①海… ②艾… ③保… ④武… Ⅲ. ①新型冠状病毒-病毒病-防治 Ⅳ. ①R512.93

中国国家版本馆 CIP 数据核字(2024)第 030816 号

授权单位: Springer Science+Business Media
出　　版: 天津科技翻译出版有限公司
出 版 人: 方　艳
地　　址: 天津市南开区白堤路 244 号
邮政编码: 300192
电　　话: (022)87894896
传　　真: (022)87893237
网　　址: www.tsttpc.com
印　　刷: 天津海顺印业包装有限公司
发　　行: 全国新华书店
版本记录: 787mm×1092mm　16 开本　13.5 印张　300 千字
2024 年 8 月第 1 版　2024 年 8 月第 1 次印刷
定价:168.00 元

主译简介

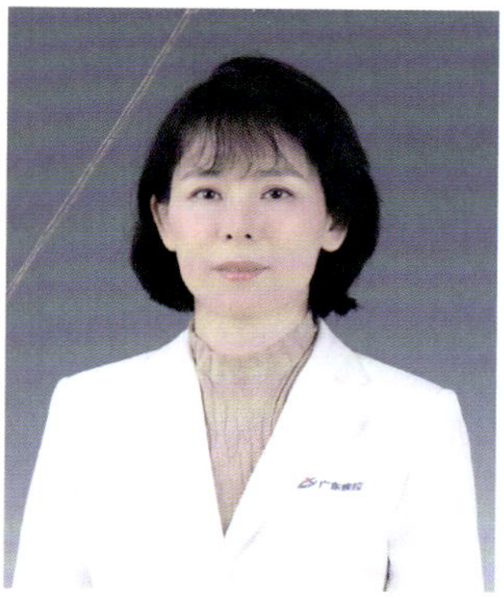

武　婕　广东省疾病预防控制中心主任技师，博士，主要研究冠状病毒、流感、禽流感等呼吸道病毒的分子流行机制及相关的生物安全风险点评估及控制。担任中华预防医学会生物安全分会委员，广东省广州市病原微生物实验室生物安全专家委员会委员，广东省军民融合发展专家库专家，广东省反恐办应急咨询专家。兼任南方医科大学、中山大学、暨南大学硕士研究生导师。

申请获得国家863课题、NIH课题、广东省重大科技计划项目、广东省科技计划项目、广东省自然科学基金、广州市科技计划项目、广东省医学科研基金等多项基金资助；获得5项发明专利授权和2项实用新型专利授权；荣获广东省预防医学会科学技术一等奖1项、广东省科技进步二等奖2项、广州军区医学科技创新二等奖1项；发表论文100余篇。荣获“广东最美科技工作者”“广东省最美退役军人”“南粤建工立业女能手”“南粤巾帼好医师”和“广东省预防医学会抗疫巾帼英雄”等荣誉称号。

译者名单

主　译　武　婕

副主译　张宏斌　白　茹

译　者（按姓氏汉语拼音排序）

白　茹　陈　钰　邓慧诗　管大伟　黄鑫鑫

廖　扬　梁丽君　梁艺文　刘志锋　武　婕

谢家敏　杨　康　袁世超　张宏斌　张云强

周　泉

编者名单

FERNANDO A LMAZÁN Department of Molecular and Cell Biology, Centro Nacional de Biotecnología (CNB-CSIC), Campus Universidad Autónoma de Madrid, Cantoblanco, Madrid, Spain

I RESHA N. A MBEPITIYA WICKRAMASINGHE Department of Pathobiology, Faculty of Veterinary Medicine, Utrecht University, Utrecht, The Netherlands

ERICA BICKERTON The Pirbright Institute, Compton, Newbury, Berkshire, UK

BEREND-JAN BOSCH Virology Division, Department of Infectious Diseases & Immunology, Faculty of Veterinary Medicine, Utrecht University, Utrecht, The Netherlands

PAUL BRITTON The Pirbright Institute, Compton, Newbury, Berkshire, UK

MARTÍ CORTEY The Pirbright Institute, Pirbright, Woking, Surrey, UK

DEIRDRE A. COSTELLO School of Chemical and Biomolecular Engineering, Cornell University, Ithaca, NY, USA

SUSAN DANIEL School of Chemical and Biomolecular Engineering, Cornell University, Ithaca, NY, USA

CORNELIS A. M. DE HAAN Virology Division, Department of Infectious Diseases & Immunology, Faculty of Veterinary Medicine, Utrecht University, Utrecht, The Netherlands

JEROEN A. A. DEMMERS Proteomics Department, Erasmus Medical Center, Rotterdam, The Netherlands

STUART DENT School of Biological Sciences, University of Reading, Reading, UK

RONALD DIJKMAN Federal Department of Home Affairs, Institute of Virology and Immunology, Berne and Mittelhäusern, Switzerland

MARIETTE F. DUCATEZ INRA, UMR1225, IHAP, Toulouse, France; Université de Toulouse, INP, ENVT, IHAP, Toulouse, France

LUIS ENJUANES Department of Molecular and Cell Biology, Centro Nacional de Biotecnología (CNB-CSIC), Campus Universidad Autónoma de Madrid, Cantoblanco, Madrid, Spain

ANTHONY R. FEHR Department of Microbiology, University of Iowa Carver College of Medicine, Iowa City, IA, USA

MARIA FORLENZA Cell Biology and Immunology Group, Wageningen Institute of Animal Sciences, Wageningen University, Wageningen, The Netherlands

JEAN-LUC GUÉRIN INRA, UMR1225, IHAP, Toulouse, France; Université de Toulouse, INP, ENVT, UMR1225, IHAP, Toulouse, France

JAMES S. GUY Department of Population Health and Pathobiology, College of Veterinary Medicine, North Carolina State University, Raleigh, NC, USA

BART L. HAAGMANS Department of Viroscience, Erasmus Medical Center, Rotterdam, The Netherlands

MARNE C. HAGEMEIJER Virology Division, Department of Infectious Diseases & Immunology, Faculty of Veterinary Medicine, Utrecht University, Utrecht, The Netherlands; Laboratory of Host-Pathogen Dynamics, Cell Biology and Physiology Center (CBPC), National Heart Lung and Blood Institute (NHLBI), National Institutes of Health, Bethesda, MD, USA

MOHAMMAD SYAMSUL REZA HARUN Institute of Bioscience, Faculty of Veterinary Medicine, Universiti Putra Malaysia, Serdang, Selangor, Malaysia

PHILIPPA C. HAWES The Pirbright Institute, Pirbright, Guildford, Surrey, UK

RUTH M. HENNION The Pirbright Institute, Compton, Newbury, Berkshire, UK

GILLIAN HILL The Pirbright Institute , Compton, Newbury, Berkshire, UK

TSUTOMU HOHDATSU Laboratory of Veterinary Infectious Disease, School of Veterinary Medicine, Kitasato University, Towada, Aomori, Japan

CHENG -HUEI HUNG Department of Laboratory Medicine and Biotechnology, Tzu Chi University, Hualien, Taiwan, People's Republic of China

YVES JACOB CNRS, UMR3569, Paris, France; Unité de Génétique Moléculaire des Virus à ARN, Département de Virologie, Institut Pasteur, Paris, France; Sorbonne Paris Cité, Unité de Génétique Moléculaire des Virus à ARN, Université Paris Diderot, Paris, France

ERIK JAGT MSD Animal Health, Bioprocess Technology and Support, Boxmeer, The Netherlands

LOUIS M. JONES Centre d'Informatique pour la Biologie, Institut Pasteur, Paris, France

HULDA R. JONSDOTTIR Federal Department of Home Affairs, Institute of Virology and Immunology, Berne and Mittelhäusern, Switzerland

SARAH M. KEEP The Pirbright Institute, Compton, Newbury, Berkshire, UK

JOERI KINT Cell Biology and Immunology Group, Wageningen Institute of Animal Sciences, Wageningen University, Wageningen, The Netherlands; MSD Animal Health, Bioprocess Technology and Support, Boxmeer, The Netherlands

MART M. LAMERS Department of Viroscience, Erasmus Medical Center, Rotterdam, The Netherlands

HUI-CHUN LI Department of Biochemistry, Tzu Chi University, Hualien, Taiwan, People's Republic of China

SHIH-YEN LO Institute of Medical Sciences, Tzu Chi University, Hualien, Taiwan, People's Republic of China; Department of Laboratory Medicine and Biotechnology, Tzu Chi University, Hualien, Taiwan, People's Republic of China; Department of Laboratory Medicine, Buddhist Tzu Chi General Hospital, Hualien, Taiwan, People's Republic of China

HELENA JANE MAIER The Pirbright Institute, Compton, Newbury, Berkshire, UK

SILVIA MÁRQUEZ-JURADO Department of Molecular and Cell Biology, Centro Nacional de Biotecnología(CNB-CSIC), Campus Universidad Autónoma de Madrid, Cantoblanco, Madrid, Spain

PARVANEH MEHRBOD Institute of Bioscience, Faculty of Veterinary Medicine, Universiti Putra Malaysia, Serdang, Selangor, Malaysia

JEAN KAORU MILLET Department of Microbiology and Immunology, Cornell University, Ithaca, NY, USA
HUIHUI MOU Virology Division, Department of Infectious Diseases & Immunology, Faculty of Veterinary Medicine, Utrecht University, Utrecht, The Netherlands
MUHAMMAD MUNIR The Pirbright Institute, Pirbright, Woking, Surrey, UK
BÉATRICE NAL Department of Life Sciences, College of Health and Life Sciences, Brunel University, London, UK
BENJAMIN W. NEUMAN School of Biological Sciences, University of Reading, Reading, UK
GRÉGORY NEVEU Institut Pasteur, Unité de Génomique Virale et Vaccination, Paris, France; CNRS, UMR3569, Paris, France; Division of Infectious Diseases and Geographic Medicine, Department of Medicine, Stanford University School of Medicine, Stanford, CA, USA; Department of Microbiology and Immunology, Stanford University School of Medicine, Stanford, CA, USA
AITOR NOGALES Department of Microbiology and Immunology, University of Rochester, Rochester, NY, USA
ABDUL RAHMAN OMAR Institute of Bioscience, Faculty of Veterinary Medicine, Universiti Putra Malaysia, Serdang, Selangor, Malaysia
STANLEY PERLMAN Department of Microbiology, University of Iowa Carver College of Medicine, Iowa City, IA, USA
V. STALIN RAJ Department of Viroscience, Erasmus Medical Center, Rotterdam, The Netherlands
PETER J. M. ROTTIER Virology Division, Department of Infectious Diseases & Immunology, Faculty of Veterinary Medicine, Utrecht University, Utrecht, The Netherlands
J EAN–P IERRE R OUSSARIE Institut Pasteur, Unité de Génomique Virale et Vaccination, Paris, France; Laboratory of Molecular and Cellular Neuroscience, The Rockefeller University, New York, NY, USA
A HMAD N AQIB S HUID Institute of Bioscience, Faculty of Veterinary Medicine, Universiti Putra Malaysia, Serdang, Selangor, Malaysia
SASKIA L. SMITS Department of Viroscience, Erasmus Medical Center, Rotterdam, The Netherlands
TOMOMI TAKANO Laboratory of Veterinary Infectious Disease, School of Veterinary Medicine, Kitasato University, Towada, Aomori, Japan
FRÉDÉRIC TANGY Institut Pasteur, Unité de Génomique Virale et Vaccination, Paris, France; CNRS, UMR3569, Paris, France
M. H ÉLÉNE V ERHEIJE Department of Pathobiology, Faculty of Veterinary Medicine, Utrecht University, Utrecht, The Netherlands
PIERRE–OLIVIER VIDALAIN Institut Pasteur, Unité de Génomique Virale et Vaccination, Paris, France; CNRS, UMR3569, Paris, France
CHEE–HING YANG Institute of Medical Sciences, Tzu Chi University, Hualien, Taiwan, People's Republic of China

中文版序言

2020年暴发的全球性新型冠状病毒感染给公众健康带来很大危害。新型冠状病毒（SARS-CoV-2）是引起此次疫情的病原体，它与2003年引起的SARS疫情、2013年在中东地区引起的MERS疫情的病毒，同属于冠状病毒，是已知能感染人类的7种冠状病毒之一。冠状病毒也能感染多种哺乳动物和鸟类，在自然界中普遍存在，并具有由动物传播到人的跨物种传播的可能性。因此，由冠状病毒引起的新发、突发传染病疫情风险将会持续存在。了解冠状病毒的复杂特质和繁殖特征，总结其变异规律，并由此提出有针对性的预防和治疗策略，及时总结和分享病毒研究经验，就显得尤为重要。

本书从专业角度介绍目前在冠状病毒学领域研究中所广泛采用的各项技术。书中首先概述了冠状病毒的复制与发病机制，然后分章节介绍了冠状病毒的检测、诊断和进化研究等，深入探讨了在冠状病毒培养和滴定技术研究中起到重要作用的细胞与动物器官培养制备，以及需要病毒纯化的病毒功能分析中采用的研究技术，汇集了冠状病毒最前沿的研究方法和实验操作流程，对冠状病毒的特性、复制和发病机制提供了科学有益的参考与借鉴。

本书的三位主编为英国冠状病毒学的专家；译者团队则由广东省疾病预防控制中心病原微生物检验所所长、党支部书记武婕带队，翻译人员均为多年致力于呼吸道病毒病原学诊断方法和分子流行病学研究的一线专家与工作人员。译者团队发挥其专业优势和资源特长，结合团队研究经验，可确保本书的科学性和权威性。

本书介绍的实验技术不仅可应用于冠状病毒研究，也可应用于其他病毒研究，实用性强，适合国内广大综合性医院科研人员、临床医务工作者、疾病预防控制中心研究人员、微生物研究所研究人员，以及公共卫生事件应急研究工作者等参考使用。本书可为广大疾病预防控制中心与微生物研究所应对突发性疫情提供重要参考,具有较大的社会效益和出版价值。

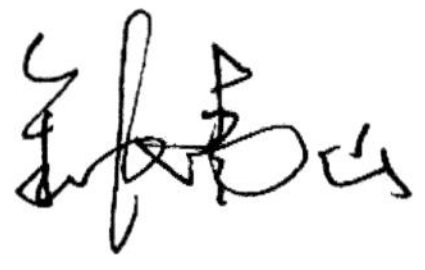

2024 年 3 月

前　言

本书主要介绍当前多个对冠状病毒开展广泛研究领域中所采用的各种实验技术，而这些技术中的大部分也可应用于其他病毒的研究，因此，本书具有更广泛的实用性。本书首先介绍当前对冠状病毒复制和发病机制的研究，从而使非专业读者更好地理解冠状病毒。

自2003年SARS冠状病毒出现以来，已发现多种新型冠状病毒。2012年MERS冠状病毒的出现和人类病例的持续发生，凸显了验证样本中是否存在冠状病毒及检测新型冠状病毒的技术的重要性，尤其是那些可能对人类和牲畜的健康构成潜在威胁的冠状病毒。因此，本书也介绍了冠状病毒的检测、诊断和进化研究。

病毒的培养和定量在病毒研究中是至关重要的。因此，本书介绍了冠状病毒培养和滴定技术中用到的细胞和器官培养。此外，几种分析病毒功能的技术需要纯化病毒，因此，本书介绍了适用于不同下游技术的纯化方案。

反向工程病毒基因组和恢复含有缺陷突变的重组病毒技术，对于理解病毒致病机制、病毒蛋白和RNA功能，以及理解病毒–宿主的相互作用具有非常重要的意义。因此，本书用两个章节介绍了两种常用冠状病毒反向遗传学技术。

病毒复制的关键步骤是附着并进入宿主细胞。本书相关章节详细描述了细胞受体的鉴定、病毒受体蛋白的结合作用和病毒–细胞融合技术。

目前，冠状病毒研究的主要领域之一是病毒与宿主细胞之间的相互作用，以深入了解病毒复制的机制，以及宿主细胞对病毒感染的反应。了解这些过程，对于未来通过抗病毒疗法或疫苗接种进行预防是至关重要的。因此，本书的几个章节包含此相关内容：识别病毒–宿主蛋白–蛋白相互作用、蛋白在病毒复制中的功能、全基因组或途径特异性方法研究宿主细胞的反应，以及可视化病毒复制复合体的广泛技术。

我们要感谢本书的各位编者，他们为这本书付出了大量的时间和精力，介绍详细的方法，并提供实用的技巧和提示，这些技巧和提示对于实验室工作者重新应用这些技术是必不可少的。

Helena Jane Maier

Erica Bickerton

Paul Britton

目　　录

第 1 章

冠状病毒的复制和病原体概述

Anthony R. Fehr, Stanley Perlman

摘要

冠状病毒(CoV)是一种带有包膜的正链 RNA 病毒,其特征是表面的棒状突出、异常大的 RNA 基因组和独特的复制策略。冠状病毒可在哺乳动物和鸟类中引起多种疾病,从牛和猪的肠炎、鸡的上呼吸道疾病到潜在致命性人类呼吸道感染。本章简要介绍冠状病毒的复制和致病性及目前的防治策略,以及高致病性严重急性呼吸道综合征冠状病毒(SARS-CoV)和最近发现的中东呼吸综合征冠状病毒(MERS-CoV)的暴发。

关键词:套式病毒;冠状病毒;正链 RNA 病毒;SARS-CoV;MERS-CoV

1. 分类

冠状病毒(CoV)是套式病毒目(Nidovirales)中最大的一组病毒,包括冠状病毒科(Coronaviridae)、动脉炎病毒科(Arteriviridae)、中冠状病毒科(Mesoniviridae)和罗尼病毒科(Roniviridae)。冠状病毒科包括冠状病毒亚科(Coronavirinae)和环曲病毒亚科(Torovirinae)两个亚科。冠状病毒亚科进一步细分为 4 个属,即 α-、β-、γ-和δ-冠状病毒。最初根据血清学对这些病毒进行分类,现在根据系统发育聚类进行分类。

所有套式病毒目的病毒都是有包膜、无节段的正链 RNA 病毒,含有非常大的 RNA 病毒基因组,其中一些病毒经鉴定具有最大的 RNA 基因组,包含多达 33.5 千碱基(kb)的基因组。套式病毒目的其他共同特征包括:①高度保守的基因组结构,在结构基因和辅助基因之前有一个大的复制酶基因;②通过核糖体阅读编码框表达许多非结构基因;③在大的复制酶-转录酶多蛋白中编码几种独特的或不常见的活性酶;④通过合成 3'嵌套的亚基因组 mRNA 表达下游基因。事实上,套式病毒目的名称即来源于这些嵌套的 3'mRNA,因为“nido”一词在拉丁语中是“套”的意思。套式病毒家族内部的主要差异在于结构蛋白的数量、类型和大小,这些差异导致核衣壳蛋白和病毒粒子(viron)的结构和形态发生显著变化。

2. 基因组结构

冠状病毒含有一个约 30kb 的无节段正链 RNA 基因组,基因组包含一个 5'帽结构和一个 3'多聚(A)尾,以此作为模板翻译多聚蛋白复制酶。编码非结构蛋白(NSP)的复制酶基因占据病毒基因组的 2/3,约 20kb,而结构蛋白和辅助蛋白仅占病毒基因组的约 10kb。基因组 5'端含有前导序列和非翻译区(UTR),UTR 含有 RNA 复制和转录所需的多个茎环结构。此外,在每个结构基因或辅助基因都是以表达这些基因所需的转录调控序列(TRS)为起始基因(见 4.3 小节关于 RNA 复制的内容)。3'UTR 还包含病毒 RNA 复制和合成所需的 RNA 结构。冠状病毒基因组的结构是 5'-先导-UTR-复制酶-S(Spike)-E(包膜)-M(膜)-N(核衣壳)-3'UTR-Poly(A)尾,辅助基因分布在基因组 3'端的结构基因中(图 1.1),虽然辅助蛋白在组织培养中并不是复制所必需的,但部分辅助蛋白已被证明在病毒发病机制中具有重要作用[1]。

3. 病毒结构

冠状病毒是直径约为 125nm 的球形结构,与冷冻电子断层扫描和冷冻电子显微镜下观察的一致[2,3]。冠状病毒最显著的特征是病毒颗粒表面的棒状突起,这些突起是病毒颗粒的一个明显特征,使它们看起来像日冕(solar corona),由此产生了"冠状病毒"(coronaviruses)这一名称。病毒颗粒的包膜内是核衣壳,核衣壳是螺旋对称的,这在正链 RNA 病毒中并不常见,但在负链 RNA 病毒中较为常见。

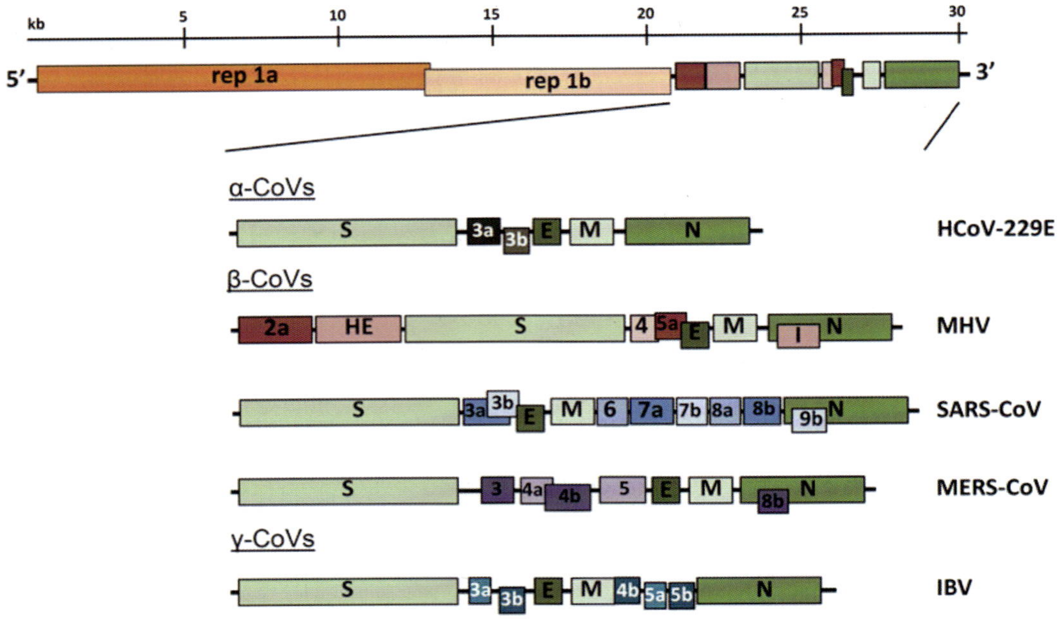

图 1.1 具有代表性的 α-、β-和 γ-冠状病毒的基因组结构。上图为 MHV 基因组图示。下图显示了 HCoV-229E、MHV、SARS-CoV、MERS-CoV 和 IBV 的 3'端结构蛋白和辅助蛋白基因组。基因组和单个基因的大小用上图的图例近似表示,未按实际比例绘制。HCoV-229E,人冠状病毒 229E;MHV,小鼠肝炎病毒;SARS-CoV,SARS 冠状病毒;MERS-CoV,中东呼吸综合征冠状病毒;IBV,传染性支气管炎病毒。

冠状病毒颗粒含有 4 种主要结构蛋白，即刺突蛋白(S)、膜蛋白(M)、包膜蛋白(E)和核衣壳蛋白(N)，所有这些蛋白的编码基因都位于病毒基因组的 3'端。S 蛋白(约 150kDa)利用 N-端信号序列进入内质网后，N-连接部位被高度糖基化，同源三聚体病毒编码的 S 蛋白组成病毒表面独特的突起结构[4,5]。三聚体 S 糖蛋白是一种Ⅰ类融合蛋白[6]，介导与宿主受体的吸附[7]。在大多数冠状病毒中，S 蛋白被宿主细胞呋喃蛋白酶切割成两个多肽，分别命名为 S1 和 S2[8,9]，S1 构成了 S 蛋白的大受体结合域，而 S2 构成了刺突蛋白的茎环结构[10]。

M 蛋白是病毒颗粒中含量最丰富的结构蛋白，由 3 个跨膜区的小蛋白(25~30kDa)组成[11]，是病毒成形的主要结构蛋白。M 蛋白有一个小的 N 端糖基化的胞外域和一个延伸到病毒颗粒中 6~8nm 的大 C 端胞内域[12]。尽管大多数 M 蛋白共翻译插入 ER 膜，大多数 M 蛋白并不包含信号序列。最新的研究表明，M 蛋白在病毒颗粒中以二聚体形式存在，并可能有两种不同构象，使其既能促进膜弯曲，又能与核衣壳结合[13]。

在病毒颗粒中可发现少量 E 蛋白(8~12kDa)。冠状病毒的 E 蛋白变化很大，但具有相同的结构[14]，目前 E 蛋白的膜拓扑结构尚未被完全解析，但大多数数据表明它是一种跨膜蛋白，E 蛋白具有 N 端胞外域和 C 端胞内域，并具有离子通道活性。与其他结构蛋白相反，虽然 E 蛋白是病毒依赖性蛋白，但缺乏 E 蛋白的重组病毒依旧可以存活[15]。E 蛋白主要参与病毒的组装和释放(参见 4.4 小节)，同时还具有其他一些功能，如 SARS-CoV E 蛋白中的离子通道活性对于发病机制是必需的[16]。

N 蛋白是核衣壳中唯一存在的蛋白质，它由两个独立结构域组成，一个是 N 末端结构域(NTD)，一个是 C 末端结构域(CTD)，这两个结构域都能在体外与 RNA 结合，但每个结构域结合 RNA 的机制不同，有研究表明，最佳的 RNA 结合需要这两个结构域共同参与[17,18]。N 蛋白也是高度磷酸化蛋白[19]，磷酸化启动蛋白结构变化，从而增强病毒 RNA 与非病毒 RNA 的亲和力，N 蛋白与病毒基因组结合后形成串珠型构象。已确定 N 蛋白有两种特异 RNA 底物：TRS[20]和基因组包装信号肽[21]，基因组包装信号肽特异性地结合到第二或 C 末端的 RNA 结合域[22]，N 蛋白还与复制酶复合物的关键成分 nsp3[18,23]和 M 蛋白[24]结合，这些蛋白的相互作用将病毒基因组与复制酶-转录酶复合体(RTC)捆绑在一起，随后将基因组包裹形成病毒颗粒。

第五种结构蛋白为血凝素-酯酶(HE)，存在于 β-冠状病毒的一个亚群中，该蛋白起到血凝素的作用，将唾液酸结合到表面糖蛋白上，并具有乙酰酯酶活性[25]，这些活性可增强 S 蛋白介导的细胞进入，以及增强病毒通过黏膜的传播[26]。有趣的是，HE 可增强小鼠肝炎病毒(MHV)的神经毒性[27]，但由于某些原因，在组织培养中没有应用 HE 的活性[28]。

4. 冠状病毒生命周期

4.1 吸附和进入

S 蛋白与受体的相互作用启动了病毒颗粒与宿主细胞的最初吸附。冠状病毒 S 蛋白 S1 区受体结合域(RBD)的位置因病毒不同而不同，有些受体结合域位于 S1 区（MHV）的 N 端，而另一些冠状病毒(SARS-CoV）的受体结合域位于 S1 区的 C 端[29,30]。S 蛋白-受体的相互作用是冠状病毒感染宿主物种的主要决定因素，也控制着病毒的组织嗜性，许多冠状病毒利用肽酶作为它们的细胞受体，目前还不清楚为什么会利用肽酶，因为即使这些蛋白质酶缺失也不影响病毒进入细胞。许多α-冠状病毒以氨基肽酶N(APN)为受体，SARS-CoV和HCoV-NL63以血管紧张素转换酶2(ACE2)为受体，MHV通过CEACAM1进入，最近发现的MERS-CoV与二肽肽酶4(DPP4)结合进入人体细胞(已知的冠状病毒受体见表1.1)。

结合受体后，病毒就进入宿主细胞胞浆，这通常是通过组织蛋白酶、TMPRRS2或另一种蛋白酶水解酸依赖蛋白的S蛋白，然后病毒膜和细胞膜融合来完成的。S蛋白的裂解发生在S2区域的两个位点：第一个裂解位点对分离S蛋白的RBD和融合域很重要[31]，第二个裂解位点对暴露融合肽(S2'的裂解)很重要。融合通常发生在酸化的内质网，但一些冠状病毒(如MHV)也可以在质膜上融合。S2'的裂解会暴露一个插入膜中的融合肽，随后S2中的两个七肽重复序列连接起来，形成一个反平行的六螺旋束[6]，该构象有助于病毒和细胞膜的混合，最终将病毒基因组释放到细胞质中。

4.2 复制酶的表达

冠状病毒生命周期的下一步是从病毒颗粒基因组RNA翻译复制酶基因，复制酶基因编码两个较大的阅读编码框(ORF)，分别为rep1a和rep1b，表达两个共末端多聚蛋白pp1a和pp1ab(图1.1)。为了表达这两种多聚蛋白，病毒利用了一个滑动序列(5'-UUUAAAC-3')和一种导致核糖体从rep1a阅读编码框转换到

表1.1 已知的冠状病毒受体

病毒	受体	参考文献
α-冠状病毒		
HCoV-229E	ACE2	[115]
HCoV-NL63	APN	[116]
TGEV	APN	[117]
PEDV	APN	[118]
FIPV	APN	[119]
CCoV	APN	[120]
β-冠状病毒		
MHV	mCEACAM	[121,122]
BCoV	N-乙酰-9-O-乙酰神经氨酸	[123]
SARS-CoV	ACE2	[124]
MERS-CoV	DPP4	[100]

注：APN，氨基肽酶N；ACE2，血管紧张素转换酶2；mCEACAM，小鼠癌胚抗原相关黏附分子1；DPP4，二肽基肽酶4；HCoV，人冠状病毒；TGEV，可传播胃肠炎病毒；PEDV，猪流行性腹泻病毒；FIPV，猫传染性腹膜炎病毒；CCOV，犬冠状病毒；MHV，鼠肝炎病毒；BCoV，牛冠状病毒；SARS-CoV，严重急性呼吸综合征冠状病毒；MERS-CoV，中东呼吸综合征冠状病毒。

rep1b ORF RNA 的假结结构。大多数情况下，核糖体会解开假结结构，继续翻译直到遇到 rep1a 终止密码子。有时假结结构会阻止核糖体的继续延伸，使其暂停在滑动序列上，在核糖体能够融化假结结构并延伸翻译到 rep1b，从而在翻译 pp1ab 之前，通过向后移动一个核苷酸(-1 移码)改变阅读框[32,33]。体外研究预测核糖体移码的发生率高达 25%，但这尚未在病毒感染的背景下确认。目前还不清楚这些病毒为什么会利用移码来控制蛋白质的表达，但有假设认为这可能是为了控制 rep1b 和 rep1a 蛋白的精确比例，或者推迟 rep1b 产物的产生，直到 rep1a 产物创造了一个适合 RNA 复制的环境[34]。

多聚蛋白 pp1a 和 pp1ab 分别包含 nsp1-11 和 nsp1-16。在 pp1ab 中，从 pp1a 延伸到 pp1b 的 nsp11 变成了 nsp12。然而 γ-冠状病毒不包含类似的 nsp1，这些多聚蛋白随后被裂解成单个的 nsp[35]。冠状病毒编码两种或三种蛋白酶，可裂解复制酶多聚蛋白。它们是木瓜蛋白酶(PLpro)，其由 nsp3 编码和丝氨酸蛋白酶(Mpro)——主要的蛋白酶，其由 nsp5 编码。除 γ-冠状病毒、SARS-CoV 和 MERS-CoV 仅表达一种木瓜蛋白酶外，大多数冠状病毒在 nsp3 中编码两种木瓜蛋白酶[36]。木瓜蛋白酶负责切割 nsp2/2、nsp2/3 和 nsp3/4 边界，丝氨酸蛋白酶负责其余 11 种非结构蛋白的切割。

接下来，多个 nsp 组装到复制酶转录酶复合体(RTC)中，形成一个适合 RNA 合成的环境并最终负责亚基因组 RNA 的复制和转录。nsp 还包含其他酶的结构域和功能，包括那些对 RNA 复制很重要的酶，例如，nsp12 编码 RNA 依赖的 RNA 聚合酶(RdRp)结构域，nsp13 编码 RNA 解旋酶域和 RNA 5'-三磷酸酶活性，nsp14 编码外核糖核酸酶(ExoN)，N7-甲基转移酶活动，以及 nsp16 编码的 2'-O-甲基转移酶活性。除了复制功能，其他一些 nsp，如阻断先天免疫反应（nsp1、nsp16-2-O-甲基转移酶、nsp3-去泛素化酶)已被确定，而另一些则有很大程度上未知的功能，如 nsp3-adp-核糖-1-磷酸酶、nsp15 内切核糖核酸酶(NendoU)，一些非结构蛋白及其功能见表 1.2。有趣的是，nsp15 内切核糖核酸酶和 nsp14 编码的外核糖核酸酶活性是套式病毒目所特有的，被认为是这些病毒的遗传标记[37]。

4.3 复制和转录

病毒 RNA 合成遵循病毒复制酶复合物的翻译和组装。病毒 RNA 合成产生基因组和亚基因组 RNA，亚基因组 RNA 是位于复制酶多聚蛋白下游的结构基因和附属基因的信使 RNA，所有正链亚基因组 RNA 都与病毒全长基因组共享 3' 端，从而形成巢式 RNA，这是套式病毒目的一个独特属性。基因组和亚基因组 RNA 都通过负链中间体产生。这些负链中间体的含量仅为正链中间产物的 1%左右，且包含多尿苷酸和抗先导序列[38]。

许多顺式元件序列对病毒 RNA 的复制都很重要。在基因组的 5'UTR 中有 7 个茎环结构，它们可延伸到复制酶 1a 基因中[39-42]。3'UTR 包含一个膨大的茎环、一个假结和一个高变区[43-46]。有趣的是，茎环和假结在 3'端是重叠的，因此不能同时形成这两个结构[44,47]。这些不同的结构是调控 RNA 合成的不同阶段，尽管确切的调控和作用机制尚不清楚。

也许冠状病毒复制最新奇的方面是在亚基因组 RNA 产生过程中，前导序列与 TRS 片段的融合。最初认为这一过程发生在正链合成中，但现在普遍认为是在负

表 1.2 冠状病毒非结构蛋白(nsp)的功能

蛋白	功能	参考文献
nsp1	促进细胞 mRNA 降解并阻断宿主细胞翻译,导致阻断先天免疫反应	[125-128]
nsp2	功能未知,与抑制蛋白结合	[129,130]
nsp3	大的多结构蛋白,其活性包括: • Ubll 和 Ac 结构域,与 N 蛋白相互作用 • ADRP 活性,促进细胞因子表达 • PLPro/Deubiquitinase 结构域,切割病毒多蛋白,并阻断宿主先天免疫反应 • Ub12, NAB,G2M,SUD,Y 域,功能未知	[131-138]
nsp4	潜在的跨膜支架蛋白,对正常的 DMV 结构非常重要	[139,140]
nsp5	Mpro,切割病毒多蛋白	[141]
nsp6	潜在的跨膜支架蛋白	[142]
nsp7	与 nsp8 形成十六聚体复合物,可作为 RNA 聚合酶的加工钳夹	[143]
nsp8	与 nsp7 形成十六聚体复合物,可作为 RNA 聚合酶的加工钳夹;可作为引物酶	[143,144]
nsp9	RNA 结合蛋白	[145]
nsp10	nsp16 和 nsp14 的辅助因子,与两者都形成异源二聚体,并刺激外显子和 2'-O-MT 活性	[146,147]
nsp12	RdRp	[148]
nsp13	RNA 解旋酶,5'三磷酸酶	[149,150]
nsp14	7MTase 和 3'-5'外核糖核酸酶,外显子;N7MTase 向病毒 RNA 添加 5'帽,外显子活性对病毒基因组的校对很重要	[151-154]
nsp15	病毒胞内核酸酶, NendoU	[155,156]
nsp16	2'-O-MT;保护病毒 RNA 免受 MDA5 的识别	[157,158]

注:Ubl,泛素样酶;Ac,酸性;ADR,PADP-核糖-1'-磷酸酶;PLPro,木瓜蛋白酶样蛋白酶;NAB,核酸结合;SUD,SARS 唯一结构域;DMV,双膜囊泡;Mpro,主蛋白酶;RdRp,RNA 依赖的 RNA 聚合酶;MTase,甲基转移酶;ExoN,病毒外切核糖核酸酶;NendoU,病毒内切核糖核酸酶;2'-O-MT,2'-O-甲基转移酶;MDA5,黑色素瘤分化相关蛋白 5。

链RNA 的不连续延伸过程中发生[48]。目前的模型提出 RdRp 可在人体的任何一个 TRS 序列(TRS-B)上暂停,暂停之后 RdRp 可选择继续延伸到下一个 TRS,或选择在 TRS-B 与前导 TRS(TRS-L)互补的指导下扩增基因组 5'端前导序列。目前,有许多证据支持这个模型,包括亚基因组 RNA 负链的 3'端存在抗前导序列[38]。然而该模型的完整解释还存在许多问题,例如,RdRp 如何绕过所有 TRS-B 序列产生全长负链基因组 RNA? TRS-B 序列如何指向 TRS-L 以及需要多大程度的互补[49]? 要全面了解冠状病毒中的 RNA 复制,就必须回答这些问题。

最后,冠状病毒因其重组能力而为人所知,它们既可同源重组也可非同源重组[50,51]，病毒的重组能力与 RdRp 的链转换能力相关，重组在病毒进化中发挥着重要作用，也是靶向 RNA 重组技术：反向遗传学的基础。

4.4 装配和释放

复制和亚基因组 RNA 合成后，病毒结构蛋白即 S 蛋白、E 蛋白和 M 蛋白被翻译并插入内质网（ER），这些蛋白质沿着分泌途径进入内质网–高尔基体中间室（ERGIC）[52,53]。在那里，病毒基因组被 N 蛋白包膜，形成含有病毒结构蛋白的 ERGIC 膜，形成成熟的病毒粒子（viron）[54]。

M 蛋白引导冠状病毒组装所需的大多数蛋白–蛋白相互作用。然而，M 蛋白不足以形成病毒粒子，因为病毒样颗粒（virus-like particle，VLP）不仅仅由 M 蛋白组成。当 M 蛋白与 E 蛋白一起表达时可形成 VLP，这两种蛋白共同作用形成冠状病毒包膜[55]。N 蛋白促进 VLP 的形成，表明被包裹的基因组与 ERGIC 融合可增强病毒形成包膜[56]。在这一步骤中 S 蛋白被整合到病毒粒子中，但并非组装所必需的。S 蛋白转运到 ERGIC 的能力，与 M 蛋白相互作用的能力，对其融入病毒粒子至关重要。

M 蛋白在病毒粒子中含量相对丰富，而 E 蛋白含量较少。因此，很可能 M 蛋白之间的相互作用为成熟病毒包膜的形成提供了动力。目前尚不清楚 E 蛋白是如何协助 M 蛋白组装病毒粒子的，对此已经提出了几种可能性。一些研究表明，E 蛋白在诱导膜弯曲方面发挥作用[57-59]，尽管有研究认为 E 蛋白阻止 M 蛋白的聚集[60]。E 蛋白也可以通过改变宿主分泌途径而在促进病毒释放方面单独发挥作用[61]。

M 蛋白与核衣壳结合并相互作用促进病毒粒子组装完成，且 M 蛋白胞内区基因 C 端与 N 蛋白的 CTD 基因也相互作用。但目前还不清楚核衣壳是如何与病毒粒子结合的、RNA 是如何进入 ERGIC 与 M 蛋白相互作用并被纳入病毒包膜的。另一个突出的问题是 N 蛋白如何在感染期间产生的多种不同 RNA 中只选择性地装配正义全长基因组，虽然 nsp15 的编码序列是 MHV 的装配信号，但该序列突变似乎不影响病毒形成，因此该装配信号的作用机制尚未阐明[22]，此外，大多数冠状病毒这个位点的序列是非保守序列，表明装配可能是病毒特有的。

组装后，病毒粒子以囊泡的形式被运送到细胞表面，并通过胞吐作用释放，目前尚不清楚病毒粒子是使用传统的途径从高尔基体输出，还是病毒用一个单独、独特的途径来输出。在几种冠状病毒中，没有整合到病毒颗粒中的 S 蛋白被运输到细胞表面，介导感染细胞和邻近未感染细胞之间的细胞融合，从而形成巨大的多核细胞，使得病毒在被感染的机体内传播，而不被特异性抗体发现或中和。

5. 致病机制

5.1 动物冠状病毒

冠状病毒在动物中引起各种各样的疾病。它们对牲畜和宠物（如猪、牛、鸡、狗、猫等）致病性很强，因此 20 世纪下半叶开展了很多关于动物冠状病毒的广泛研究。例如，传染性胃肠炎病毒（TGEV）和猪流行性腹泻病毒（PEDV）会引起猪仔重度胃肠炎，导致极高的发病率、死亡率，造成严重的经济损失。最近在北美首次出现的 PEDV，造成大量猪仔死亡。猪血凝脑脊髓炎病毒（PHEV）主要导致猪肠道感染，但亦可感染神经系统，引起脑炎、呕吐。猫肠道冠状病毒(FCoV)可引起家猫轻度或无症状感染,但持续的感染,病毒会发生突变,成为 FCoV 的高致病性毒株。猫传染性腹膜炎病毒(FIPV)会引起猫传染性腹膜炎(FIP)的致命性疾病,FIP 有湿型和干型,与人类结节病相似。FIPV 嗜巨噬细胞性可引起细胞因子和(或)趋化因子的异常表达和淋巴细胞耗竭,导致致命性疾病[63]。然而,还需要进一步研究来证明这一假设。牛冠状病毒(Bovine CoV)、大鼠冠状病毒(Rat CoV)和传染性支气管炎病毒(IBV)分别引起牛、大鼠和鸡的轻度至重度呼吸道感染。牛冠状病毒给养牛业造成重大损失,并已传播感染了多种反刍动物,包括麋鹿、鹿和骆驼。除了严重的呼吸道疾病,该病毒还会导致腹泻(“冬季痢疾”和“船运热”),引起体重减轻、脱水、产奶量下降和抑郁[63]。IBV 是一种 γ-冠状病毒,它的某些毒株会影响鸡的泌尿生殖道,导致肾病。生殖道感染 IBV 会显著影响产蛋量,每年给蛋业造成巨大损失[63]。最近,在一头患有呼吸系统疾病和急性肝衰竭的鲸鱼尸体的肝脏中发现大量的名为 SW1 的新型冠状病毒颗粒[64]。虽然电子显微镜图像不足以确定该病毒是一种冠状病毒,但对肝脏组织进行测序清楚地确定了该病毒是一种冠状病毒。随后,根据基因进化分析,它被确定为一种 γ-冠状病毒,但尚未通过实验验证这种病毒是否就是导致鲸鱼患病的病原体。此外,由于蝙蝠冠状病毒可能是 SARS-CoV 和 MERS-CoV 的祖先,人们对识别新型蝙蝠冠状病毒产生了浓厚的兴趣,在过去 10 年中,已经发现了数百种新型蝙蝠冠状病毒[65]。最后,另一个新型的巢状病毒科——中冠状病毒科(mesoniviridae),最近被确定为第一个仅感染昆虫宿主的巢状病毒[66,67]。这些病毒与其他巢状病毒有很大的不同,但与罗尼病毒更相似,基因组大小约 20kb,介于大病毒和小病毒之间。有趣的是,该病毒不编码核糖核酸内切酶,而这种酶存在于所有其他的巢状病毒中,这些特征表明,这一病毒是一个新的巢状病毒家族的原型,可能是从小巢状病毒向大巢状病毒过渡过程中缺失的一个环节。

研究最多的动物冠状病毒是鼠肝炎病毒(MHV),其在小鼠中引起各种感染,包括呼吸道、肠道、肝和神经系统感染,而这些感染对于建立疾病动物模型非常有用。例如,MHV-1 在 A/J 和 C3H/HeJ 易感小鼠中引起严重呼吸道疾病,A59 和MHV-3 引起严重肝炎,而 JHMV 引起严重脑炎。有趣的是,MHV-3 通过激活凝血级联反应来诱导细胞损伤[68]。最值得注意的是,A59 和JHMV 的减毒株可引起一种慢性脱髓鞘疾病,与多发性硬化症(MS)相似,MHV 动物感染成为研究 MS 的最佳动物模型之一。早期研究表明,脱髓鞘是由大脑和脊髓中寡树突状细胞中的病毒复制决定的[69,70];然而最新报道表明,这种疾病是免疫系统介导的,受辐射小鼠或免疫缺陷型(缺乏 T 细胞和 B 细胞)小鼠不会发生脱髓鞘,但加入病毒特异性 T 细胞又可使脱髓鞘再发生[71,72]。此外,脱髓鞘过程伴随着大量巨噬细胞和小胶质细胞的参与,它们可以吞噬被病毒感染的髓鞘[73],目前尚不明确诱发免疫细胞破坏髓鞘的信号通路。不像 SARS-CoV 或 MERS-CoV 需要 BSL3 实验室操作,MHV 可以在 BSL2 实验室中进行研究,并有大量合适的动物模型,因此 MHV 成为研究冠状病毒在组织培养细胞中的复制、发病机制和免疫应答的最佳研究对象。

5.2 人冠状病毒

在 SARS-CoV 暴发之前,冠状病毒被认为仅会导致人类轻度、自限性呼吸道感染疾病。其中有两种人冠状病毒为 α-冠状病毒，即 HCoV-229E 和 HCoV-NL63；另外两种人冠状病毒为 β-冠状病毒，即 HCoV-OC43 和 HCoV-HKU1。HCoV-229E 和 HCoV-OC43 是近 50 年分离出来的[74-76]，而 HCoV-NL63 和 HCoV-HKU1 是在SARS-CoV 暴发后才被发现的[77,78]。这些病毒是人类群体特有的，每年造成 15%~30%的呼吸道感染。在新生儿、老年人和有基础疾病的个人中临床症状较重，下呼吸道感染的发病率更高。HCoV-NL63 还与急性气管炎(croup)相关[79]。这些病毒的一个有趣之处是它们对遗传变异的耐受性不同。来自世界各地的 HCoV-229E 分离株的序列差异很小[80]，而来自同一地点但不同年份分离的 HCoV-OC43 分离株的遗传变异却显著[81]，这也解释了 HCoV-229E不能跨越物种屏障感染小鼠，而 HCoV-OC43 和与之密切相关的牛冠状病毒(BCoV)能够感染小鼠和一些反刍动物物种。基于 MHV 引起脱髓鞘疾病的能力，有人认为人冠状病毒可能参与多发性硬化症(MS)的发展，但迄今为止没有证据表明人冠状病毒在 MS 中发挥重要作用。

SARS-CoV 是一种 2b 组 β-冠状病毒，被确定为 2002—2003 年发生的严重急性呼吸系统综合征(SARS)的病原体。它是由冠状病毒引起的最严重的人类疾病。在 2002—2003 年的疫情期间，感染了 8098 例病例，774 例死亡，病死率为 9%。病死率在老年人中要高得多，60 岁以上人群的病死率接近 50%。此外，疫情还导致近 400 亿美元的经济损失，东南亚地区和加拿大多伦多的许多活动几乎停止了几个月，SARS 疫情最终蔓延到 20 多个国家。在疫情期间，从喜马拉雅棕榈果子狸和貉等几种外来动物中分离出了密切相关的病毒[82]。然而，人们普遍认为 SARS 冠状病毒起源于蝙蝠，因为大量马蹄蝙蝠含有 SARS 相关冠状病毒序列，并含有先前感染相关冠状病毒的血清学证据[83,84]。事实上，最近发现的两种与 SARS 相关的新型蝙蝠冠状病毒，比迄今为止发现的任何其他病毒都更类似于 SARS 冠状病毒[85]。研究还发现它们使用了与人类病毒相同的受体——血管紧张素转换酶 2(ACE2)，这进一步证明 SARS-CoV 起源于蝙蝠。尽管在疫情暴发之前，野生动物市场中的一些人有 SARS-CoV 感染的血清学证据，但这些人没有明显的症状[82]。因此，很可能是一种密切相关的病毒在野生动物市场上传播了好几年，然后一系列因素促使其传播到更广的人群中。

SARS-CoV 的传播效率相对较低，因为它只在发病后通过与感染者的直接接触传播。因此，疫情在很大程度上被控制在家庭和医疗机构内[86]，除了在少数超级传播事件中，由于高病毒载量或病毒形成汽溶胶的能力增强，一个人能够感染多个接触者。由于 SARS-CoV 的传播效率相对较低，通过隔离措施，疫情是可控的。因此，2003 年 6 月 SARS 疫情得到控制后，只出现了少数病例。

SARS-CoV 主要感染肺部上皮细胞，该病毒能够进入巨噬细胞和树突状细胞，但只能导致顿挫性感染[87,88]。尽管如此，这些细胞的感染可能在诱导促炎细胞因子中起重要作用，而促炎细胞因子可能导致疾病[89]。事实上，这些细胞类型产生了许多细胞因子和趋化因子，使得 SARS-CoV 感染者血清中的细胞因子和趋化因子显著升高[90]。但肺损伤的确切机制和人类严重疾病的原因仍未确定。当人重症和动物模型中病情加重时，病毒滴度似乎会下降。此外，被 SARS-CoV 病毒感染的啮齿类动物模型表现出与人类疾病相似的临床特征，包括疾病严重程度与年龄的正相关性[91]。这些动物还表现出促炎症细胞因子水平的升高和T细胞反应的降低，提示可能的疾病免疫病理机制[92,93]。

虽然SARS-CoV疫情在2003年得到控制，此后该病毒再也没有卷土重来，但2012年中东出现了一种新的人冠状病毒，该病毒被命名为中东呼吸综合征冠状病毒(MERS-CoV)，是在沙特阿拉伯等中东国家引起呼吸道感染的高致病性病原体[94]。鉴于在暴发初期约50%的高病死率，人们担心这种病毒会导致非常严重的暴发。尽管2012年出现零星病例，2013年疫情也未加重，但2014年4月疫情加重，出现了200多例病例和近40例死亡，人们担忧，该病毒已经发生了变异，变得更容易在人与人之间传播，但更有可能的是，病例数量的增加是由于检测和报告方法的改进，以及骆驼出生的季节性增加。根据欧洲疾病预防和控制中心(European Center for Disease Prevention and Control)的数据，截至2014年8月27日，共报道855例MERS-CoV病例，其中333例死亡，病死率接近40%。

中东呼吸综合征冠状病毒(MERS-CoV)是一种2c组β-冠状病毒，与此前发现的两种蝙蝠冠状病毒HKU4和HKU5高度相关[95]。该病毒起源于蝙蝠，但可能有一个中间宿主，因为人类很少接触蝙蝠的分泌物。中东的单峰驼中检测到MERS-CoV抗体[96]，并发现MERS-CoV可在骆驼细胞系复制[97]，这提供了单峰骆驼可能是自然宿主的证据。更令人信服的证据来自最近的研究，在沙特阿拉伯邻近地区的骆驼和人类病例中发现了几乎相同的MERS-CoV[98,99]，其中一项研究表明，被感染的患者与一头受感染的骆驼有直接接触，且从该患者身上分离出的病毒与从骆驼身上分离出的病毒相同[99]。目前，仍不确定有多少中东呼吸综合征冠状病毒病例可归因于中间宿主，而不是人际传播。也有假设认为，是人对骆驼的传播导致了疫情的暴发。

MERS-CoV的受体分子是二肽基肽酶4 (DPP4)[100]。这种病毒只能结合来自某些物种(如蝙蝠、人类、骆驼、兔和马)的受体感染。由于DPP4结构的差异，该病毒无法感染小鼠细胞，这使得评估潜在的疫苗或抗病毒药物的研究变得困难。最近，利用腺病毒载体将人DPP4基因导入小鼠肺部，建立了中东呼吸综合征冠状病毒小动物模型[101]，该方法使得利用任何对腺病毒转导敏感的动物研究中东呼吸综合征冠状病毒的治疗干预措施和新疫苗成为可能。

6. 诊断、治疗和预防

在大多数自限性感染病例中，冠状病毒的诊断是非必要的。然而，在某些临床治疗、兽医部门或流行病学研究中，就需要确定病因，而有冠状病毒严重暴发的地区，诊断也很重要，例如，中东目前发生了MERS-CoV的持续本地传播，病例的发现和确诊将指导制订疫情控制的公共卫生措施。对PEDV和IBV等引起严重疾病的兽冠状病毒的诊断也很重要，可控制病原体传播并保护食品供应。RT-PCR已成为诊断人冠状病毒的首选方法，随着多重实时RT-PCR检测方法的发展，可以检测所有4种呼吸道型冠状病毒，并可用于检测新型冠状病毒[102,103]。在RNA难以分离或降解的情况下，可对病原体开展血清学检测。

到目前为止，还没有专门针对人冠状病毒的抗病毒疗法，治疗都只是支持性治疗。在体外，干扰素(IFN)对冠状病毒仅部分有效[104]，干扰素与利巴韦林联合使用比单独使用干扰素具有更高的体外抗冠状病毒活性，但还需要体内实验验证这种组合的有效性[105]。SARS 和中东呼吸综合征冠状病毒的暴发激发了对这些病毒的研究，研究已经确定了大量合适的抗病毒靶点，比如病毒蛋白酶、聚合酶和进入蛋白等，但仍有大量针对能够抑制病毒复制的药物的研发工作要做。

预防冠状病毒感染的疫苗或药物不多，目前只批准了 IBV、TGEV 和犬冠状病毒的疫苗，但因为这些疫苗效果不是很好，或者在某些病例中疫苗株加快了流行株因为基因重组形成新型冠状病毒的选择压力，而没有得到广泛应用。针对动物病原体的疫苗(如 PEDV)，可以预防因病毒传播到新区域而导致动物死亡或致病。已研发出几种潜在的预防 SARS-CoV 感染的疫苗，但还未批准使用，这些疫苗包括重组减毒病毒、活病毒载体疫苗以及 DNA 质粒表达的病毒蛋白疫苗。治疗性 SARS-CoV 中和抗体已经研发，可用于再次暴发 SARS-CoV 疫情的治疗，特别是对于保护医护人员最有用。减毒活疫苗被认为是预防冠状病毒感染最有效的疫苗，TGEV 就是最好的例子。1980 年欧洲出现一种减毒的 PRCV 病毒变异株，这种变异株只引起轻症，但可完全保护猪不受 TGEV 感染，这种减毒病毒在过去 30 年里预防了重症 TGEV 在欧洲和美国的再次发生[106]。尽管取得了这一成功，但冠状病毒疫苗的研发仍面临许多挑战[107]，第一：因为黏膜感染和自然感染不能预防继发性感染，所以疫苗必须比病毒有更好的免疫效果，或者能减轻二次感染引起的症状。第二，病毒的重组可能会导致疫苗失效，并可能增加野生病毒的进化速度和多样性[108]。最后，FIPV 研究表明接种 S 蛋白疫苗可导致疾病症状加重[109]。因此，下述几种减少重组可能性的疫苗研发策略在实施中，如 nsp1[110]或 E 蛋白[111]的大片段缺失；基因组 3’端的重排[112]，修饰 TRS 序列[113]，或应用有异常高突变率的减毒病毒突变株[114]。

由于缺乏有效的治疗方法或疫苗，控制人冠状病毒的最佳措施仍然是强大的公共卫生监测系统，加上快速诊断检测以及必要时的隔离措施。对于国际疫情暴发的控制，政府实体、公共卫生部门和医疗卫生人员等相关部门的合作至关重要。而对于 PEDV 等容易传播的动物疫病的暴发，可能需要采取更严厉的措施，如销毁整群猪，以预防这些致命病毒的传播。

7. 结论

过去 50 年中出现了许多不同的冠状病毒，引起各种各样的人类疾病和动物疫病。由于这些病毒具有重组、变异和感染多种物种和细胞类型的能力，它们很可能会继续出现和进化，并导致人类和动物中暴发疫情。

未来仍需在冠状病毒的复制和发病机制方面开展大量深入性研究。首先，了解这些病毒的跨物种传播，在新宿主中建立感染及确定重要的冠状病毒宿主等研究，将极大地提升预测潜在的流行病可能发生的时间和地点的能力。比如蝙蝠似乎是这些病毒的重要宿主，它们是如何在感染后而不出现临床症状和持续感染的，将很有研究价值。其次，这些病毒编码的许多非结构蛋白和辅助蛋白的特征和功能尚不明确，识别这些蛋白的作用机制以及它们在病毒复制和发病机制中的作用将是很重要的。这些研究将大幅增加抗感染的合适治疗靶点的数量。此外,冠状病毒编码的许多特异性酶,如ADPribose-1”-蛋白磷酸酶也存在于高等真核生物中,对它们的研究将与理解分子生物学和生物化学的总体方面相关。第三,全面了解RTC的复杂性将为理解这些病毒所使用的独特RNA复制过程提供一个框架。最后,明确冠状病毒致病机制、了解宿主的免疫病理反应,将大大提高我们设计疫苗和减轻疾病负担的能力。

参考文献

1. Zhao L, Jha BK, Wu A et al (2012) Antagonism of the interferon-induced OAS-RNase L pathway by murine coronavirus ns2 protein is required for virus replication and liver pathology. Cell Host Microbe 11:607–616. doi:10.1016/j.chom.2012.04.011
2. Barcena M, Oostergetel GT, Bartelink W et al (2009) Cryo-electron tomography of mouse hepatitis virus: insights into the structure of the coronavirion. Proc Natl Acad Sci U S A 106:582–587
3. Neuman BW, Adair BD, Yoshioka C et al (2006) Supramolecular architecture of severe acute respiratory syndrome coronavirus revealed by electron cryomicroscopy. J Virol 80:7918–7928
4. Beniac DR, Andonov A, Grudeski E et al (2006) Architecture of the SARS coronavirus prefusion spike. Nat Struct Mol Biol 13:751–752. doi:10.1038/nsmb1123
5. Delmas B, Laude H (1990) Assembly of coronavirus spike protein into trimers and its role in epitope expression. J Virol 64:5367–5375
6. Bosch BJ, van der Zee R, de Haan CA et al (2003) The coronavirus spike protein is a class I virus fusion protein: structural and functional characterization of the fusion core complex. J Virol 77:8801–8811
7. Collins AR, Knobler RL, Powell H et al (1982) Monoclonal antibodies to murine hepatitis virus-4 (strain JHM) define the viral glycoprotein responsible for attachment and cell–cell fusion. Virology 119:358–371
8. Abraham S, Kienzle TE, Lapps W et al (1990) Deduced sequence of the bovine coronavirus spike protein and identification of the internal proteolytic cleavage site. Virology 176:296–301
9. Luytjes W, Sturman LS, Bredenbeek PJ et al (1987) Primary structure of the glycoprotein E2 of coronavirus MHV-A59 and identification of the trypsin cleavage site. Virology 161:479–487
10. de Groot RJ, Luytjes W, Horzinek MC et al (1987) Evidence for a coiled-coil structure in the spike proteins of coronaviruses. J Mol Biol 196:963–966
11. Armstrong J, Niemann H, Smeekens S et al (1984) Sequence and topology of a model intracellular membrane protein, E1 glycoprotein, from a coronavirus. Nature 308:751–752
12. Nal B, Chan C, Kien F et al (2005) Differential maturation and subcellular localization of severe acute respiratory syndrome coronavirus surface proteins S, M and E. J Gen Virol 86:1423–1434. doi:10.1099/vir.0.80671-0
13. Neuman BW, Kiss G, Kunding AH et al (2011) A structural analysis of M protein in coronavirus assembly and morphology. J Struct Biol 174:11–22. doi:10.1016/j.jsb.2010.11.021
14. Godet M, L'Haridon R, Vautherot JF et al (1992) TGEV corona virus ORF4 encodes a membrane protein that is incorporated into virions. Virology 188:666–675
15. DeDiego ML, Alvarez E, Almazan F et al (2007) A severe acute respiratory syndrome coronavirus that lacks the E gene is attenuated in vitro and in vivo. J Virol 81:1701–1713
16. Nieto-Torres JL, Dediego ML, Verdia-Baguena C et al (2014) Severe acute respiratory syndrome coronavirus envelope protein ion channel activity promotes virus fitness and pathogenesis. PLoS Pathog 10:e1004077. doi:10.1371/journal.ppat.1004077
17. Chang CK, Sue SC, Yu TH et al (2006) Modular organization of SARS coronavirus nucleocapsid protein. J Biomed Sci 13:59–72. doi:10.1007/s11373-005-9035-9
18. Hurst KR, Koetzner CA, Masters PS (2009) Identification of in vivo-interacting domains of the murine coronavirus nucleocapsid protein. J Virol 83:7221–7234. doi:10.1128/JVI.00440-09
19. Stohlman SA, Lai MM (1979) Phosphoproteins of murine hepatitis viruses. J Virol 32:672–675
20. Stohlman SA, Baric RS, Nelson GN et al (1988) Specific interaction between coronavirus leader RNA and nucleocapsid protein. J Virol 62:4288–4295
21. Molenkamp R, Spaan WJ (1997) Identification of a specific interaction between the coronavirus mouse hepatitis virus A59 nucleocapsid protein and packaging signal.

Virology 239:78–86

22. Kuo L, Masters PS (2013) Functional analysis of the murine coronavirus genomic RNA packaging signal. J Virol 87:5182–5192. doi:10.1128/JVI.00100-13
23. Hurst KR, Koetzner CA, Masters PS (2013) Characterization of a critical interaction between the coronavirus nucleocapsid protein and nonstructural protein 3 of the viral replicase-transcriptase complex. J Virol 87:9159–9172. doi:10.1128/JVI.01275-13
24. Sturman LS, Holmes KV, Behnke J (1980) Isolation of coronavirus envelope glycoproteins and interaction with the viral nucleocapsid. J Virol 33:449–462
25. Klausegger A, Strobl B, Regl G et al (1999) Identification of a coronavirus hemagglutinin-esterase with a substrate specificity different from those of influenza C virus and bovine coronavirus. J Virol 73:3737–3743
26. Cornelissen LA, Wierda CM, van der Meer FJ et al (1997) Hemagglutinin-esterase, a novel structural protein of torovirus. J Virol 71: 5277–5286
27. Kazi L, Lissenberg A, Watson R et al (2005) Expression of hemagglutinin esterase protein from recombinant mouse hepatitis virus enhances neurovirulence. J Virol 79: 15064–15073
28. Lissenberg A, Vrolijk MM, van Vliet AL et al (2005) Luxury at a cost? Recombinant mouse hepatitis viruses expressing the accessory hemagglutinin esterase protein display reduced fitness in vitro. J Virol 79: 15054–15063
29. Kubo H, Yamada YK, Taguchi F (1994) Localization of neutralizing epitopes and the receptor-binding site within the amino-terminal 330 amino acids of the murine coronavirus spike protein. J Virol 68:5403–5410
30. Cheng PK, Wong DA, Tong LK et al (2004) Viral shedding patterns of coronavirus in patients with probable severe acute respiratory syndrome. Lancet 363:1699–1700
31. Belouzard S, Chu VC, Whittaker GR (2009) Activation of the SARS coronavirus spike protein via sequential proteolytic cleavage at two distinct sites. Proc Natl Acad Sci U S A 106:5871–5876. doi:10.1073/pnas.0809524106
32. Baranov PV, Henderson CM, Anderson CB et al (2005) Programmed ribosomal frameshifting in decoding the SARS-CoV genome. Virology 332:498–510. doi:10.1016/j.virol.2004.11.038
33. Brierley I, Digard P, Inglis SC (1989) Characterization of an efficient coronavirus ribosomal frameshifting signal: requirement for an RNA pseudoknot. Cell 57:537–547
34. Araki K, Gangappa S, Dillehay DL et al (2010) Pathogenic virus-specific T cells cause disease during treatment with the calcineurin inhibitor FK506: implications for transplantation. J Exp Med 207:2355–2367
35. Ziebuhr J, Snijder EJ, Gorbalenya AE (2000) Virus-encoded proteinases and proteolytic processing in the Nidovirales. J Gen Virol 81:853–879
36. Mielech AM, Chen Y, Mesecar AD et al (2014) Nidovirus papain-like proteases: multifunctional enzymes with protease, deubiquitinating and deISGylating activities. Virus Res. doi:10.1016/j.virusres.2014.01.025
37. Snijder EJ, Bredenbeek PJ, Dobbe JC et al (2003) Unique and conserved features of genome and proteome of SARS-coronavirus, an early split-off from the coronavirus group 2 lineage. J Mol Biol 331:991–1004
38. Sethna PB, Hofmann MA, Brian DA (1991) Minus-strand copies of replicating coronavirus mRNAs contain antileaders. J Virol 65:320–325
39. Brown CG, Nixon KS, Senanayake SD et al (2007) An RNA stem-loop within the bovine coronavirus nsp1 coding region is a cis-acting element in defective interfering RNA replication. J Virol 81:7716–7724. doi:10.1128/JVI.00549-07
40. Guan BJ, Wu HY, Brian DA (2011) An optimal cis-replication stem-loop IV in the 5′ untranslated region of the mouse coronavirus genome extends 16 nucleotides into open reading frame 1. J Virol 85:5593–5605. doi:10.1128/JVI.00263-11
41. Liu P, Li L, Keane SC et al (2009) Mouse hepatitis virus stem-loop 2 adopts a uYNMG(U)a-like tetraloop structure that is highly functionally tolerant of base substitutions. J Virol 83:12084–12093. doi:10.1128/JVI.00915-09
42. Raman S, Bouma P, Williams GD et al (2003) Stem-loop III in the 5′ untranslated region is a cis-acting element in bovine coronavirus defective interfering RNA replication. J Virol 77:6720–6730
43. Liu Q, Johnson RF, Leibowitz JL (2001) Secondary structural elements within the 3′ untranslated region of mouse hepatitis virus strain JHM genomic RNA. J Virol 75:12105–12113. doi:10.1128/JVI.75.24.12105-12113.2001
44. Goebel SJ, Miller TB, Bennett CJ et al (2007) A hypervariable region within the 3′ cis-acting element of the murine coronavirus genome is nonessential for RNA synthesis but affects pathogenesis. J Virol 81:1274–1287.

doi:10.1128/JVI.00803-06
45. Williams GD, Chang RY, Brian DA (1999) A phylogenetically conserved hairpin-type 3′ untranslated region pseudoknot functions in coronavirus RNA replication. J Virol 73:8349–8355
46. Hsue B, Masters PS (1997) A bulged stem-loop structure in the 3′ untranslated region of the genome of the coronavirus mouse hepatitis virus is essential for replication. J Virol 71:7567–7578
47. Hsue B, Hartshorne T, Masters PS (2000) Characterization of an essential RNA secondary structure in the 3′ untranslated region of the murine coronavirus genome. J Virol 74:6911–6921
48. Sawicki SG, Sawicki DL, Siddell SG (2007) A contemporary view of coronavirus transcription. J Virol 81:20–29
49. Bentley K, Keep SM, Armesto M et al (2013) Identification of a noncanonically transcribed subgenomic mRNA of infectious bronchitis virus and other gammacoronaviruses. J Virol 87:2128–2136. doi:10.1128/JVI.02967-12
50. Keck JG, Makino S, Soe LH et al (1987) RNA recombination of coronavirus. Adv Exp Med Biol 218:99–107
51. Lai MM, Baric RS, Makino S et al (1985) Recombination between nonsegmented RNA genomes of murine coronaviruses. J Virol 56:449–456
52. Krijnse-Locker J, Ericsson M, Rottier PJM et al (1994) Characterization of the budding compartment of mouse hepatitis virus: evidence that transport from the RER to the Golgi complex requires only one vesicular transport step. J Cell Biol 124:55–70
53. Tooze J, Tooze S, Warren G (1984) Replication of coronavirus MHV-A59 in sac-cells: determination of the first site of budding of progeny virions. Eur J Cell Biol 33:281–293
54. de Haan CA, Rottier PJ (2005) Molecular interactions in the assembly of coronaviruses. Adv Virus Res 64:165–230
55. Bos EC, Luytjes W, van der Meulen HV et al (1996) The production of recombinant infectious DI-particles of a murine coronavirus in the absence of helper virus. Virology 218:52–60
56. Siu YL, Teoh KT, Lo J et al (2008) The M, E, and N structural proteins of the severe acute respiratory syndrome coronavirus are required for efficient assembly, trafficking, and release of virus-like particles. J Virol 82:11318–11330. doi:10.1128/JVI.01052-08
57. Raamsman MJ, Locker JK, de Hooge A et al (2000) Characterization of the coronavirus mouse hepatitis virus strain A59 small membrane protein E. J Virol 74:2333–2342
58. Corse E, Machamer CE (2000) Infectious bronchitis virus E protein is targeted to the Golgi complex and directs release of virus-like particles. J Virol 74:4319–4326
59. Fischer F, Stegen CF, Masters PS et al (1998) Analysis of constructed E gene mutants of mouse hepatitis virus confirms a pivotal role for E protein in coronavirus assembly. J Virol 72:7885–7894
60. Boscarino JA, Logan HL, Lacny JJ et al (2008) Envelope protein palmitoylations are crucial for murine coronavirus assembly. J Virol 82:2989–2999. doi:10.1128/JVI.01906-07
61. Ye Y, Hogue BG (2007) Role of the coronavirus E viroporin protein transmembrane domain in virus assembly. J Virol 81:3597–3607. doi:10.1128/JVI. 01472-06
62. Hurst KR, Kuo L, Koetzner CA et al (2005) A major determinant for membrane protein interaction localizes to the carboxy-terminal domain of the mouse coronavirus nucleocapsid protein. J Virol 79:13285–13297
63. Perlman S, Netland J (2009) Coronaviruses post-SARS: update on replication and pathogenesis. Nat Rev Microbiol 7:439–450
64. Mihindukulasuriya KA, Wu G, St LJ et al (2008) Identification of a novel coronavirus from a beluga whale by using a panviral microarray. J Virol 82:5084–5088
65. He B, Zhang Y, Xu L et al (2014) Identification of diverse alphacoronaviruses and genomic characterization of a novel severe acute respiratory syndrome-like coronavirus from bats in china. J Virol 88:7070–7082. doi:10.1128/JVI.00631-14
66. Nga PT, Parquet Mdel C, Lauber C et al (2011) Discovery of the first insect nidovirus, a missing evolutionary link in the emergence of the largest RNA virus genomes. PLoS Pathog 7:e1002215. doi:10.1371/journal.ppat.1002215
67. Lauber C, Ziebuhr J, Junglen S et al (2012) Mesoniviridae: a proposed new family in the order Nidovirales formed by a single species of mosquito-borne viruses. Arch Virol 157:1623–1628. doi:10.1007/s00705-012-1295-x
68. Levy GA, Liu M, Ding J et al (2000) Molecular and functional analysis of the human prothrombinase gene (HFGL2) and its role in viral hepatitis. Am J Pathol 156:1217–1225
69. Lampert PW, Sims JK, Kniazeff AJ (1973) Mechanism of demyelination in JHM virus encephalomyelitis. Acta Neuropathol 24:76–85
70. Weiner LP (1973) Pathogenesis of demyelin-

ation induced by a mouse hepatitis virus (JHM virus). Arch Neurol 28:298–303
71. Wu GF, Dandekar AA, Pewe L et al (2000) CD4 and CD8 T cells have redundant but not identical roles in virus-induced demyelination. J Immunol 165:2278–2286
72. Wang F, Stohlman SA, Fleming JO (1990) Demyelination induced by murine hepatitis virus JHM strain (MHV-4) is immunologically mediated. J Neuroimmunol 30:31–41
73. Wu GF, Perlman S (1999) Macrophage infiltration, but not apoptosis, is correlated with immune-mediated demyelination following murine infection with a neurotropic coronavirus. J Virol 73:8771–8780
74. McIntosh K, Becker WB, Chanock RM (1967) Growth in suckling-mouse brain of "IBV-like" viruses from patients with upper respiratory tract disease. Proc Natl Acad Sci U S A 58:2268–2273
75. Bradburne AF, Bynoe ML, Tyrell DAJ (1967) Effects of a "new" human respiratory virus in volunteers. Br Med J 3:767–769
76. Hamre D, Procknow JJ (1966) A new virus isolated from the human respiratory tract. Proc Soc Exp Biol Med 121:190–193
77. Woo PC, Lau SK, Chu CM et al (2005) Characterization and complete genome sequence of a novel coronavirus, coronavirus HKU1, from patients with pneumonia. J Virol 79:884–895
78. van der Hoek L, Pyrc K, Jebbink MF et al (2004) Identification of a new human coronavirus. Nat Med 10:368–373
79. van der Hoek L, Sure K, Ihorst G et al (2005) Croup is associated with the novel coronavirus NL63. PLoS Med 2:e240
80. Chibo D, Birch C (2006) Analysis of human coronavirus 229E spike and nucleoprotein genes demonstrates genetic drift between chronologically distinct strains. J Gen Virol 87:1203–1208
81. Vijgen L, Keyaerts E, Lemey P et al (2005) Circulation of genetically distinct contemporary human coronavirus OC43 strains. Virology 337:85–92
82. Guan Y, Zheng BJ, He YQ et al (2003) Isolation and characterization of viruses related to the SARS coronavirus from animals in southern China. Science 302:276–278
83. Lau SK, Woo PC, Li KS et al (2005) Severe acute respiratory syndrome coronavirus-like virus in Chinese horseshoe bats. Proc Natl Acad Sci U S A 102:14040–14045
84. Li W, Shi Z, Yu M et al (2005) Bats are natural reservoirs of SARS-like coronaviruses. Science 310:676–679
85. Ge XY, Li JL, Yang XL et al (2013) Isolation and characterization of a bat SARS-like coronavirus that uses the ACE2 receptor. Nature 503:535–538. doi:10.1038/nature12711
86. Peiris JS, Yuen KY, Osterhaus AD et al (2003) The severe acute respiratory syndrome. N Engl J Med 349:2431–2441
87. Peiris JS, Chu CM, Cheng VC et al (2003) Clinical progression and viral load in a community outbreak of coronavirus-associated SARS pneumonia: a prospective study. Lancet 361:1767–1772
88. Spiegel M, Schneider K, Weber F et al (2006) Interaction of severe acute respiratory syndrome-associated coronavirus with dendritic cells. J Gen Virol 87:1953–1960
89. Law HK, Cheung CY, Ng HY et al (2005) Chemokine upregulation in SARS coronavirus infected human monocyte derived dendritic cells. Blood 106:2366–2376
90. Lau YL, Peiris JSM (2005) Pathogenesis of severe acute respiratory syndrome. Curr Opin Immunol 17:404–410
91. Roberts A, Paddock C, Vogel L et al (2005) Aged BALB/c mice as a model for increased severity of severe acute respiratory syndrome in elderly humans. J Virol 79:5833–5838
92. Zhao J, Zhao J, Perlman S (2010) T cell responses are required for protection from clinical disease and for virus clearance in severe acute respiratory syndrome coronavirus-infected mice. J Virol 84:9318–9325
93. Zhao J, Zhao J, Legge K et al (2011) Age-related increases in PGD(2) expression impair respiratory DC migration, resulting in diminished T cell responses upon respiratory virus infection in mice. J Clin Invest 121:4921–4930. doi:10.1172/JCI59777
94. Zaki AM, van Boheemen S, Bestebroer TM et al (2012) Isolation of a novel coronavirus from a man with pneumonia in Saudi Arabia. N Engl J Med 367:1814–1820. doi:10.1056/NEJMoa1211721
95. van Boheemen S, de Graaf M, Lauber C et al (2012) Genomic characterization of a newly discovered coronavirus associated with acute respiratory distress syndrome in humans. MBio 3. doi:10.1128/mBio.00473-12
96. Meyer B, Muller MA, Corman VM et al (2014) Antibodies against MERS coronavirus in dromedary camels, United Arab Emirates, 2003 and 2013. Emerg Infect Dis 20:552–559. doi:10.3201/eid2004.131746
97. Eckerle I, Corman VM, Muller MA et al (2014) Replicative capacity of MERS coronavirus in livestock cell lines. Emerg Infect Dis 20:276–279. doi:10.3201/eid2002.131182
98. Memish ZA, Cotten M, Meyer B et al (2014) Human infection with MERS coronavirus

after exposure to infected camels, Saudi Arabia, 2013. Emerg Infect Dis 20:1012–1015. doi:10.3201/eid2006.140402

99. Azhar EI, El-Kafrawy SA, Farraj SA et al (2014) Evidence for camel-to-human transmission of MERS coronavirus. N Engl J Med. doi:10.1056/NEJMoa1401505
100. Raj VS, Mou H, Smits SL et al (2013) Dipeptidyl peptidase 4 is a functional receptor for the emerging human coronavirus-EMC. Nature 495:251–254. doi:10.1038/nature12005
101. Zhao J, Li K, Wohlford-Lenane C et al (2014) Rapid generation of a mouse model for Middle East respiratory syndrome. Proc Natl Acad Sci U S A 111:4970–4975. doi:10.1073/pnas.1323279111
102. Emery SL, Erdman DD, Bowen MD et al (2004) Real-time reverse transcription-polymerase chain reaction assay for SARS-associated coronavirus. Emerg Infect Dis 10:311–316. doi:10.3201/eid1002.030759
103. Gaunt ER, Hardie A, Claas EC et al (2010) Epidemiology and clinical presentations of the four human coronaviruses 229E, HKU1, NL63, and OC43 detected over 3 years using a novel multiplex real-time PCR method. J Clin Microbiol 48:2940–2947. doi:10.1128/JCM.00636-10
104. Cinatl J, Morgenstern B, Bauer G et al (2003) Treatment of SARS with human interferons. Lancet 362:293–294
105. Stockman LJ, Bellamy R, Garner P (2006) SARS: systematic review of treatment effects. PLoS Med 3:e343
106. Laude H, Van Reeth K, Pensaert M (1993) Porcine respiratory coronavirus: molecular features and virus-host interactions. Vet Res 24:125–150
107. Saif LJ (2004) Animal coronavirus vaccines: lessons for SARS. Dev Biol (Basel) 119:129–140
108. Wang L, Junker D, Collisson EW (1993) Evidence of natural recombination within the S1 gene of infectious bronchitis virus. Virology 192:710–716
109. Vennema H, de Groot RJ, Harbour DA et al (1990) Early death after feline infectious peritonitis virus challenge due to recombinant vaccinia virus immunization. J Virol 64:1407–1409
110. Zust R, Cervantes-Barragan L, Kuri T et al (2007) Coronavirus non-structural protein 1 is a major pathogenicity factor: implications for the rational design of coronavirus vaccines. PLoS Pathog 3:e109
111. Netland J, DeDiego ML, Zhao J et al (2010) Immunization with an attenuated severe acute respiratory syndrome coronavirus deleted in E protein protects against lethal respiratory disease. Virology 399:120–128. doi:10.1016/j.virol.2010.01.004
112. de Haan CA, Volders H, Koetzner CA et al (2002) Coronaviruses maintain viability despite dramatic rearrangements of the strictly conserved genome organization. J Virol 76:12491–12502
113. Yount B, Roberts RS, Lindesmith L et al (2006) Rewiring the severe acute respiratory syndrome coronavirus (SARS-CoV) transcription circuit: engineering a recombination-resistant genome. Proc Natl Acad Sci U S A 103:12546–12551
114. Graham RL, Becker MM, Eckerle LD et al (2012) A live, impaired-fidelity coronavirus vaccine protects in an aged, immunocompromised mouse model of lethal disease. Nat Med 18:1820–1826. doi:10.1038/nm.2972
115. Yeager CL, Ashmun RA, Williams RK et al (1992) Human aminopeptidase N is a receptor for human coronavirus 229E. Nature 357:420–422. doi:10.1038/357420a0
116. Hofmann H, Pyrc K, van der Hoek L et al (2005) Human coronavirus NL63 employs the severe acute respiratory syndrome coronavirus receptor for cellular entry. Proc Natl Acad Sci U S A 102:7988–7993
117. Delmas B, Gelfi J, L'Haridon R et al (1992) Aminopeptidase N is a major receptor for the entero-pathogenic coronavirus TGEV. Nature 357:417–420. doi:10.1038/357417a0
118. Li BX, Ge JW, Li YJ (2007) Porcine aminopeptidase N is a functional receptor for the PEDV coronavirus. Virology 365:166–172. doi:10.1016/j.virol.2007.03.031
119. Tresnan DB, Levis R, Holmes KV (1996) Feline aminopeptidase N serves as a receptor for feline, canine, porcine, and human coronaviruses in serogroup I. J Virol 70: 8669–8674
120. Benbacer L, Kut E, Besnardeau L et al (1997) Interspecies aminopeptidase-N chimeras reveal species-specific receptor recognition by canine coronavirus, feline infectious peritonitis virus, and transmissible gastroenteritis virus. J Virol 71:734–737
121. Nedellec P, Dveksler GS, Daniels E et al (1994) Bgp2, a new member of the carcinoembryonic antigen-related gene family, encodes an alternative receptor for mouse hepatitis viruses. J Virol 68:4525–4537
122. Williams RK, Jiang GS, Holmes KV (1991) Receptor for mouse hepatitis virus is a member of the carcinoembryonic antigen family of glycoproteins. Proc Natl Acad Sci U S A 88: 5533–5536
123. Schultze B, Herrler G (1992) Bovine coronavirus uses N-acetyl-9-O-acetylneuraminic acid as a receptor determinant to initiate the infec-

tion of cultured cells. J Gen Virol 73(Pt 4): 901–906
124. Li W, Moore MJ, Vasilieva N et al (2003) Angiotensin-converting enzyme 2 is a functional receptor for the SARS coronavirus. Nature 426:450–454
125. Huang C, Lokugamage KG, Rozovics JM et al (2011) Alphacoronavirus transmissible gastroenteritis virus nsp1 protein suppresses protein translation in mammalian cells and in cell-free HeLa cell extracts but not in rabbit reticulocyte lysate. J Virol 85:638–643. doi:10.1128/JVI.01806-10
126. Kamitani W, Huang C, Narayanan K et al (2009) A two-pronged strategy to suppress host protein synthesis by SARS coronavirus Nsp1 protein. Nat Struct Mol Biol 16:1134–1140. doi:10.1038/nsmb.1680
127. Kamitani W, Narayanan K, Huang C et al (2006) Severe acute respiratory syndrome coronavirus nsp1 protein suppresses host gene expression by promoting host mRNA degradation. Proc Natl Acad Sci U S A 103: 12885–12890
128. Tanaka T, Kamitani W, DeDiego ML et al (2012) Severe acute respiratory syndrome coronavirus nsp1 facilitates efficient propagation in cells through a specific translational shutoff of host mRNA. J Virol 86:11128–11137. doi:10.1128/JVI.01700-12
129. Graham RL, Sims AC, Brockway SM et al (2005) The nsp2 replicase proteins of murine hepatitis virus and severe acute respiratory syndrome coronavirus are dispensable for viral replication. J Virol 79:13399–13411. doi:10.1128/JVI.79.21.13399-13411.2005
130. Cornillez-Ty CT, Liao L, Yates JR 3rd et al (2009) Severe acute respiratory syndrome coronavirus nonstructural protein 2 interacts with a host protein complex involved in mitochondrial biogenesis and intracellular signaling. J Virol 83:10314–10318. doi:10.1128/JVI.00842-09
131. Chatterjee A, Johnson MA, Serrano P et al (2009) Nuclear magnetic resonance structure shows that the severe acute respiratory syndrome coronavirus-unique domain contains a macrodomain fold. J Virol 83:1823–1836
132. Egloff MP, Malet H, Putics A et al (2006) Structural and functional basis for ADP-ribose and poly(ADP-ribose) binding by viral macro domains. J Virol 80:8493–8502. doi:10.1128/JVI.00713-06
133. Eriksson KK, Cervantes-Barragan L, Ludewig B et al (2008) Mouse hepatitis virus liver pathology is dependent on ADP-ribose-1″-phosphatase, a viral function conserved in the alpha-like supergroup. J Virol 82:12325–12334. doi:10.1128/JVI.02082-08
134. Frieman M, Ratia K, Johnston RE et al (2009) Severe acute respiratory syndrome coronavirus papain-like protease ubiquitin-like domain and catalytic domain regulate antagonism of IRF3 and NF-kappaB signaling. J Virol 83:6689–6705
135. Neuman BW, Joseph JS, Saikatendu KS et al (2008) Proteomics analysis unravels the functional repertoire of coronavirus nonstructural protein 3. J Virol 82:5279–5294
136. Serrano P, Johnson MA, Almeida MS et al (2007) Nuclear magnetic resonance structure of the N-terminal domain of nonstructural protein 3 from the severe acute respiratory syndrome coronavirus. J Virol 81:12049–12060
137. Serrano P, Johnson MA, Chatterjee A et al (2009) Nuclear magnetic resonance structure of the nucleic acid-binding domain of severe acute respiratory syndrome coronavirus nonstructural protein 3. J Virol 83:12998–13008. doi:10.1128/JVI.01253-09
138. Ziebuhr J, Thiel V, Gorbalenya AE (2001) The autocatalytic release of a putative RNA virus transcription factor from its polyprotein precursor involves two paralogous papain-like proteases that cleave the same peptide bond. J Biol Chem 276:33220–33232. doi:10.1074/jbc.M104097200
139. Clementz MA, Kanjanahaluethai A, O'Brien TE et al (2008) Mutation in murine coronavirus replication protein nsp4 alters assembly of double membrane vesicles. Virology 375:118–129
140. Gadlage MJ, Sparks JS, Beachboard DC et al (2010) Murine hepatitis virus nonstructural protein 4 regulates virus-induced membrane modifications and replication complex function. J Virol 84:280–290. doi:10.1128/JVI.01772-09
141. Lu Y, Lu X, Denison MR (1995) Identification and characterization of a serine-like proteinase of the murine coronavirus MHV-A59. J Virol 69:3554–3559
142. Oostra M, Hagemeijer MC, van Gent M et al (2008) Topology and membrane anchoring of the coronavirus replication complex: not all hydrophobic domains of nsp3 and nsp6 are membrane spanning. J Virol 82:12392–12405
143. Zhai Y, Sun F, Li X et al (2005) Insights into SARS-CoV transcription and replication from the structure of the nsp7-nsp8 hexadecamer. Nat Struct Mol Biol 12:980–986
144. Imbert I, Guillemot JC, Bourhis JM et al (2006) A second, non-canonical RNA-dependent RNA polymerase in SARS coronavirus. EMBO J 25:4933–4942
145. Egloff MP, Ferron F, Campanacci V et al (2004) The severe acute respiratory syndrome-coronavirus replicative protein nsp9 is a single-stranded RNA-binding subunit unique in the RNA virus world. Proc

Natl Acad Sci U S A 101:3792–3796
146. Bouvet M, Debarnot C, Imbert I et al (2010) In vitro reconstitution of SARS-coronavirus mRNA cap methylation. PLoS Pathog 6:e1000863. doi:10.1371/journal.ppat.1000863
147. Decroly E, Debarnot C, Ferron F et al (2011) Crystal structure and functional analysis of the SARS-coronavirus RNA cap 2′-O-methyltransferase nsp10/nsp16 complex. PLoS Pathog 7:e1002059. doi:10.1371/journal.ppat.1002059
148. Xu X, Liu Y, Weiss S et al (2003) Molecular model of SARS coronavirus polymerase: implications for biochemical functions and drug design. Nucleic Acids Res 31:7117–7130
149. Ivanov KA, Thiel V, Dobbe JC et al (2004) Multiple enzymatic activities associated with severe acute respiratory syndrome coronavirus helicase. J Virol 78:5619–5632
150. Ivanov KA, Ziebuhr J (2004) Human coronavirus 229E nonstructural protein 13: characterization of duplex-unwinding, nucleoside triphosphatase, and RNA 5′-triphosphatase activities. J Virol 78:7833–7838. doi:10.1128/JVI.78.14.7833-7838.2004
151. Eckerle LD, Becker MM, Halpin RA et al (2010) Infidelity of SARS-CoV Nsp14-exonuclease mutant virus replication is revealed by complete genome sequencing. PLoS Pathog 6:e1000896. doi:10.1371/journal.ppat.1000896
152. Eckerle LD, Lu X, Sperry SM et al (2007) High fidelity of murine hepatitis virus replication is decreased in nsp14 exoribonuclease mutants. J Virol 81:12135–12144
153. Minskaia E, Hertzig T, Gorbalenya AE et al (2006) Discovery of an RNA virus 3′->5′ exoribonuclease that is critically involved in coronavirus RNA synthesis. Proc Natl Acad Sci U S A 103:5108–5113. doi:10.1073/pnas.0508200103
154. Chen Y, Cai H, Pan J et al (2009) Functional screen reveals SARS coronavirus nonstructural protein nsp14 as a novel cap N7 methyltransferase. Proc Natl Acad Sci U S A 106:3484–3489. doi:10.1073/pnas.0808790106
155. Bhardwaj K, Sun J, Holzenburg A et al (2006) RNA recognition and cleavage by the SARS coronavirus endoribonuclease. J Mol Biol 361:243–256. doi:10.1016/j.jmb.2006.06.021
156. Ivanov KA, Hertzig T, Rozanov M et al (2004) Major genetic marker of nidoviruses encodes a replicative endoribonuclease. Proc Natl Acad Sci U S A 101:12694–12699
157. Decroly E, Imbert I, Coutard B et al (2008) Coronavirus nonstructural protein 16 is a cap-0 binding enzyme possessing (nucleoside-2′O)-methyltransferase activity. J Virol 82:8071–8084
158. Zust R, Cervantes-Barragan L, Habjan M et al (2011) Ribose 2′-O-methylation provides a molecular signature for the distinction of self and non-self mRNA dependent on the RNA sensor Mda5. Nat Immunol 12:137–143

第 1 部分

冠状病毒的检测、诊断和进化

第2章

应用宏基因组学方法鉴定珍珠鸡中的新型冠状病毒

Mariette F. Ducatez, Jean-Luc Guérin

摘要

传统的病毒学技术,如病毒培养、电子显微镜或传统 PCR 都不能成功地鉴定引起珍珠鸡暴发性疾病的病原体,而宏基因组学方法鉴定了与该疾病相关的一种新型禽类 γ-冠状病毒。二代测序技术(NGS)是一种无偏倚的方法,能对特定样本中存在的几乎所有遗传物质进行测序。

关键词:二代测序技术;Illumina(依诺米那公司);超速离心;核酸处理;随机 RT-PCR

1. 引言

二代测序技术(NGS)这一新型基因组学工具的出现,使得病原体发现领域获得一个全新维度。病毒分离和电子显微镜鉴定曾经是鉴定新病原体的金标准,但无法用于很难培养的病原体,或很难从多重感染的病原体中分离出来的病原体。虽然 PCR 技术促进了病原体的发现,但即使研发出针对多个物种/属/科的 PCR (这并不总是可能的,特别是对于具有高度变异性的 RNA 病毒),因其所选择的引物限制了被扩增的核酸,它仍然是一种"有偏倚"的技术,它只能检测已知的或与已知病原体相关的病原体[1,2]。而 NGS 可以①对遗传物质进行大规模测序和②无偏倚测序,且与 Sanger 测序技术相比,每个碱基的测序成本要低得多。本章介绍一种可以用来鉴定新病原体的 NGS 技术,该技术可鉴定出引起珍珠鸡暴发疾病的病原体[3]。

2. 实验材料

2.1 制备标本和浓缩病毒颗粒的材料

1. PBS。
2. PBS 包含 100U/mL 的青霉素和 0.1mg/mL 的链素。
3. 0.45μm 滤膜。
4. RNAse。
5. DNAse(10U/μL)。
6. 10×DNAse 缓冲液:200mM Tris-HCl (pH 值 8.4),20mM $MgCl_2$,500mM 氯化钾(KCl)。

2.2 RNA 提取和扩增的材料

1. 三醇试剂或类似物。

2. 三氯甲烷。

3. RNA 提取试剂盒(Macherey-Nagel),或同等产品。

4. 反转录试剂盒(Thermofisher)或同等产品。

5. 10mM dNTP。

6. RNAse 抑制剂。

7. 20μM 标记的随机六聚物。454-A:5'ATG-GTC-GTC-GTA-GGC-TGC-TCN-NNN-NNN-N 3'(见注释 1)。

8. PCR 试剂盒,如 Phusion(NEB),或同等产品。

9. 20μM PCR 引物(仅标记)。454-A:5'ATG-GTC-GTC-GTA-GGC-TGC-TC 3'。

10. PCR 仪。

11. 1%琼脂糖凝胶。

12. 1×TBE 缓冲剂:89mM Tris,89mM 硼酸,2mM EDTA。

13. Sybr®安全(生物科技)或同等产品。

14. 1kb DNA 梯形带。

15. 凝胶纯化试剂。

16. PicoGreen®(生物科技)或同等产品。

2.3 二代测序

1. Miseq 基因测序化验试剂盒(Illumina)。

2. Miseq(Illumina)。

3. 实验方法

图 2.1 总结了鉴定一种新型珍珠鸡 γ-冠状病毒的方法,即高通量测序技术的主要步骤流程。

3.1 样本制备

1. 倒出感染病毒的珍珠鸡的肠道内容物,并用 500μL 含有青霉素和链霉素的

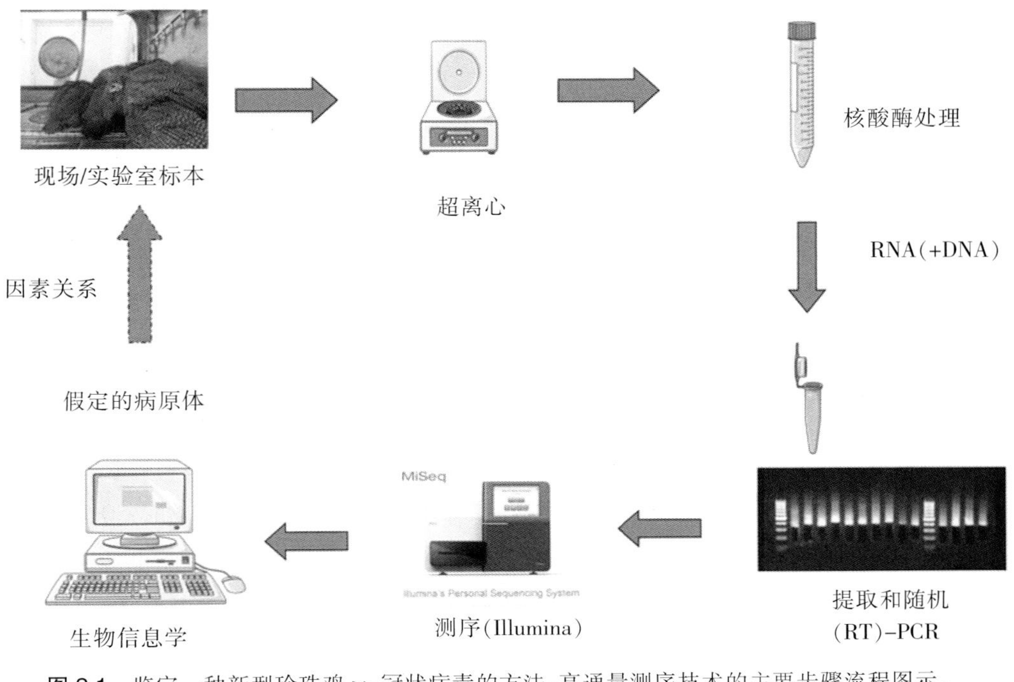

图 2.1　鉴定一种新型珍珠鸡 γ-冠状病毒的方法:高通量测序技术的主要步骤流程图示。

PBS溶液重悬,涡旋振荡。

2. 用0.45μm的滤膜过滤液体,以去除真核细胞和原核细胞大小的颗粒。

3. 将过滤后的液体10 000g,30分钟离心两次,将上清液收集到新的离心管中。

3.2 浓缩病毒颗粒

1. 10 000g超速离心上清液2小时,浓缩病毒颗粒。

2. 用RNAse和DNAse处理,去除无颗粒包裹的核酸:500μL样品混合液,10μL DNAse(100U),12μL RNAse(20μg/μL),60μL 10×DNAse缓冲液,16μL PBS,37℃孵育20分钟,75℃孵育10分钟终止反应。

3.3 RNA提取和扩增(见注释2)

1. 取上述经RNAse和DNAse处理的样本250μL,向其中加入750μL的TRIzol溶液,并在室温下孵育5分钟。

2. 加入200μL三氯甲烷,剧烈涡旋振荡,室温孵育10分钟。

3. 11 000g,4℃离心15分钟。

4. 收集水相的最上层。

5. 用RNA提取试剂盒从150μL收集的水相中提取RNA。

6. 将5μL的随机六聚物与7.5μL提取的RNA混合。

7. 65℃孵育5分钟后置于冰上。

8. 加入4μL 5×反应缓冲液、0.5μL RNase抑制剂、2μL dNTP和1μL反转录酶。

9. 反转录流程:25℃,10分钟;42℃,60分钟;70℃,10分钟。

10. 反转录产物可存储于-20℃或马上用于PCR。

11. 随机引物扩增,PCR体系:10μL 5×Phusion HF反应缓冲剂,1μL dNTP,0.5μL标记引物,5μL cDNA,0.5μL芳醇聚合物,10μL水。

12. 采用以下周期进行PCR:98℃,30秒;98℃,10秒;65℃,20秒;72℃,30秒,40个循环;72℃,10分钟。

13. 在1%琼脂糖凝胶上分析PCR产物,条件:60V,1小时。

14. 切取300bp的条带,用商业试剂盒进行凝胶纯化。

15. 制备文库的质量评估:通过基于荧光的方法(PicoGreen®定量分析)对DNA进行定量,目标投入量为1μg;检测DNA质量,260:280的比率应>1.8。

3.4 使用Miseq化验试剂盒(Illumina)进行簇生成

1. 将样本与流动细胞杂交。

2. 扩增样本(桥式扩增)。

3. 片段线性化。

4. 片段固定。

5. 杂交测序引物。

3.5 使用Miseq(Illumina)进行测序

1. 以文库DNA片段作为模板,合成互补链。

2. DNA聚合酶将ddNTP一个一个地加到核酸链上(一个ddNTP被添加到核酸链上,仪器采集一张照片并切除ddNTP上的标记基团,以使下一个ddNTP可以添加上去,此为一个循环)。每个循环添加上去的ddNTP都会被记录。

3.6 数据分析

1. 使用splitbc对数据进行预处理,以移除接头序列和区分样本(多个样本可以在MiSeq上一起测序,以降低成本)。

2. 预处理数据以去除低质量的读取,并使用光照端编译配对的序列。

3. 将数据映射到参考序基因,或从头拼接比对序列(比对使用bwa[4],一致性计算使用 SAMtools 软件包[5]。使用 IGV 浏览器[6]显示结果)。

4. 使用 GAAS 软件(http://gaas.sourceforge.net/)分析编译后的序列，预期值为10^{-3}。

4. 注释

1. Victoria 等[7]介绍了一组标记引物(以字母命名)，当选择"454–A"进行本研究时，也可以使用[7]其描述的其他标记引物(454–B，454–C 等)替代。

2. 为了用 DNA 基因组鉴定病原体，DNA 提取后，用 Klenow 酶处理，再进行 PCR：

(1)DNA 提取：根据说明书，使用高纯度模板制备试剂盒（Roche）进行 DNA 提取。

(2)Klenow 酶处理：将 2.5μL 的标记随机引物、3μL 的 10×缓冲剂，1μL 的 0.5mM dNTP、10μL 的 DNA，1μL 的 0.5U/μL DNA pol1 和 12.5μL 的水混合，室温孵育 1 小时。

(3)此步骤在小标题 3.3 第 10 步后进行。

参考文献

1. Padmanabhan R, Mishra AK, Raoult D et al (2013) Genomics and metagenomics in medical microbiology. J Microbiol Methods 95:415–424
2. Miller RR, Montoya V, Gardy JL et al (2013) Metagenomics for pathogen detection in public health. Genome Med 5:81
3. Liais E, Croville G, Mariette J et al (2014) Novel avian coronavirus and fulminating disease in guinea fowl, France. Emerg Infect Dis 20:105–108
4. Li H, Durbin R (2009) Fast and accurate short read alignment with Burrows-Wheeler transform. Bioinformatics 25:1754–1760
5. Li H, Handsaker B, Wysoker A et al (2009) The Sequence alignment/map format and SAMtools. Bioinformatics 25:2078–2079
6. Robinson JT, Thorvaldsdóttir H, Winckler W et al (2011) Integrative genomics viewer. Nat Biotechnol 29:24–26
7. Victoria JG, Kapoor A, Li L et al (2009) Metagenomic analyses of viruses in stool samples from children with acute flaccid paralysis. J Virol 83:4642–4651

第 3 章

使用免疫层析法对猫冠状病毒感染进行血清学诊断

Tomomi Takano, Tsutomu Hohdatsu

摘要

免疫层析法(ICA)是一种简单的抗体–抗原检测方法,可以较低的成本快速获得结果。本章介绍一种检测抗猫冠状病毒(FCoV)抗体的ICA。将蛋白A和纯化的猫抗FCoV IgG抗体分子分别点在硝酸纤维素膜的测试线和对照线上,结合胶体金标记的重组猫冠状病毒核衣壳蛋白(rNP),可以检测抗FCoV抗体阳性猫采集的肝素抗凝血浆、血清、全血和腹水标本的FCoV抗体,该检测特异性好。

关键词:猫冠状病毒;免疫层析法;血清学诊断

1. 引言

猫冠状病毒(FCoV)由核衣壳蛋白(N)、膜蛋白(M)和刺突蛋白(S)组成。根据FCoV S蛋白的氨基酸序列,将其分为Ⅰ型和Ⅱ型[1,2],并以此为基础形成两种生物型:猫传染性腹膜炎病毒(FIPV)和猫肠道冠状病毒(FECV)。猫感染FCoV是无症状的,但感染FIPV会导致致命性疾病[3],FIPV(强毒性猫冠状病毒)被认为是由FECV(低毒性猫冠状病毒)发生突变而产生的[4-6],但具体的突变和诱导机制尚不清楚。

FCoV的感染通常是根据临床症状、血液检测,以及对疑似感染猫的FCoV基因组RNA和抗FCoV抗体的检测结果综合诊断。间接免疫荧光法(IFA)和酶联免疫吸附实验(ELISA)可用来检测抗猫冠状病毒抗体,虽然它们具有较高的敏感性和特异性,但是实验烦琐、昂贵且耗时。

因此,需要一种简单而快速的方法来预防猫冠状病毒感染,还需要一种低成本的方法来检测在多猫环境中饲养的猫中的抗猫冠状病毒抗体,而满足这些条件最合适的诊断方法就是免疫层析法(ICA)。免疫层析法检测抗FCoV抗体不需要特殊设备或试剂,可以简单快速地获得结果。本章将介绍使用重组猫冠状病毒N蛋白免疫层析法检测抗FCoV抗体的实验方法[8]。

2. 实验材料

2.1 重组 FCoV N 蛋白(rNP)制备

1. 质粒 DNA：具有 Ⅰ 型 FIPV KU-2 株的 N 基因(基因登录号 AB086881.1)的 pGEX4T-1(GE 医疗)(见注释 1)。

2. 耐药大肠杆菌,如 BL-21 菌株。

3. LB 培养基：将 1.6%(w/v)Bacto 胰蛋白、1.0%(w/v)Bacto 酵母提取物和0.5%(w/v)NaCl 溶解于 ddH_2O 中,并用 5N NaOH 调节至 pH 值 7.0。

4. 100mg/mL 氨苄西林钠,溶剂:水。

5. 100mM 异丙基 β-D-L-硫代吡喃半乳糖苷(IPTG),溶剂:水。

6. 10mg/mL 溶菌酶,溶剂:水。

7. 100mM 苯基甲基磺酰氟(PMSF),溶剂:甲醛。

8. 1mg/mL DNase,溶剂:0.15M 氯化钠。

9. 0.1mg/mL 脱氧胆酸钠,溶剂:水。

10. 洗脱缓冲液:0.3%(w/v)还原型谷胱甘肽,溶剂:0.1M Tris-HCl(pH 值 8.0)。

11. 超声波仪。

2.2 捕获剂

1. 从感染 FCoV 的猫血清中提取纯化的 0.5mg/mL IgG(见注释 2 和注释 3)。

2. 2.0mg/mL 单克隆抗体(mAb)YN-2(抗 FCoV N 蛋白;IgG2a)(见注释 4)。

3. 0.1mg/mL 蛋白质 A。

2.3 ICA 测试条

1. 样品垫和吸收垫:C083 纤维素纤维样品垫条(微孔)。

2. 硝酸纤维素膜：高流量+240 膜板(微孔)。

3. 自动裁切器,如 CM4000(BioDot)或剪刀。

4. 配药机,如 XYZ3050(BioDot)或细毛刷。

2.4 胶体金标记重组 N 蛋白(rNP)

1. 稀释/保存溶液:20mM 四硼酸钠,1%(w/v)牛血清白蛋白(BSA)和 0.1%(w/v)的 NaN_3 水溶液。

2. 胶体金溶液(40nm)。

3. 10%(w/v)BSA,溶剂:水。

4. 含 10%BSA 的硼砂。

3. 实验方法

3.1 rNP 的制备

1. 将含有 pGEX4T-1 的 BL-21 细胞与 Ⅰ 型 FIPV KU-2 菌株的 N 基因在 37℃ 的 10mL 含 100μg/mL 氨苄西林的 LB 培养基(LB/AMP 培养基)中孵育过夜。

2. 在 100mL 新鲜的 LB/AMP 培养基中按 1:100 稀释过夜培养物，培养物生长到 OD_{600} 为 0.4~0.5。

3. 向培养物中添加 100L 0.1mM IPTG,诱导带有 GST 标签的 rNP 的表达。

4. 在摇床中于 25℃孵育 24 小时。

5. 以 12 000g 离心 15 分钟,然后将细胞沉淀重悬于 30mL PBS。

6. 向悬浮液中添加 0.8mL 的 10mg/mL 溶菌酶和 0.4mL 的 100mM PMSF,并混合。

7. 在冰上孵育 20 分钟。

8. 加入 0.3mL 的 0.1mg/mL 脱氧胆酸钠。

9. 使用超声波仪在冰上进行 3 个 30 秒的超声脉冲处理,裂解细菌细胞。

10. 将 0.2mL 1mg/mL DNase I 添加到细胞裂解物中,25℃孵育 30 分钟。

11. 4℃及以下 12 000g 离心细胞裂解

液 15 分钟,去除细菌碎片。

12. 以每 6.7mL 谷胱甘肽琼脂糖添加 40mL PBS 的比例洗涤谷胱甘肽琼脂糖珠(见注释 5)。

13. 将上清液添加到洗涤过的谷胱甘肽琼脂糖珠上,4℃旋转过夜。

14. 洗涤结合 GST-rNP 的琼脂糖填料,4℃旋转 5 小时。

15. 室温下沉淀琼脂糖 700g 离心 5 分钟,以每 6.7mL 原液添加 40mL PBS 的比例重悬沉淀。

16. 室温下 700g 离心 5 分钟,使珠子沉淀。

17. 室温下使用 10mL 洗脱缓冲液从珠子上洗脱 GST-rNP,收集 1mL 洗脱液到试管中(每管 0.2mL)(见注释 6),使用 SDS-PAGE 和 Western 免疫印迹法进行分析,采取标准流程。

18. 汇集洗脱的峰洗脱液(18~22 号试管),使用透析管用 PBS 透析过夜。

3.2 ICA 试纸条的制备

ICA 试纸条由 3 个主要组件组成:样本垫、硝酸纤维素膜和吸收垫(图 3.1a-b)。

1. 将样本垫和吸收垫粘在硝酸纤维素膜上,厚度约为 3mm。

2. 将膜切割成 2cm 宽的条带。

3. 用分散仪或精细点样刷将 20~30μL 蛋白 A 置于硝酸纤维素膜的测试条上。

4. 用分散仪或精细点样刷将 20~30μL 亲和纯化的 IgG 抗体分子置于硝酸纤维素膜的对照条上。

5. 室温干燥膜 30 分钟,将膜切割成 0.5cm 宽的条带。

3.3 胶体金标记 rNP 的制备

1. 将 rNP 用 PBS 稀释至 0.5mg/mL。

2. 将 30μL 稀释的 rNP 加入 1mL 胶体金溶液中。

3. 充分搅拌并在室温下孵育 30 分钟。

4. 加入 100μL 含 10%BSA 的 20mM 硼砂。

5. 在室温下孵育 30 分钟。

6. 以 22 000g 离心 10 分钟,然后将沉淀重悬于 0.75mL 含 10%BSA 的 20mM 硼砂中。

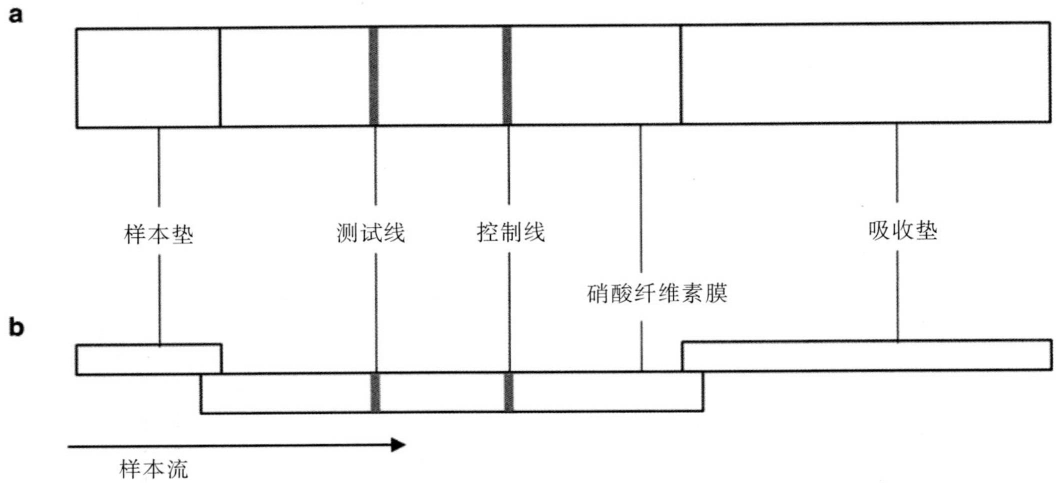

图 3.1 ICA 试纸条标意图。(a)上面观和(b)侧面观。

3.4 ICA 测试步骤

ICA 测试的原理见图 3.2a。

1. 用洗脱液将待检样本（即血浆、血清和渗出液）稀释 80 倍（见注释 8）。

2. 将 40μL 稀释后的样本与 20μL 胶体金标记的 rNP（见 3.3 一节，步骤 6）加入 96 孔板的小孔中混合。

3. 将 ICA 测试条插入 96 孔板的孔中，吸附混合物（图 3.2b）。

4. 室温条件下，测试线或控制线将在 10 分钟后出现（图 3.2c）。

4. 注释

1. 根据经验，N 蛋白在大肠杆菌中能够比 FCoV 的其他结构蛋白（S 蛋白和 M 蛋白）更有效地表达。

2. 猫 IgG 可通过 G 蛋白亲和色谱柱分离。

3. 感染 FCoV 的猫血清和血浆是猫抗 FCoV IgG 的良好来源。然而，进行 ICA 实验需要大量的血清和血浆，从感染 FCoV 的猫中获取大量血清和血浆很难，因此，建议使用抗 FCoV 单克隆抗体代替猫抗 FCoV IgG。

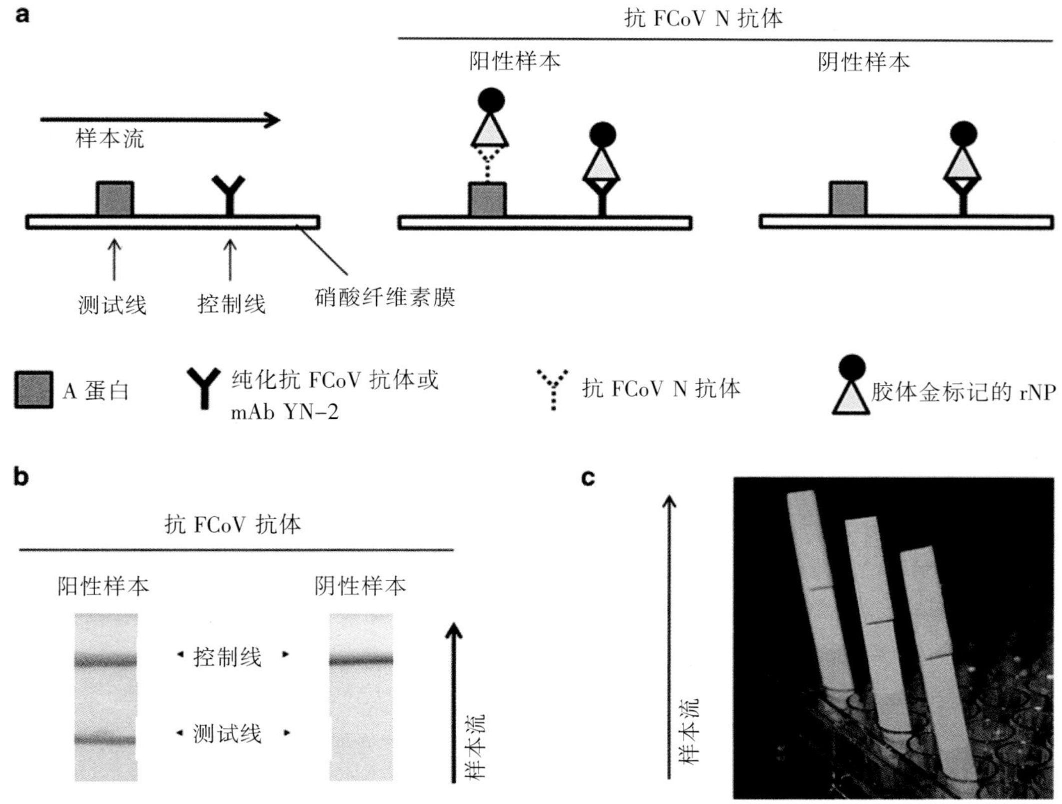

图 3.2 ICA 测试的原理及结果示例。(a)抗 FCoV 抗体检测原理图示。(b)将 ICA 测试条的末端的样本浸入样本混合液中。(c)典型的阳性和阴性结果。

4. 按照 Hohdatsu 等报道的方法制备产生 mAb YN-2 的杂交细胞[1]。根据经验,mAb YN-2 对胶体金标记的 rNP 的亲和力高于其他抗 FCoV N mAb(如 mAb E22-2)。

5. 将谷胱甘肽琼脂糖加入 PBS 中就可以使用了。

6. 设置恒流(2.0~3.0mL/min)的洗脱液,从珠子上洗脱带有 GST 标签的 rNP。

7. 通常应用点样仪将试剂点在硝酸纤维素膜上,但这类机器非常昂贵,如果打算尝试开发 ICA 套件,建议使用细毛刷代替点样仪。

8. 该方法可特异性地检测抗 FCoV 阳性猫的所有肝素抗凝血浆、血清、全血和腹水样品,但有时在抗 FCoV 阴性猫的 EDTA 或柠檬酸钠抗凝血浆的检测中会出现非特异性的阳性条带。

致谢

感谢我们实验室的所有同事为 ICA 开发所提供的帮助。这项工作得到了教育部、文化部、体育部、科学和技术部的 KAKENHI[科学研究补助金(B),编号 25292183]和 Petience Medical Corporation 研究基金的部分支持。

参考文献

1. Hohdatsu T, Okada S, Koyama H (1991) Characterization of monoclonal antibodies against feline infectious peritonitis virus type II and antigenic relationship between feline, porcine, and canine coronaviruses. Arch Virol 117:85–95
2. Motokawa K, Hohdatsu T, Aizawa C et al (1995) Molecular cloning and sequence determination of the peplomer protein gene of feline infectious peritonitis virus type I. Arch Virol 140:469–480
3. Pedersen NC (2009) A review of feline infectious peritonitis virus infection: 1963-2008. J Feline Med Surg 11:225–258
4. Brown MA (2011) Genetic determinants of pathogenesis by feline infectious peritonitis virus. Vet Immunol Immunopathol 143:265–268
5. Chang HW, Egberink HF, Halpin R et al (2012) Spike protein fusion peptide and feline coronavirus virulence. Emerg Infect Dis 18:1089–1095
6. Chang HW, de Groot RJ, Egberink HF et al (2010) Feline infectious peritonitis: insights into feline coronavirus pathogenesis and epidemiology based on genetic analysis of the viral 3c gene. J Gen Virol 91:415–420
7. Addie D, Belák S, Boucraut-Baralon C et al (2009) Feline infectious peritonitis. ABCD guidelines on prevention and management. J Feline Med Surg 11:594–604
8. Takano T, Ishihara Y, Matsuoka M et al (2013) Use of recombinant nucleocapsid proteins for serological diagnosis of feline coronavirus infection by three immunochromatographic tests. J Virol Methods 196:1–6

第 4 章

冠状病毒进化动力学和选择压力的估计

Muhammad Munir, Martí Cortey

摘要

强大的选择压力、种群大规模性和巨大的遗传多样性促进了冠状病毒在易感宿主体内的进化。病毒聚合酶的高错误率、有限的校对能力及病毒重组导致病毒进化，而这些特性使冠状病毒成为研究病毒进化机制、病毒适应宿主转换或获得新功能的有趣模型系统。本章将介绍评估牛冠状病毒刺突基因选择压力和进化动力学的实验方案。

关键词：冠状病毒；进化；基因；出现；选择；S 基因

1. 引言

冠状病毒编码了已知的最大的正向单链 RNA 基因组，长度为 27~31Kb 不等。尽管冠状病毒已被证明具有校对能力[1]，因其相对较高的突变率，冠状病毒仍是最多样、遗传差异最大和最新出现的病毒群之一。病毒进化是促使冠状病毒出现的主要原因，病毒基因高突变率、遗传多样性的选择压力、宿主间和宿主内的选择、重组频率，以及传播瓶颈期间的遗传漂移等多种因素推动着病毒进化。在冠状病毒亚科中，α-冠状病毒和 β-冠状病毒感染哺乳动物并引起疾病，γ-冠状病毒主要感染禽类[2]。

牛冠状病毒(BCoV)与人冠状病毒 OC43 (HCoV-OC43)、马冠状病毒(ECoV)和猪血凝性脑脊髓炎病毒(PHEV)，均属于 β-冠状病毒属 A 谱系 β-冠状病毒种[3]。BCoV 会导致所有年龄的牛的呼吸系统和肠道系统感染。像其他冠状病毒一样，BCoV 表现出高遗传突变性（每轮复制中每个基因组出现一个突变）[4,5]，对于 RNA 依赖型 RNA 聚合酶(RdRp)、S 基因和 N 基因，每年每个位点的核苷酸(nt)替换速率分别为 1.3×10^{-4}、6.1×10^{-4} 和 3.6×10^{-4}[6-8]。基于其高效的进化潜力，已从人体中分离出牛冠状病毒（牛冠状病毒样人类肠道冠状病毒 HECV-4408/US/94），最近分离出的犬呼吸道冠状病毒(CRCoV)也显示出与 β-冠状病毒的高度遗传相似性[9,10]。

综上所述，实验数据和数学模型加强了对冠状病毒动力学和进化研究的需求，这些研究可为实施有效的控制措施提供科学依据。最近出现的定量深度测序方法提供了可用于构建未来传播动力学预测模型和评估相关参数的数据。在本实验方案中，采用了公开获得的冠状病毒的S基因数据作为冠状病毒的原型，分析预测冠状病毒S基因的流行病学关联、易突变位点和进化。该方案同样适用于冠状病毒的其他基因和其他族系的病毒分析。

2. 实验材料

对牛冠状病毒的S基因进行计算机分析，需要以下设备（见注释1）：

1. Mac OS X，最低配置2.4GHz处理器和2GB内存。
2. TextEdit（TextWrangler）稳定版1.8或更新版本。
3. BioEdit版本v7.2.5。
4. MrBayes版本3.2.2或更新版本。
5. 一个可用于生成适宜文件格式的Perl脚本。
6. BEAST版本1.8.0或更新版本。
7. BEAUti版本1.7或更新版本。
8. Tracer版本1.6或更新版本。
9. FigTree版本1.2.3或更新版本。
10. 畅通的网络连接。

3. 实验方法

以下流程适用于Mac OS，也同样适用于其他系统。

3.1 进化动力学

1. 确定目标（见注释2）。

2. 创建数据集，标记为BCoV_S genes.fas（见注释3）。

3. 在TextEdit中打开下载的文件（BCoV_S genes.fas），编辑序列标题，该标题可以根据预期目标和下游分析工具的可用性来安排。一种公认的标记序列标题的方法是将它们按宿主/isolate_ID/基因型/国家/年（添加顺序）排列，删除所有非法字符和空格，并将其替换为下划线（_），但是不要删除任何大于号（>）的字符，这将破坏.fasta格式，并可能需要重新创建数据集[11]。在TextEdit中使用“查找”和“替换”选项，在Mac OS X中使用“cmd+F”命令打开。在关闭数据集之前保存文件。

4. 在Bioedit软件中打开文件，点击附件应用程序->ClustalW进行序列比对，保存新打开的比对文件，命名为BCoV_S genes_align.fas（见注释4）。

5. 运用Perl script（https://github.com/drmuhammadmunir/perl/blob/master/Convert-FastatoPhylip免费下载）或试用版的Codon-Code Aligner（www.codoncode.com/aligner/）（见注释5），将.fas文件（BCoV_S_genes_align.fas）转换为.nex文件（BCoV_S_genes_align.nex）。

6. 将BCoV_S_genes_align.nex文件放入贝叶斯文件夹。该贝叶斯软件的详细说明可以在（http://mrbayes.sourceforge.net/）网页上找到。

主要操作步骤为：

（1）打开终端并键入“mb”启动MrBayes软件（在Window系统中双击MrBayes应用程序图标），出现如下提示：

MrBayes v3.2.1x64

（系统发育的贝叶斯分析）

在GNU通用公共许可证下发布

（2）输入“help”或“help<command>”可获取相关应用信息。

（3）输入“about”以获得程序的作者身份和一般信息。

（4）MrBayes>

7. 输入 “execute<空格>filename”(例如,execute bcov_s_genes_aligned.nex),然后按“Enter”键。“Reached end of file”表示文件已成功执行,程序已准备好运行。如出现任何错误,应按照错误提示操作,或者重新创建数据集。最常见的错误是出现非法字符,如管道符号(|)、冒号(:)、分号(;)、斜杠/笔画(/)、撇号(` ´)、引号(‘ ’或“ ”)和括号([ ],( ),{ },<>),将这些按照前面提示从 fasta 文件中删除即可。

8. 将进化模型设置为 GTR 替换,在“MrBayes>” 输入 “lset nst=6 rates=invgamma”,按“Enter”键,出现“Successfully set likelihood model Barameters”表示模型设置成功。

9. 从后验概率分布中抽取样本(200),每隔 1000 代进行诊断计算,打印和样本频率为 100,在“MrBayes>”后输入字段 “mcmcngen 20000 samplefreq =100 printfreq =100 diagnfreq =1000”, 然后按“Enter”键,软件将根据操作系统的速度和数据集的大小开始计算分割频率。计算过程中须注意 “Average standard deviation of split frequenciese”,如果 2000 代以后低于 0.01,在“Continue the analysis(yes/no)?”提示后输入“yes”,进行更多代的计算,直至分裂频率降到 0.01 以下后输入“no”,用户会看到 MrBayes>提示。

10. 输入“sump”后按“Enter”键,对参数进行汇总。

11. 输入“sumt”后按“Enter”键,对进化树类型进行汇总,这个命令将进化树文件以扩展名为 “nex.con.tre”(例如,BCoV_S_genes_align.nex.con.tre)保存在贝叶斯文件夹中, 该文件夹也保存了原始文件(BCoV_S_genes_align.nex),进化树可以在 FigTree 软件中打开和标注。

12. 应用 FigTree 软件打开所需的文件(BCoV_S_genes_align.nex.con.tre)。

13. 当选择搜索按钮中的“Taxa”选项时,可通过搜索序列标签如分离名字或国家来标记序列,同样,在搜索按钮中选择“Nod”或“Clad”可分别标记相关条目。

14. 注释之后, 使用 File ->Export Graphics->PDF(或者从列表中选择所需的其他文件格式)->OK 路径文件,生成的文件可用于进一步编辑或保存[11]。

3.2 选择压力

3.2.1 SNAP

1. 为了分析 S 基因的同义替换(dS)和非同义替换(dN)的发生率,应用相同的 fasta 文件(BCoV_S_genes_align.fas)分析系统动力学(见注释 7)。

2. 在 http://www.hiv.lanlgov/econtent/sequence/SNAP/SNAP.htmL 上免费打开 SNAP 工具软件,粘贴序列或上传数据集。

3. 通过生成的 SNA 表可以计算出累积 dN-dS 和每个密码子 dN-dS 的选择性。

4. 计算得出每个核苷酸的选择性,阳性选择或阴性选择的位点可以被突出显示(见注释 8)。

3.2.2 Datamonkey

1. 为了验证 SNAP 生成数据的准确性,可应用 GTR(一般时间可逆)替换模型比对数据和计算选择压力,在邻居连接系统发育树上使用 GTR 替代模型, 可在 Datamonkey Web 服务器上免费获得(http://wwwdatamonkey.org/dataupload.php)。

2. 该软件使用 HyPhy 软件包[12]的计算引擎, 以各种进化模型估计 dN-dS,甚至在有重组的情况下,也可以分析选择性(见注释 9)。

3.3 进化动力学

3.3.1 XML 文件生成

1. 在 BEAST 包中,打开 BEAUti 程序(贝叶斯进化分析实用程序)并导入 Nexus(BCov_s genes_aligned.nex)或 Fasta(BCoV_S_genes_aligned.fas)数据文件。路径为"File->Import Data->Open"。

2. 根据特定需求调整 BEAST 的运行参数(如测序时间、替代模型、位点变异速度、MCMC 链长度)[13](见注释 10)。

3. 参数设置完毕后,点击"Generate BEAST File"生成.xmL 文件,用于后续的 BEAST 分析。

4. 为保持一致性,将文件标记为 BCoV_S_genes_aligned.xmL。

3.3.2 BEAST 分析

运行 BEAST 程序和使用 TRACER 总结结果的主要步骤如下。

1. 将.xmL 文件(BCoV_S_genes_aligned.xmL)移到 BEAST 文件夹中。

2. 双击打开 BEAST 软件,在 JAVA 环境下将出现几秒钟白屏。

3. 在第二个屏幕中选择要分析的文件,在开始分析之前,启用"Allow over-writing of log files"选项,按"Run",开始分析。

4. 根据操作系统的处理能力和数据集的大小,运行数分钟后开始运行链,出现 7 列竖栏,每一栏数据都是被计算的参数之一,第一栏和最后一栏是关键参数,第一栏是实时采集数据的代数(每条链有 1000 万步),最后栏显示每小时运行百万级的状态数(每条链有 1000 万步)。运行时间取决于链长、序列长度和分析的序列数量。

5. 运行完毕后保存参数。关闭 BEAST 窗口,打开 BEAST 文件夹,每次运行一个链会生成两类文件:.xmL 文件和几个末端文件(.log 和.tre),第一次运行完成后,文件名称更改为.log 和.tre,例如,在运行完 BCoV_S_gene_align.xmL 文件后、将生成 BCoV_S_gene_align.log 和 BCoV_S_gene_align.tre 文件,将这两个文件重命名为 BCoV_S_gene_align1.log 和 BCoV_S_gene_align1.tre。

6. 至少再运行两次 BCoV_S_gene_align.xmL 文件(即步骤 2~5)。

7. 得到 3 个不同的.log 文件和.tre 文件:BCoV_S_gene_align1.log、BCoV_S_gene_align2.log 和 BCoV_S_gene_align3.log,这 3 个文件必须包含在 TRACER 中总结用到的替换率的估算值。

8. 打开 TRACER 程巡,选择选项"File"和"Input Trace File",依次打开文件夹中的第一个(…1.log)文件、第二个(…2.log)文件和第三个(…3.log)日志文件。

9. 在图形界面中可看到估计的参数。从 Trace files(左上)中选择"Combined"选项,Traces 表中列出所有参数的主要估值(见注释 11)。通常,估计的参数包括树型根,追溯到共同祖先所需经历的最短年份。从最新日期中减去这个数字,就得到数据集的 TMRCA;时钟速率,即替代/地点/年份的进化速率。

4. 注释

1. 上述操作过程适用于 Mac OS X 系统,但这里使用的所有软件包和工具也可以用于 Windows 操作系统,使用推荐的方法安装。这里使用的所有软件都是Open Access,不需要为任何操作系统订阅任何软件。通过其他替代解决方案也可实现上述这些软件包的功能。数据分析的总时间取决于操作系统的处理能力以及数据库中序列的数量和长度。

2. 同一棵系统发育树可用于不同的解释，没有建立一个适当的目标可能导致从系统发育研究得出不正确的结论，因此，在开始研究之前，必须确定下游分析的目标。

3. 数据集的创建取决于目标。生物信息学家共同的兴趣之一是确定分析序列与已知序列之间的流行病学关系，并用于公共领域，以此为目的，BLAST 因其分析速度快，成为全球使用最广泛的分析比对软件，通常基于客观物体为搜索词，例如，“牛冠状病毒 S 基因”等搜索核苷酸序列，然后手动编辑和分析下载的序列。值得注意的是，BLAST-explorer 的主要目的是帮助构建序列数据集，以进行进一步的系统发育研究，但它也可作为一个标准的 BLAST 服务器，输出大量数据。BLAST、BLAST-explorer 或其他合适的数据库都可用来创建数据集。

4. DNA 序列比对有不同的算法，因其简单性，这个方案中使用了 ClustalW，也可根据偏好和兴趣使用其他算法。

5. MrBayes 分析需要应用 Nexus 格式，在线的和离线的不同的工具可以用来生成合成的 Nexus 格式数据，上面主要介绍了两种常用且容易实现的方法。

6. 对树的标注在早期发布的版本[11]中已有详细的描述。

7. 用于系统进化分析的文件包括所有可公开获得的序列，因此文件内存很大。可根据研究目标适当修改数据集，对于较大的数据集，可压缩后以电子邮件发送到邮箱用于保存。

8. 切割点被算为零，dN-dS 积值大于 0 的位点均为正压选择，小于 0 的位点为负压选择。

9. 参数的选择和解释非常复杂，该实验方案未涉及，可参考开发人员发布的报告，以全面了解概念和应用程序[12]。

10. BEAST 运行的参数至关重要，决定着输出特性，并可能严重影响结果，通常使用默认参数[13]。

11. 当总结 BEAST 结果时，不要使用输出中的平均值（这是算术平均值），而使用汇总统计表中出现的几何平均值（右上）（点击 Tracer 表中的每个参数，每个参数的汇总统计表将会改变）。

致谢

我们实验室的工作得到了生物技术和生物科学研究委员会（BBSRC）通过研究所战略计划拨款（BB/J004448/1）的支持。

参考文献

1. Minskaia E, Hertzig T, Gorbalenya A et al (2006) Discovery of an RNA virus 3′→5′ exoribonuclease that is critically involved in coronavirus RNA synthesis. Proc Natl Acad Sci U S A 103:5108–5113
2. Jackwood MW, Hall D, Handel A (2012) Molecular evolution and emergence of avian gammacoronaviruses. Infect Genet Evol 12: 1305–1311
3. de Groot RJ, Baker SC, Baric R et al (2012) Coronaviridae. In: King AMQ et al (eds) Virus taxonomy: classification and nomenclature of viruses: ninth report of the international committee on taxonomy of viruses. Elsevier Academic Press, Oxford, pp 806–828
4. Drake JW, Holland JJ (1999) Mutation rates among RNA viruses. Proc Natl Acad Sci U S A 96:13910–13913
5. Moya A, Holmes EC, Gonzalez-Candelas F (2004) The population genetics and evolutionary epidemiology of RNA viruses. Nat Rev Microbiol 2:279–288
6. Vijgen L, Keyaerts E, Lemey P et al (2006) Evolutionary history of the closely related group 2 coronaviruses: porcine hemagglutinating encephalomyelitis virus, bovine coronavirus, and human coronavirus OC43. J Virol 80:7270–7274

7. Woo PC, Lau SK, Lam CS et al (2012) Discovery of seven novel Mammalian and avian coronaviruses in the genus deltacoronavirus supports bat coronaviruses as the gene source of alphacoronavirus and betacoronavirus and avian coronaviruses as the gene source of gammacoronavirus and deltacoronavirus. J Virol 86:3995–4008
8. Erles K, Shiu KB, Brownlie J (2007) Isolation and sequence analysis of canine respiratory coronavirus. Virus Res 124:78–87
9. Bidokhti MR, Tråvén M, Krishna NK et al (2013) Evolutionary dynamics of bovine coronaviruses: natural selection pattern of the spike gene implies adaptive evolution of the strains. J Gen Virol 94:2036–2049
10. Zhang XM, Herbst W, Kousoulas KG et al (1994) Biological and genetic characterization of a hemagglutinating coronavirus isolated from a diarrhoeic child. J Med Virol 44: 152–161
11. Munir M (2013) Bioinformatics analysis of large-scale viral sequences: From construction of data sets to annotation of a phylogenetic tree. Virulence 4:97–106
12. Pond SLK, Frost SDW, Muse SV (2005) HyPhy: hypothesis testing using phylogenies. Bioinformatics 21:676–679
13. Drummond AJ, Suchard MA, Xie D et al (2012) Bayesian phylogenetics with BEAUti and the BEAST 1.7. Mol Biol Evol 29: 1969–1973

第 2 部分

冠状病毒的传播、滴定和纯化处理

第 5 章

用于病毒分离、繁殖和滴定的鸡气管组织培养物的制备

Ruth M. Hennion

摘要

鸡气管组织培养物(TOC),包括带有搏动纤毛的鸡胚气管横切面,以纤毛的稳定性作为感染标准,可用于分离数种呼吸道病毒和病毒分析系统。本章介绍一种简易的在玻璃试管培养制备 TOC 的方法,在玻璃试管中可以方便地观察到病毒生长和纤毛运动状态。

关键词:鸡气管组织培养物;纤毛;呼吸道病毒;病毒分析

1. 引言

气管组织培养(TOC)已广泛应用于呼吸道病理学研究[1]。第一个人冠状病毒(HCoV)是应用人纤毛胚胎气管分离出来的[2],TOC 还应用于新城疫病毒的持续感染研究[3]、分离流感病毒 A2 株的香港变异株[4]和支原体致病性研究[5],以及近期报道的用 TOC研究重组感染性支气管炎病毒(IBV)的致病性及保护性免疫诱导机制[6]。

从 20 日龄鸡胚和 9 日龄鸡胚制备的 TOC 在 IBV 的分离和滴定上具备相同的的敏感性[7],比 31 日龄已经完全纤毛化的鸡胚制备更敏感,观察感染 3 天后纤毛的状态作为是否感染的判断标准。

TOC 因易于生产,且可用于病毒分离、致病性和免疫研究,已被广泛应用于呼吸道病毒的研究。TOC 可在多孔板中制备和分析,用滚动培养管培养扩增比静止培养更易于维持纤毛活性,TOC 环内细胞碎片的减少有利于观察纤毛的运动。

2. 实验材料

2.1 气管切片准备

1. 特异性无病原体(SPF)鸡的 19~20 日龄鸡胚。
2. 组织切片仪:McIlwain 机械组织匀浆仪(Mickle 实验室工程有限公司)。
3. 无菌弯剪(小)。
4. 无菌剪刀(大)。
5. 无菌钳。

6. 直径 55mm 的无菌 Whatman 滤纸片(见注释 1)。

7. 70%工业甲基化乙醇(IMS)。

8. 双刃刀片。

9. Eagle 基本培养基(MEM),包括 Earle 盐、2mM L-谷氨酰胺、2.2g/L 碳酸氢钠。

10. 青霉素+链霉素(100 000U/mL)。

11. 1M HEPES 缓冲液,由 HEPES(游离酸)和纯水制备,115℃高压灭菌 20 分钟。

12. 培养基:MEM,40mM HEPES 缓冲液,250U/mL 青霉素,250U/mL 链霉素。

13. 无菌 Bijou 瓶或类似的其他容器。

14. 无菌 100mm 和 150mm 管径的培养皿。

2.2 气管组织培养

1. 滚动式组织培养仪的滚动能力约为在 37℃下 8 转/小时。

2. 培养仪适配 16mm 的培养管。

3. 无菌, 长 150mm×外径 16mm 的玻璃培养管(见注释 2)。

4. 无菌硅胶橡胶塞,宽端直径 16mm,窄端直径 13mm,长 24mm(见注释 3)。

5. 倒置显微镜(60~100 倍放大)。

3. 实验方法

为了计算实验所需的鸡胚数量,假设每个气管产生 17~20 个环形培养物,由于制备过程中环的损坏或纤毛活动的自发停止,预计在最初的孵育过程中约有 20%的培养物损耗。

3.1 气管切片的制备

1. 在干净的工作台上,用 70%的 IMS 喷洒鸡胚顶部(见注释 4)。

2. 用弯剪剪掉顶部蛋壳,夹住翅膀把鸡胚提出来,切掉卵黄囊,置于 150mm 培养皿中培养。

3. 用剪刀剪掉鸡胚头部,切断头部后下方的脊髓,然后斜切到喙下方(见注释5)。

4. 暴露鸡胚背部, 用小镊子和剪刀,从颈部到腹部沿着身体的长度切开皮肤,操作时要小心,不要损坏下层结构。

5. 找到气管,用小剪刀和镊子将其从周围组织中剥离(见注释 6)。

6. 在隆突和喉部切开气管(喉部可能已在断头时切除),并将气管从鸡胚取出,放入装有培养液的 Bijou 瓶中(见注释 7)。

7. 对所有可用鸡胚重复步骤 2~6。

8. 将气管放在培养皿的滤纸上,用两对镊子轻轻去除尽可能多的脂肪组织(见注释 8)。

9. 将清洗后的气管置于 100mm 的培养皿中,培养皿中含有培养液。

10. 用 70%的 IMS 擦拭组织切片仪。

11. 将两个滤纸圆盘放在塑料切割台圆盘的上面,并将组装好的圆盘滑动到组织切割机上的切割台夹子下面。

12. 抬起组织切断器的切割臂, 安装剃须刀片。

13. 将切割臂置于切割台的中心(见注释 9)。

14. 将气管置于切割臂下方的滤纸上,用少量培养基湿润(见注释 10)。

15. 调整机器,切割厚度为 0.5~1.0mm,启动切割臂。

16. 一旦切割臂停止移动, 气管前段开始切的几个环丢弃,用手术刀将剩余的环刮入含有培养基的 150mm 培养皿中。

17. 用大口径的巴斯德移液管或类似的东西轻轻吹吸培养液,使切割的组织分散成单个环。

18. 重复步骤 11~17,直到所有气管都被切割(见注释 11)。

3.2 气管组织培养

1. 用大口径巴斯德吸管或类似的吸管将一个 TOC 环和约 0.5mL 的培养基放入玻璃管中(见注释 12)。

2. 用硅胶塞密封软管,并检查每个培养管有一个环(见注释 13)。

3. 把管子放在滚动培养架上,设置滚动速率约 8 转/小时,37℃培养 1~2 天 (见注释 14)。

4. 使用低倍倒置显微镜观察每个试管中是否有完整的环和纤毛活动。

5. 丢弃管腔表面纤毛活动低于 60% 的培养试管。

6. 其余培养物可用于病毒检测(见注释 15)。

4. 注释

1. 无菌的 Whatman 滤纸制备:将单张 Whatman 滤纸和单张防油纸交错放置在一个玻璃培养皿中,用铝箔包好,放入烘箱,160℃加热灭菌 1 小时即可。

2. 无菌试管准备:将无菌试管开口朝下,放入大小合适、内衬铝箔的有盖罐中,放入烘箱,160℃加热灭菌 1 小时即可。

3. 无菌硅橡胶准备:可将硅橡胶塞窄端朝下放入有盖的浅罐中。120℃高压灭菌 20 分钟。

4. 在用 70% IMS 或任何其他合适的消毒剂清洁表面后,可在开放式实验室工作台上进行 TOC 的制备。

5. TOC 的制备过程中一定要小心,不要破坏气管。

6. 气管可以通过下方有软骨环的横向脊来识别。

7. 隆突和喉部分别位于气管两端直径增宽的位置。

8. 为了避免对气管造成损坏,固定气管的第一把镊子尽可能靠近气管的一端,用第二把镊子剥去脂肪组织。

9. 在组织切片机准备阶段,将切割臂轻轻放到切割区域的圆盘上,松开固定刀片的螺钉,检查刀片是否正确对齐(刀片的全长必须与切割区域接触),再次拧紧螺钉,并抬起切割臂。

10. 最多可同时放置 5 个气管在切割床上,将 5 个气管轻柔地放在切割区正确位置后,用几滴培养基湿润它们。

11. 切片时须应用新刀片和新纸盘,用过的刀片需要放在锐器处理盒中适当处理。

12. 应检查用于培养的试管是否有破损,特别是管口边缘,如有裂纹,则应丢弃,避免当插入塞子时,这些裂纹导致手指受伤。

13. 确保气管环完全浸没在培养基中,不粘在管壁上,丢弃任何粗糙或不完整的气管环。

14. 确保滚筒在摇床上的位置正确,确保培养过程中玻璃试管在滚动。

15. Cook 等描述了一种简单的 IBV 感染性定量分析方法[7]。大多数情况下,每 10 倍系列稀释病毒需要 5 管 TOC,Cook 等[7]方法(Cavanagh 及其同事多年来使用的方法)的简化方法是,在每个 TOC 管中直接加入 0.5mL 稀释的病毒,而不必取出管内的培养液,当纤毛活动完全消失时,TOC 被病毒感染,当病毒对纤毛运动的抑制能力差时,则可用间接免疫荧光技术来检测,通常不需要固定 TOC[9]。

参考文献

1. McGee ZA, Woods ML (1987) Use of organ cultures in microbiological research. Ann Rev Microbiol 41:291–300

2. Tyrell DAJ, Bynoe ML (1965) Cultivation of novel type of common-cold virus in organ cultures. Br Med J 5448:1467–1470
3. Cummiskey JF, Hallum JV, Skinner MS et al (1973) Persistent Newcastle disease virus infection in embryonic chicken tracheal organ cultures. Infect Immun 8:657–664
4. Higgins PG, Ellis EM (1972) The isolation of influenza viruses. J Clin Pathol 25:521–524
5. Cherry JD, Taylor-Robinson D (1970) Large quantity production of chicken embryo organ culture and use in virus and mycoplasma studies. Appl Microbiol 19:658–682
6. Hodgson T, Casais R, Dove B et al (2004) Recombinant infectious bronchitis coronavirus Baudette with the spike protein gene of the pathogenic M41 strain remains attenuated but induces protective immunity. J Virol 78:13804–13811
7. Cook JKA, Darbyshire JH, Peters RW (1976) The use of chicken tracheal organ cultures for the isolation and assay of infectious bronchitis virus. Arch Virol 50:109–118
8. Yacida S, Aoyam S, Takahashi N et al (1978) Plastic multiwell plates to assay avian infectious bronchitis virus in organ cultures of chicken embryo trachea. J Clin Microbiol 8:380–387
9. Battacharjee PS, Naylor CJ, Jones RC (1994) A simple method for immunofluorescence staining of tracheal organ cultures for the rapid identification of infectious bronchitis virus. Avian Pathol 23:471–480

第 6 章

鸡肾细胞的培养制备

Ruth M. Hennion, Gillian Hill

摘要

鸡肾(CK)细胞培养一直以来被认为对包括冠状病毒在内的许多病毒的分析非常有用。本章介绍一种鸡肾细胞培养制备的技术,用手工操作和胰蛋白作用解剖 2~3 周龄鸡的肾脏组织,使用该技术分离的细胞具有高产量和高细胞活性的特点,所产生的贴壁原代培养可用于病毒生长和病毒噬斑的形成。

关键词:鸡肾细胞培养;病毒生长;病毒分析

1. 引言

从成年肾细胞制备单层培养物的技术,适合应用于病毒的培养生长和定量。早在 1953 年 Dulbecco 和 Vogt[1]就描述了猴肾培养物的制备过程,Youngner[2]在 1954 年发表了对上述实验方法的改进。Maassab[3]在 1959 年制备了 4~5 日龄鸡肾单层培养物,并用于研究某些人类病毒的培养物。Churchill[4]在研究包括传染性支气管炎病毒(IBV)在内的禽流感病毒时,使用 3~8 周龄鸡的肾组织培养物。本章介绍的幼鸡肾细胞单层培养的技术,改编自 Dulbecco 和 Vogt[1]和 Youngner[2]发表的猴肾细胞培养技术。

虽然感染 CK 细胞获得的 IBV 病毒滴度低于鸡胚[5]或气管组织培养[6],但 CK 细胞支持许多 IBV 菌株的生长能力已被充分证明。IBV 的 Beaudette 株在感染 CK 细胞的第一代就产生典型的细胞病变效应(CPE),而 Massachusetts 株的 CPE 出现在第二代传代细胞[4]。CK 细胞接种 Beaudette 株 6 小时后,形成以胞质融合为主要特征的 CPE,融合体可包含多达 20~40 个甚至更多的细胞核,它们迅速聚拢起来并从培养物表面脱落[7]。IBV 在 CK 细胞中的生长曲线显示,感染后 2~4 小时进入生长平台期,18~20 小时病毒产量最高。

通过感染 CK 细胞分离收获 IBV 已应用于大量研究,包括评估一系列 IBV 菌株的 pH 值稳定性[8],IBV mRNA 上前导序列存在的鉴定[9],IBV 刺突蛋白是否为决定细胞向性[10]的决定性因素,重组 IBV Beaudette 诱导的保护性免疫反应[11]及 IBV 诱导的新型带锯齿的内质网及其相关小球体的鉴定分析等[12]。

2. 实验材料

2.1 肾细胞制备

1. 2~3 周龄的特异性无病原体(SPF)鸡,颈椎脱位杀死(见注释 1)。

2. 70%工业甲基化乙醇(IMS)。

3. 无菌器械包括大剪刀、小剪刀、小镊子和手术刀。

4. 直径 150mm 无菌培养皿。

5. 无菌玻璃器皿,包括锥形烧瓶和烧杯。

6. 漏斗。

7. 150mL 的密封瓶盖。

8. 无菌丝网(50 网×0.200mm 直径丝)折叠成过滤器形状以配合漏斗(见注释2)。

9. 50mL 离心管。

10. 不含钙和镁的 PBS 缓冲液(PBSa)。

11. 胰蛋白酶:猪胰蛋白酶 0.25%,葡萄糖 0.1%,PBSa,无菌过滤。

12. 乙二胺四乙酸(EDTA):0.2mg/mL,PBSa,115℃蒸压 20 分钟。

13. 新生牛血清 (NBBS),56℃热灭活 30 分钟(见注释 3)。

2.2 肾细胞培养

1. 培养箱设置参数:37℃,5% CO_2。

2. 细胞培养瓶或培养板。

3. 50mL 无菌注射器。

4. 血球计。

5. 台盼蓝。

6. 倒置显微镜,用于观察细胞。

7. Swinnex 25,可重复使用,注射器配合使用的聚丙烯过滤器,配有金属网,50 网×0.200mm 直径的金属丝(Swinnex 过滤器 1)(见注释 2 和 4)。

8. Swinnex 25 可重复使用,注射器驱动的聚丙烯过滤器,配有 100 网×0.100mm 直径钢丝金属网(Swinnex 过滤器 2)(见注释 2 和 4)。

9. 含有 Earle 盐的 Eagle 基础培养基(EMEM),2mM L-谷氨酰胺和 2.2g/L 碳酸氢钠。

10. 胰糖磷酸盐培养基(TPB):29.5g/L 培养液,115℃高压灭菌 20 分钟。

11. HEPES 缓冲液:1M HEPES (游离酸)和纯水,115℃蒸压 20 分钟(HEPES)。

12. 青霉素和链霉素,100 000U/mL (P&S)。

13. 细胞培养液:EMEM、10% NBBS、2.95g/L TPB、10mM HEPES、100U/mL 青霉素和 100U/mL 链霉素。

3. 实验方法

从其他鸟类体内也可分离培养肾细胞,肾细胞的数量与鸟的品种和大小有关,如从 2 周大的罗德岛红鸟体内平均可以分离到约 $2.0×10^8$ 个肾细胞。

3.1 肾细胞的制备

1. 无菌制备解离液体,加 7.5mL 胰蛋白酶至 80mL EDTA,加热至 37℃(胰蛋白酶/EDTA)。

2. 加 50~100mL NBBS 到无菌烧瓶中(见注释 5)。

3. 在实验台喷洒 IMS,将无菌仪器和玻璃器皿放在干净的纸巾上,便于操作。

4. 在鸟的背部和翅膀下面喷上 IMS 以清洁和湿润羽毛,然后把鸟放在纸巾上,背侧朝上。

5. 用一把大而结实的剪刀在翅膀与

身体的连接处插入,穿过身体,穿过脊髓到翅膀的第二连接处,注意不要刺穿肠道。

6. 从第一个切口的末端开始,注意小心避免刺穿内脏或伤到自己的手,沿着身体的两边向腿方向切开，沿着腿的上部切开。

7. 仔细地把鸟的切面折回去,露出内部器官,取走肠子,露出肾脏。

8. 用小剪刀和镊子取出肾脏，放入250mL 的 PBSa 烧杯中。

9. 每只鸟的解剖重复步骤 4~8。

10. 当取出所有鸟的肾脏后，在烧杯中用 PBSa 搅拌、清洗肾脏,重复倒掉和加入 PBSa 用于洗涤,直到洗出的 PBSa 清澈(见注释 6)。

11. 将沥干的肾脏倒入一个大的玻璃培养皿中,用两把手术刀将肾脏切成非常小的碎片，尽可能多地取出凝结的血液、结缔组织和肾核。

12. 将切碎的组织移到一个密封的瓶子中（如一个 150mL 的医用平板)，用约80mL PBSa 清洗,直到上清液清澈,每次清洗时间 1 分钟(见注释 6)。

13. 加入 50~80mL 胰蛋白酶/EDTA 到清洗后的组织碎片，适度用力摇匀 2 分钟,使组织沉淀并丢弃上清液(见注释 6)。

14. 再加入 50~80mL 的胰蛋白酶/EDTA,摇匀 4 分钟,使组织沉淀,这次将上清液倒入含有 NBBS 的锥形烧瓶中,轻轻旋转烧瓶，使分离的细胞分布在NBBS中。

15. 重复步骤 14，直到没有多余的组织(见注释 7)。

16. 将步骤 14 中收集的细胞悬浮液/NBBS 混合物通过带有金属过滤器的漏斗过滤,漏斗放在无菌的锥形烧瓶上(见注释 8)，将过滤后的细胞倒入离心管中,以大约 300g 的速度离心 10 分钟,沉淀细胞。

3.2 肾细胞的培养

1. 细胞培养液加热至 37℃。

2. 在生物安全柜中操作,小心丢弃离心管中的上清液,将细胞沉淀重悬在培养基中。

3. 使用 50mL 注射器将细胞悬浮液通过 Swinnex 过滤器 1,然后通过 Swinnex 过滤器 2，每次在一个新烧瓶中收集过滤器 1 和过滤器 2 的滤液(见注释 8)。

4. 测量并记录体积,取 0.1mL 细胞悬浮液加入 0.9mL 台盼蓝,计数活细胞(见注释 9)。

5. 将细胞悬浮液稀释到所需细胞浓度后,置于培养瓶中培养,直至形成完整的单层细胞(见注释 10)。

4. 注释

1. 应在切除肾脏之前立即进行,以尽量减少血栓的形成。

2. 金属丝网可从 Locker Wire Weavers 获得,网址 www.wiremesh.co.uk。

3. 由于不同批次血清支持 CK 细胞的生长特性不同,我们建议在购买和使用前进行血清批次检测。

4. Swinnex 过滤器支架、支撑屏和硅胶垫圈可从 Millipore 获得。为了组装Swinnex 过滤器,从 50 网×0.200mm 直径的金属丝上剪下 25mm 直径的圆盘,用于过滤器 1。从 100 网×0.100mm 直径的金属丝上剪下 100 网×0.100mm 直径的金属网用于过滤器 2。将网片和 O 形圈放置在 Swinnex 25 支架中,包装在高压灭菌袋中,根据需要标记过滤器 1 或过滤器 2,并在 121℃下灭菌 20 分钟，过滤器支架和网片在拆卸和清洗后可以重复使用。

5. 用于灭活胰蛋白酶/EDTA 的 NBBS

的体积取决于鸟类的数量。6 只鸟至少使用 50mL，每只鸟需增加 10mL 的容量，烧瓶的容量应至少为 500mL。

6. 虽然在这一过程中可能会丢失一些肾细胞，但这是一种有效的方法，可以去除在这一准备阶段仍然存在的许多红细胞。

7. 这可能需要重复 6~8 次。

8. 这一过程有助于去除制备过程中的一些较大的细胞聚集物，去除聚集物可使细胞计数过程更精确，形成的单层膜更均匀地分布。

9. 在这个阶段仍然会有大量的红细胞，应从细胞计数中排除，红细胞的大小和形状可以区别于其他肾细胞。

10. 用于菌斑检测和病毒生长的细胞量需要 $0.3\times10^6/cm^2$，接种病毒前须培养 72 小时。

参考文献

1. Dulbecco R, Vogt M (1954) Plaque formation and isolation of pure lines with poliomyelitis viruses. J Exp Med 99:167–182
2. Youngner JS (1954) Monolayer tissue cultures. 1. Preparation and standardization of suspensions of trypsin-dispersed monkey kidney cells. Proc Soc Exp Biol Med 85: 202–205
3. Maassab HF (1959) The propagation of multiple viruses in chick kidney cultures. Proc Natl Acad Sci U S A 45:1035–1039
4. Churchill AE (1965) The use of chicken kidney tissue culture in the study of the avian viruses of Newcastle Disease, Infectious Laryngo Tracheitis and Infectious Bronchitis. Res Vet Sci 6:162–169
5. Darbyshire JH, Cook JKA, Peters RW (1975) Comparative growth kinetic studies on Avian Infectious Bronchitis Virus in different systems. J Comp Pathol 85:623–630
6. Cook KKA, Darbyshire JH, Peters RW (1976) The use of tracheal organ cultures for the isolation and assay of avian infectious bronchitis virus. Arch Virol 50:109–118
7. Alexander DJ, Collins MS (1975) Effect of pH on the growth and cytopathogenicity of avian infectious bronchitis virus in chicken kidney cells. Arch Virol 49:339–348
8. Cowen BS, Hitchner SB (1975) pH stability studies with Avian Infectious Bronchitis Virus (Coronavirus) strains. J Virol 15:430–432
9. Brown TDK, Boursnell MEG, Binns MM (1984) A leader sequence is Present on mRNA A of Avian Infectious Bronchitis Virus. J Gen Virol 65:1437–1442
10. Casais R, Dove B, Cavanagh D et al (2003) Recombinant avian infectious bronchitis virus expressing a heterologous spike gene demonstrates that the spike protein is a determinant of cell tropism. J Virol 77:9084–9089
11. Hodgson T, Casais R, Dove B et al (2004) Recombinant Infectious Bronchitis Coronavirus Beaudette with the spike protein gene of the M41 strain remains attenuated but induces protective immunity. J Virol 78:13804–13811
12. Maier HJ, Hawes PC, Cottam EM et al (2013) Infectious bronchitis virus generates spherules from zippered endoplasmic reticulum membranes. mBio 4(5):e00801-13. doi:10.1128/mBio.00801-13

第7章

冠状病毒在鸡胚中的分离和增殖

James S. Guy

摘要

鸡胚结构复杂,包括胚胎和它的滋养膜(绒毛膜尿囊、羊膜和蛋黄),发育中的胚胎及其膜提供了分离各种不同病毒所必需的细胞类型的多样性。在冠状病毒科中,鸡胚主要应用于γ-冠状病毒属的两种禽冠状病毒:传染性支气管炎病毒(IBV)和火鸡冠状病毒(TCoV)的分离。鸡胚也被证实适合于分离和繁殖雉鸡冠状病毒和γ-冠状病毒属的部分病毒。传染性支气管炎病毒和雉鸡冠状病毒在鸡胚中无论接种途径如何,均可很好地生长增殖。在绒毛膜尿囊膜上皮细胞复制活性很好的病毒,首选尿囊腔接种。火鸡冠状病毒仅在鸡胚肠壁上皮和法氏囊内复制,因此需要接种羊膜腔才能分离和繁殖。鸡胚为其他新型冠状病毒的检测和鉴定提供了一个潜在的宿主系统。

关键词:鸡胚;尿囊腔;羊膜腔;鸡/火鸡

1. 引言

利用鸡胚作为实验室宿主系统可分离增殖多种不同的病毒,包括禽冠状病毒、传染性支气管炎病毒(IBV)、火鸡冠状病毒(TCoV)和雉鸡冠状病毒[1-4]。就IBV而言,鸡胚还可用于商业的疫苗生产。此外,鸡胚还可用于分离和鉴定新型冠状病毒。

鸡胚由发育中的胚胎和数层滋养膜组成,滋养膜包裹形成鸡胚内的“腔”或“囊”[5]。壳膜就在鸡胚外壳的下面,是一层坚韧的纤维膜,在鸡胚钝端形成气囊腔(图7.1)。绒毛尿囊膜、羊膜和卵黄膜主要由上皮细胞组成,是冠状病毒结合、复制的潜在部位。绒毛尿囊膜(CAM)位于壳膜的正下方,血管丰富,作为鸡胚的呼吸器官,CAM是鸡胚中最大的膜,它包围着鸡胚中最大的腔:尿囊腔,根据胚胎的不同发育阶段,该腔内含有5~10mL体积不等的液体。羊膜包裹着胚胎并形成羊膜腔,含有约1mL的液体。卵黄囊附着在胚胎上,为胚胎发育和孵化提供营养物质。

发育中的鸡胚及其膜(CAM、羊膜腔、卵黄囊)为病毒的成功复制提供了多样性的细胞类型,鸡胚的CAM、尿囊膜、羊膜腔和卵黄囊等部位均可接种病毒[6]。

已证实通过接种尿囊腔或羊膜腔可分离增殖禽冠状病毒[2-4]。IBV是一种嗜上皮性病毒,可在孵化后鸡的各种上皮组织

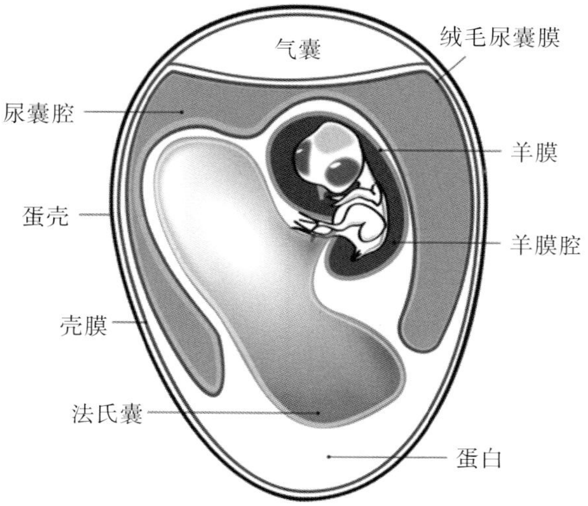

图 7.1　孵化约 11 天的鸡胚解剖特征。

中复制，包括呼吸道、胃肠道、肾脏、法氏囊和输卵管[7]。因此，在鸡胚中，无论接种途径如何，IBV 都能很好地复制，尤其是在 CAM 上皮细胞中可大量复制，从尿囊液可收获高滴度的病毒[8]。通过采取与 IBV 相同的鸡胚接种分离方法已分离出一种雏鸡冠状病毒。TCoV 在孵化后的鸡和火鸡中也具有嗜上皮特性，但仅在肠道和法氏囊的上皮中复制[1,4,9]，因此 TCoV 在鸡胚中的分离扩增须接种羊膜。

2. 实验材料

2.1 接种样品的制备和采集

1. Dulbecco 公司改良的 Eagle 培养基(DMEM)添加 1%胎牛血清(FBS)和抗生素：青霉素 1000U/mL，庆大霉素 0.05mg/mL，两性霉素 B 5μg/mL，用 1N NaOH 或 1N HCl 调节 pH 值至 7.0~7.4。胰蛋白酶磷酸盐培养基和其他细胞基础培养基(最低必需培养基，RPMI 1640 等)可替代 DMEM。

2. 使用无菌棉签采集样本(如呼吸道分泌物、粪便等)。4 型 Calgiswab(Puritan medical Products) 用于收集鸡的呼吸道分泌物。

3. Whirl-Pak 无菌包(Fisher 科技)用于组织收集。

4. 组织均质器。研钵和杵，Ten Broeck 均质器，或胃器(Fisher 科技)。

2.2 鸡胚的接种和孵育

1. SPF 级鸡胚，或者选择无特异性抗体和常见病毒感染的健康鸡群的可育蛋(见注释 1)。

2. 消毒剂：70%乙醇，3.5%碘，1.5%碘化钠。

3. 振动雕刻机(Fisher 科技)、钻头(Dremel)，用来在蛋壳上打孔。使用前，先对钻头进行消毒，以免污染鸡蛋。

4. 用蜡烛、胶水、胶带或指甲油封闭接种后蛋壳上的孔。

5. 照蛋箱。

6. 鸡胚孵化器，可以购买，一般都配有热源、加湿器、计时器和机械旋转系统。

2.3 扩增后的样品收集

1. 无菌剪刀和镊子。

2. 无菌吸液管或 1 英寸 (备注:1 英寸=2.54cm)5mL 注射器,18 号规格针。

3. 无菌塑料管,如 12mm×75mm 卡扣式管或微型离心管。

3. 实验方法

鸡胚和火鸡蛋可用于 IBV 和 TCoV 的分离和增殖[2,4],也可用于其他冠状病毒的分离扩增,如用鸡胚[3]中分离和扩增雉鸡冠状病毒。然而,许多病毒也具有宿主特异性,在尝试分离和扩增新型冠状病毒时应考虑这一点。

也可以采用鸡和火鸡以外的鸟类胚蛋分离和扩增病毒,操作可参考鸡胚和火鸡胚,只是不同种类胚的接种前胚胎孵化的时间不同。

鸡胚尿囊是在 21 天胚期中期, 即鸡胚孵化的第 8~10 天接种, 羊膜是在鸡胚孵化后期, 即鸡胚孵化的 14~16 天接种。火鸡蛋的胚期为 28 天,一般在胚期 11~14 天接种尿囊,18~22 天接种羊膜。

鸡胚和火鸡蛋的孵化温度为 38~39℃,相对湿度为 83%~87%,每天翻转几次,确保胚胎正常发育并防止胚胎和胚胎膜之间粘连。受精胚贮存的时间越短,存活率越高,受精卵最佳的保存条件是 19℃的温度和 70%左右的相对湿度。另外,鸡胚可在室温下保存,但应倾斜 45°放置,每天要从一侧到另一侧旋转鸡胚,以尽量提高鸡胚的存活率。

接种后的鸡胚损伤,如出血、水肿或发育不良等现象可间接证明冠状病毒在鸡胚中的复制,但有时病毒复制对鸡胚发育没有明显影响, 但可用电子显微镜、免疫组化和反转录-聚合酶链反应(RT-PCR)方法检测分离扩增的冠状病毒[2,4,11,12]。电子显微镜对识别冠状病毒特别有用,因冠状病毒特异的电子显微镜形态,用电子显微镜就可直接观察胚胎液(如尿囊液)或胚胎内容物中的冠状病毒,而不需要特异性鉴定试剂[13]。各种研发的检测冠状病毒的免疫组化和 RT-PCR 方法也可用来鉴定冠状病毒,特别是鉴定同一属内的新型冠状病毒[2,4,9,11,12,14-16]。

3.1 用于接种鸡胚的样品采集

1. 采集呼吸道分泌物、粪便等临床标本时使用的拭子,须放入 2~3mL 添加了胎牛血清和抗生素的 DMEM 中。

2. 使用无菌技术收集组织,并置于无菌密封袋(Whirl-Pak 袋)。

3. 临床标本应在采集后立即冷藏,并尽快送往实验室。样品可以用冰块、干冰或商用冷袋装运(见注释 2)。

3.2 接种样品的制备

1. 使用旋涡混合器振荡分离拭子上采集的标本,收集振荡液并丢弃拭子。冷冻离心机离心液体(1000~2000g,10 分钟)澄清。收集上清液,如果需要,可用 0.45μm过滤器过滤除菌,并于-70℃储存(见注释 3)。

2. 组织和粪便以 10%~20%的 DMEM 混悬液配制, 并添加胎牛血清和抗生素。组织用研钵和杵、Ten Broeck 均质器或 Fisher 均质器均质。组织和粪便悬浮液在冷冻离心机中离心(1000~2000g 离心 10 分钟),去除细胞碎片和大部分细菌。如果需要, 可用 0.45μm 过滤器过滤除菌,并于-70℃储存(见注释 3)。

3.3 尿囊接种

1. 21 天胚胎期的鸡胚,一般在胚胎期

8~10天接种；其他鸟类的蛋可以通过调整胚胎接种的时间来使用。火鸡或鸭胚(胚胎期28天)一般在胚胎期11~14天接种。

2. 将鸡胚放在照蛋箱上，用光照检测鸡胚是否存活，并标记气室边缘。

3. 对蛋壳上标记的区域进行消毒，并在蛋壳钝端顶部气室中心上方钻一个小孔，小孔穿透气室，但不穿透气室以下的部分。

4. 用25号1mL注射器，0.5英寸(12mm)针接种鸡蛋。针头垂直插入小孔中心，注射0.1~0.3mL的接种物。

5. 密封孔，将鸡胚放回孵卵器。

6. 孵育3~7天，检测胚胎和尿囊液中是否存在病毒。

3.4 羊膜囊接种方法A

1. 在胚胎期后期接种，鸡胚在胚胎期14~16天接种；火鸡或鸭胚在18~22天接种。

2. 将鸡胚气室朝上放在照蛋箱上，用光照检测鸡胚是否存活。

3. 消毒蛋壳顶部，在气室上方中心钻一个小孔。

4. 用22号1mL注射器，1.5英寸(38mm)针接种鸡、鸭和火鸡胚胎。沿着孔垂直插入针头，将0.1~0.2mL的接种物注入羊膜腔(见注释4)。

5. 密封孔，将鸡胚放回孵卵器。

6. 孵育2~5天后，检测胚胎中是否存在病毒。

3.5 羊膜囊接种方法B

1. 如方法A所述，鸡胚在胚胎期14~16天接种；火鸡胚和鸭胚在18~22天接种。光照鸡胚，并标记胚胎的大致位置(见注释5)。

2. 将鸡胚气室朝上放在照蛋箱上，消毒蛋壳顶部，即气室中心上方，在气室中心的壳体上磨一个小孔。

3. 用22号1mL注射器，1.5英寸(38mm)针接种鸡、鸭和火鸡胚胎。在暗室中接种，因为这种羊膜接种方法须观察胚胎。将鸡胚放在照蛋器上，将针从孔插入并向胚胎的阴影方向插入，当针尖接近胚胎，快速刺入羊膜囊，可以通过针侧移来验证是否穿透羊膜囊，胚胎会随着针的移动而移动(见注释4)。

4. 密封孔，将胚放回孵卵器。通常在孵育2~5天后检查胚胎中是否存在病毒。

3.6 收集尿囊液

1. 每天观察一次胚。丢弃所有接种后24小时内死亡的鸡胚(见注释6)。

2. 收集所有死亡时间大于接种后24小时胚中的尿囊液。在收集尿囊液之前，须将胚于4℃冷藏至少4小时或过夜(见注释7)。

3. 将鸡胚气室朝上放在照蛋器上。对气室部分的蛋壳进行消毒，并用无菌镊子将气室上方的蛋壳敲碎移除。

4. 用镊子轻轻揭开壳膜和CAM，暴露尿囊液。用镊子压住尿囊腔内的膜，使尿囊液聚集在镊子的尖端。用吸液管或带针的注射器吸取液体。将液体放置在12mm×75mm的无菌卡套管或其他小瓶中。储存于-70℃条件下(见注释8)。

5. 用电子显微镜、免疫组化或RT-PCR检测尿囊液中是否存在冠状病毒(见注释9)。

3.7 收集羊膜组织

1. 每天观察一次胚。丢弃所有接种后24小时内死亡的鸡胚(见注释6)。

2. 检查所有死亡时间大于接种后24小时的胚(见注释10)。

3. 将胚放入装满二氧化碳气体的塑

料袋或塑料桶中，或(4°C)冷藏一夜，对活胚胎实施安乐死。另一种方法是，用剪刀将胚从卵中取出后，通过颈椎脱位对胚实施安乐死(见注释 11)。

4. 将用二氧化碳或冷冻致死的鸡胚放在照蛋器上，气室朝上。将覆盖气室的蛋壳部分消毒，用无菌镊子将气室上方的蛋壳敲破并移除。

5. 用镊子揭开壳膜和 CAM。

6. 用无菌镊子抓住胚胎，轻轻从卵中取出。

7. 利用电子显微镜、免疫组化或 RT-PCR 技术，对胚胎中取出的特定组织和(或)肠道内容物进行冠状病毒检测(见注释 12)。

4. 注释

1. 可使用非 SPF 级鸡胚；然而抗体的存在可能会干扰分离增殖，而鸡胚中的病原体可能导致分离病毒受到污染。

2. 如果使用干冰，样品必须放在密封容器中，以防止释放的二氧化物使病毒失活。

3. 如果样本受到粪便或是其他高浓度细菌的污染，应过滤上清液。但过滤样本会降低病毒效价，仅在必要时方可过滤。

4. 用这种方法将接种物打入羊膜囊的准确性，可通过用结晶紫(0.2%结晶紫，95%乙醇溶液)接种胚胎，然后开卵和测定染料沉积部位来确定。

5. 方法 A 的一个明显优点是不需要接种时观察胚胎。方法 B 需要观察胚胎，而这对于蛋壳颜色较深的胚蛋 (例如，火鸡蛋、棕色鸡蛋)来说是不可能的。方法 A 在将接种物注入羊膜腔方面需要较少的经验和技巧，但与方法 B 相比更容易出错，因为接种物可能会沉积在羊膜腔以外的位置。如果能观察到胚胎，与方法 A 相比，方法 B 的一个潜在优势是可将接种物更精确地送入羊膜腔。

6. 接种后 24 小时之内发生的胚胎死亡通常是由于细菌污染、接种物毒性或损伤。

7. 冷冻会杀死胚胎，导致血液凝结，可防止尿囊液被血液污染。

8. 对于冠状病毒的初步分离，可能需要在胚中多次传代；尿囊液也可被用来作为在胚蛋中额外传代的接种剂。每个传代的胚胎都应进行大致病变的评估。对于 IBV，胚胎致死菌株通常导致胚胎皮肤出血；非胚胎致死菌株导致发育迟缓、卷曲、杵状或尿酸盐沉积在肾脏的中肾。在某些情况下，病毒在胚蛋中的复制也与胚胎病变无关。

9. 尿囊液通常使用电子显微镜或 RT-PCR 程序检查冠状病毒的存在。另外，可用免疫组化检测尿囊膜染色切片或尿囊液中的尿囊上皮细胞染色切片中的病毒(这些细胞应在冷冻储存尿囊液之前通过离心收集)。

10. TCoV 很少导致胚胎死亡。通常都是观察过了特定潜伏期的活胚；然而，胚胎有致命性病毒存在的可能性不应被忽视。

11. 安乐死的方法取决于接种胚胎中检测病毒的方法。如果采用免疫组化，则需要新鲜的组织，胚胎应该通过颈椎脱位或短暂暴露在二氧化碳气体中而被安乐死。

12. 肠道内容物通常使用电子显微镜或 RT-PCR 程序来检查是否存在冠状病毒。另外，免疫组化检测可以通过肠或法氏囊的染色切片来完成。

参考文献

1. Adams NR, Hofstad MS (1970) Isolation of transmissible enteritis agent of turkeys in avian embryos. Avian Dis 15:426–433
2. Cavanagh D, Naqi SA (2003) Infectious bronchitis. In: Saif YM, Barnes HJ, Fadly A, Glisson JR, McDougald LR, Swayne DE (eds) Diseases of Poultry, 11th edn. Iowa State University Press, Ames, IA, pp 101–120
3. Gough RE, Cox WJ, Winkler CE et al (1996) Isolation and identification of infectious bronchitis virus from pheasants. Vet Rec 138:208–209
4. Guy JS (2013) Turkey coronavirus enteritis. In: Swayne DE, Glisson JR, McDougald LR (eds) Diseases of Poultry, 13th edn. Wiley-Blackwell, Ames, IA, pp 376–381
5. Hawkes RA (1979) General principals underlying laboratory diagnosis of viral infections. In: Lennette EH, Schmidt NJ (eds) Diagnostic procedures for viral, rickettsial and chlamydial infections, 5th edn. American Public Health Association, Washington, DC, pp 1–48
6. Senne DA (2008) Virus propagation in embryonating eggs. In: Dufour-Zavala L, Swayne DE, Glisson JR, Pearson JE, Reed WM, Jackwood MW, Woolcock PR (eds) A laboratory manual for isolation and identification of avian pathogens, 5th edn. American Association of Avian Pathologists, Jacksonville, FL, pp 204–208
7. Cavanagh D (2003) Severe acute respiratory syndrome vaccine development: experiences of vaccination against avian infectious bronchitis virus. Avian Pathol 32:567–582
8. Jordan FTW, Nassar TJ (1973) The combined influence of age of embryo, temperature and duration of incubation on the replication and yield of avian infectious bronchitis virus in the developing chick embryo. Avian Pathol 2:279–294
9. Guy JS (2000) Turkey coronavirus is more closely related to avian infectious bronchitis virus that to mammalian coronaviruses: a review. Avian Pathol 29:207–212
10. Brake J, Walsh TJ, Benton CE et al (1997) Egg handling and storage. Poultry Sci 76:144–151
11. Jonassen CM, Kofstad T, Larsen IL et al (2005) Molecular identification and characterization of novel coronaviruses infecting graylag geese (*Anser anser*), feral pigeons (*Columba livia*) and mallards (*Anas platyrhynchos*). J Gen Virol 86:1597–1607
12. Stephensen CB, Casebolt DB, Gangopadhyay NN (1999) Phylogenetic analysis of a highly conserved region of the polymerase gene from 11 coronaviruses and development of a consensus polymerase chain reaction assay. Virus Res 60:181–189
13. McNulty MS, Curran WL, Todd D et al (1979) Detection of viruses in avian faeces by direct electron microscopy. Avian Pathol 8:239–247
14. Cavanagh D, Mawditt K, Welchman DB et al (2002) Coronaviruses from pheasants (*Phasianus colchicus*) are genetically closely related to coronaviruses of domestic fowl (infectious bronchitis virus) and turkeys. Avian Pathol 31:81–93
15. Guy JS, Barnes HJ, Smith LG et al (1997) Antigenic characterization of a turkey coronavirus identified in poult enteritis and mortality syndrome-affected turkeys. Avian Dis 41: 583–590
16. Cavanagh D (2005) Coronaviruses in poultry and other birds. Avian Pathol 34:439–448

第 8 章

人冠状病毒在分化成熟的人气道上皮细胞组织中的特性

Hulda R. Jonsdottir, Ronaid Dijkman

摘要

人类呼吸道是包括人冠状病毒在内的人类呼吸道病毒的入口。本章概述了建立完全分化的气道上皮和用于增殖人冠状病毒的方法。此外,本章概述了上述培养物的免疫荧光染色方法,用于病毒检测、细胞嗜性、抗病毒研究和病毒复制定量研究。

关键词:人冠状病毒;抗病毒;细胞嗜性;人气道上皮细胞;病毒检测

1. 引言

人类呼吸道是包括人冠状病毒(HCoV)在内的人类呼吸道病毒的入口。为了准确地再现人类肺部复杂的解剖结构,专门的细胞培养模型已经发展到与上呼吸道和下呼吸道相似[1-3],在气液界面(ALI)系统中培养的人支气管上皮原代细胞是研究人类呼吸道病毒的通用平台[4-6]。

人气道上皮细胞(HAE)培养物在形态和功能上类似于人体的上呼吸道。上皮细胞呈假层状,分化后为多种不同类型的细胞,如基底细胞、纤毛细胞和杯状细胞,并产生类似体内上皮细胞[7]产生的保护性黏液。

HAE 培养物的制备需要时间和耐心,但不同的培养物可用于多种不同的呼吸道病毒研究。本章概述的方法在之前已发表作品的基础上进行了调整和优化[8-10]。此外,还标准化了人冠状病毒的增殖和抗病毒效果评估方法,可用于所有已知人冠状病毒的分离,建立的免疫组化方法很容易评估病毒的细胞嗜性[3,11]。本章还介绍了培养物的免疫荧光染色方法,用于病毒检测、细胞嗜性、抗病毒研究和病毒复制定量研究。

2. 实验材料

2.1 人气道上皮细胞培养

1. 根据当地医学实验伦理指南,在接受支气管镜检查和(或)外科肺切除术的患者中，可从已知情同意者收集人原代气管、支气管上皮细胞。另外，也可以通过商业途径获得人呼吸道上皮细胞。

2. 10 倍消化液：基础培养基（MEM），1%（m/v）蛋白酶（来自 Griseus 链霉菌ⅩⅣ型），0.01%（m/v）脱氧核糖核酸酶Ⅰ（来自牛胰腺）。

3. 分离/洗涤液：MEM、青霉素 100U/mL、链霉素 100μg/mL、两性霉素 B 0.25μg/mL、庆大霉素 50μg/mL、制霉菌素 100U/mL。

4. 支气管上皮细胞无血清生长培养基（BEGM）：LHC 基础培养基，添加所需添加剂（表 8.1）。

5. 气液界面（ALI）介质：LHC 基础介质与 Dulbecco 改良 MEM（DMEM）按 1:1 比例混合，并添加所需添加剂（表 8.1）。

6. 12 孔嵌板，孔径 0.4μm，12 孔培养板或 12 深孔培养板。

7. 24 孔嵌板，孔径 0.4μm 和 24 孔培养板。

8. 人胶原Ⅰ型+Ⅲ型，Vitrocol 100。

9. 人胎盘提取的Ⅳ型胶原，溶于 5mL 含 0.25%乙酸的纯净水。在 37℃下溶解几个小时，偶尔摇匀。溶解后，增加体积至 20mL，并保持醋酸浓度为 0.25%，用移液器轻轻混合。过滤时使用 0.22μm 过滤器过滤除菌，在-20℃分装保存，可保持稳定至少一年。

2.2 人冠状病毒增殖

1. Apical 洗液：Hack 缓冲盐溶液（HBSS），不含钙、镁。

表 8.1　BEGM 和 ALI 培养基所使用原料添加剂的制备

成分	浓度	评价
牛血清白蛋白（BSA）	300×150mg/mL	见注释 1
牛脑垂体提取物（BPE）	1000×±14mg/mL	+4℃储存
胰岛素	2000×10mg/mL	
转铁蛋白（TF）	1000×10mg/mL	
氢化可的松（H）	1000×0.072mg/mL	
三甲状腺素（T3）	1000×0.067mg/mL	
肾上腺素（EP）	1000×0.6mg/L	
表皮生长因子（EGF）	1000×50 000×25μg/mL	BEGM 1000×，ALI 50 000×介质
视黄酸（RA）	1000×5×10^{-5}M	光敏，见注释 2
磷酰乙醇胺（PE）	1000×70mg/mL	
乙醇胺（EA）	1000×30μL/mL	
Stock 11（S11）	1000×0.863mg/mL	
Stock 4（S4）	1000×	见注释 3
示踪剂（TR）	1000×	见注释 4
青霉素/链霉素（P/S）	1000×10 000U/mL 青霉素和 10 000μg/mL 链霉素	+4℃储存
庆大霉素	1000×50mg/mL	+4℃储存，见注释 5
两性霉素 B	1000×50mg/mL	见注释 5

除非另有说明，所有添加剂均应在-20℃下分装。

2. 病毒运输培养基(VTM):MEM,25mm HEPES 缓冲液,0.5%凝胶,100U/mL 青霉素,100μg/mL 链霉素。

3. 带滤芯吸头和 1.5mL Eppendorf 安全锁管™。

2.3 免疫荧光分析

1. 固定液:4%福尔马林溶液, 中性缓冲液(Formafix)。

2. 共聚焦染色缓冲液(CB):50mM 氯化铵(NH,CI),0.1%的皂苷,2%的 IgG 和无蛋白酶的牛血清白蛋白溶解于 500mL 磷酸盐缓冲盐水(PBS,pH 值 7.4)。过滤灭菌(0.2μm 过滤器)溶液,于-20℃以 40mL 分装量储存。

3. 一抗:见表 8.2。

4. 荧光 DNA 染料:DAPI 或 Hoechst 33528。

5. 洗涤液: 磷酸盐缓冲盐水,pH 值 7.4,不含钙、镁。

6. 手术刀(10 号)。

7. 鼠牙钳。

8. 荧光染色介质。

9. 旋转摇杆。

2.4 抗病毒分析

1. 抑制剂:如 K22[12]、重组干扰素 α 和 Lambda 蛋白[13]。

2. CellTiter-Glo®荧光细胞活力测定仪(Promega)。

2.5 病毒检测

2.5.1 肾荧光素酶检测

1. 肾荧光素酶检测系统(Promega)。

2. 白色、不透明的 96 孔板。

3. 旋转摇杆。

4. 光度计。

2.5.2 空斑实验

1. Huh-7 细胞。

2. 培养基:DMEM, 高糖, 青霉素 100μg/mL, 链霉素 100μg/mL, 丙酮酸钠 1mm, 5%热灭活胎牛血清。

3. 包被培养基:2.4g Avicel RC-581 (FMC 生物聚合物)溶解于 100mL 蒸馏水,在 121℃下蒸压灭菌 20 分钟。2.7g DMEM 粉(高糖)溶解于 90mL 蒸馏水中,用 1M

表 8.2 一抗

抗体	目标	稀释	宿主	评价
抗 β-微管蛋白 TV	纤毛	1:400	鼠,IgGl	克隆 ONS. l46
抗 ZOl	紧密关节	1:200~400	山羊	靶向 C-ternubak dinaub
抗 dsRNA	DsRNA	1:500~1000	鼠,IGg2a	克隆 J12
抗 CD13	CD13/APN	1:200	羊	受体 229E
抗 CD26	CD26/DPPIV	1:200	山羊	受体 MERS
抗 ACE2	ACE2	1:200	山羊	受体 SARS 和 NL63
静脉注射免疫球蛋白(IVIG)	病毒蛋白	1:1000	人类	
抗 β-微管蛋白	纤毛	1:400	鼠,IgGl	克隆 Tub2.1, Cy3 结合物

氢氧化钠调节pH 值至 7.4。加纯净水至容积达 100mL,过滤器灭菌(0.2μm 过滤器)。新鲜制备的 1:1 Avicel(2.4%)和 2 倍DMEM 溶液，添加 10%胎牛血清、100U/mL 青霉素和 100μg/mL 链霉素。

4. 结晶紫溶液:25g 结晶紫,40gNaCI 溶解在 2500mL 99%乙醇中。加入 2250mL 蒸馏水和 250mL 37%甲醛。室温下混匀过夜(见注释 6)。

2.5.3 定量反转录 PCR

1. RNA 制备试剂盒(Machery Nagel)。

2. Moloney 小鼠白血病病毒反转录酶(M-MLV RT)。

3. 随机引物。

4. 无 RNAse 水。

5. 快速通用 SYBR Green 反应混合物(罗氏公司)。

6. 阳性对照：目标基因的体外转录 RNA 或含有目标基因的质粒 DNA。

3. 实验方法

按照当地生物安全法规在生物安全柜内操作所有步骤。

3.1 人气道上皮细胞培养

3.1.1 细胞培养瓶的胶原蛋白Ⅰ型和Ⅲ型涂层

用Ⅰ型和Ⅲ型胶原蛋白混合物包被细胞培养瓶 2 小时,这是有效扩大气道上皮细胞数量所必需的。

1. 使用过滤灭菌的 dH_2O(0.22μm 过滤器)制备 1:75 Vitrocol 100 稀释液。

2. 每 75cm^2 使用 4mL 溶液,确保培养瓶整个表面覆盖胶原蛋白溶液。

3. 37 ℃孵育 2 小时。

4. 抽吸剩余液体，用 10mL PBS 洗涤两次以去除乙酸的痕迹。

5. 制备后的培养瓶可直接使用,也可在+4℃存放 6 周内使用。

3.1.2 Ⅳ型胶原包被插件

细胞培养插件需用Ⅳ型胶原过夜包被,以更好地培养和长期维持原代气道上皮细胞的分化特性。

1. 7.2mL 过滤无菌 dH_2O 与 800μLⅣ型胶原蛋白混合溶液(0.5mg/mL)。

2. 每个 12 孔插件使用 150μL 溶液包被，或每个 24 孔插件使用 50μL 溶液包被。完成一个培养板后,确保每孔的整个表面都覆盖 1:10 的胶原蛋白溶液。

3. 过夜风干插件,然后暴露在紫外线下消毒 30 分钟。

4. 去除残留的醋酸,至少要用 500μL PBS 清洗两次插件。

5. 包被插件可以直接使用，也可储存在+4℃(包裹在箔纸)6 周内使用。但使用前,重复前面紫外线照射和洗涤步骤。

3.1.3 人原代气管和(或)支气管细胞的分离

根据以下方法,可从气管和(或)支气管组织中切除分离出原代上皮细胞。更小的肺组织切除可以用同样的方法进行。除非另有说明,所有操作均应在室温下进行。

1. 用镊子、剪刀或手术刀修剪支气管组织,去除结缔组织和脂肪。如有需要,可将支气管组织切成 2cm 长的段。

2. 用洗涤液洗涤组织 3次。

3. 在 50mL 管中加入 30mL 洗涤液，将尽可能多的组织段移至单管中,直到体积达到 36mL。然后加入 4mL 10 倍消化液,直到总体积为 40mL(40mg 蛋白酶/0.4mg DNase)。

4. 将试管置于+4℃的摇床/试管滚轮上,孵育 48 小时。

5. 将含有消化后组织的 50mL 试管置于冰上,并向每个试管中加入 4mL 热灭活的胎牛血清[最终浓度为 10%(v/v)],以中和蛋白酶活性。倒置试管 3 次。

6. 将溶液和组织一起倒在一个大培养皿上,反向持手术刀,轻轻刮掉胶原软骨表面的上皮细胞。将含有游离细胞的溶液置于 50mL 锥形管中,用 PBS 冲洗培养皿一次。

7. 500g 离心 5 分钟。用 HBSS 冲洗细胞一次,然后在 BEGM 中重悬细胞至浓度约 $5×10^6$ 个细胞/mL。

8. 用血球计计数细胞,加入装有20mL预加热的 BEGM 的包被烧瓶中。T75 烧瓶中可知 $0.5×10^6$~$1.0×10^6$。

9. 第二天更换培养基,去除红细胞和任何未附着的上皮细胞。

10. 为防止介质酸化, 每 2~3 天更换一次新鲜培养液,直到 80%~90%融合。

3.1.4 全分化 HAE 培养物的培养

当原代细胞生长到面积为 80%~90%贴壁细胞时,按以下步骤将去分化的原代细胞植入Ⅳ型胶原蛋白包被的插件上。除非另有说明,所有操作均应在室温下进行。

1. 吸取 BEGM 移入 50mL 管中,用 12mL HBSS 冲洗单细胞层 2 次。

2. 加适量胰蛋白酶($25cm^2$:1mL,$75cm^2$:3mL)到细胞板中,置于 5% CO_2 培养箱中,37℃下分离 3 分钟。如有需要,轻击烧瓶使细胞分离(见注释 7)。

3. 收集 BEGM 中的细胞,500g 离心 5 分钟。

4. 小心除去上清液, 将细胞重悬于 HBSS 中,500g 离心 5 分钟。

5. 除去上清液,在预热的 ALI 培养基中重悬细胞,用血细胞计数仪计数。

6. 为了产生具备分化能力的 HAE 培养细胞,在 12 孔细胞培养插件中每500μL培养液中加入 $1.0×10^5$~$2.0×10^5$ 个细胞,在 24 孔的细胞培养插件中每 200μL 培养液加入 $0.3×10^5$~$0.6×10^5$ 个细胞。一个 $75cm^2$ 的烧瓶培养的细胞可制备 48 个 12 孔细胞培养插件或 96 个 24 孔细胞培养插件。

7. 用 1mL ALI 培养基填补平板基底小室外区域(24 孔板加 500μL),加 500μL(24 孔插入液 200μL) 的稀释细胞悬液到 5% CO_2 培养箱,在 37℃下培养过夜。细胞现在处于液-液界面。

8. 第二天, 小室的培养基必须更换,以去除未贴壁细胞。丢弃旧的培养液,用 500μL HBSS 清洗小室表面, 并加 500μL 预加热的 ALI 培养液到小室中(24 孔中加 200μL)。

9. 为了防止培养基酸化,每 2~3 天更换一次培养液,直到细胞完全融合(见注释 8)。

10. 在更换培养液时, 首先更换小室上层培养液(如步骤 8 所述),然后更换小室基底层培养液。

11. 为了建立气-液界面,一旦细胞完全融合,抽吸上层培养液,并用 HBSS 清洗两次(12 孔用 500μL,24 孔用200μL)。

12. 在加湿的 5% CO_2 的培养箱中,37℃培养数小时, 监测下层培养液是否渗入上层。如无渗漏,可将培养液维持在气-液界面。否则,培养液就必须在液-液界面上多培养一天。

13. 培养 4~6 周使细胞分化。活跃纤毛细胞的出现可作为分化的指标。在延长的培养时间内,必须定期更换培养基(每 2~3 天)。如果需要,可将插件小室转移到深孔板,第 7 天更换一次培养液。

14. 分化后的 HAE 培养物适合于人

冠状病毒的增殖。

3.2 人冠状病毒接种

1. 在接种人冠状病毒标本之前，用 500μL HBSS 溶液冲洗 HAE 培养物两次，以去除多余的黏液。

2. 用 HBSS 稀释临床样本或病毒上清液，接种 200μL，在 5% CO_2 的加湿培养箱中，33℃或 37℃孵育 2 小时(见注释 9)。可选：室温 1500g 离心接种液 4 分钟，清除细胞碎片。

3. 在-80℃保存接种物，待后期分析。用 500μL HBSS 清洗细胞表面 3 次。可选：将收集的接种物放入等量的 VTM 中保存。

4. 在 5% CO_2 的加湿培养箱中，以适当的温度将培养物培养至所需时间，例如，HCoV-229E 在 33℃下培养 48 小时。

5. 在收集病毒前 10 分钟，加 200μL 的 HBSS 到培养液中，然后在加湿的 5% CO_2 培养箱中培育 10 分钟。然后收集子代病毒，保存在-80℃，以备后期分析。可选：将收集的子代病毒转移到等体积的 VTM 中保存。

3.3 免疫荧光分析

除非另有说明，所有孵育步骤均应在室温下在摇床(20~30 转/分钟)上进行。

1. 用 500μL PBS 冲洗上层细胞表面 2 次，然后用福尔马林溶液固定细胞，以便后期进行免疫荧光分析。

2. 将 500μL 4%福尔马林溶液涂于上层小室，将 1mL 涂于小室外侧。孵育 15~30 分钟。

3. 吸出福尔马林溶液，用等量的 PBS 分别洗涤小室及外侧 3 次。

4. 将固定的 HAE 培养物转移到新的 12 孔细胞培养板上。

5. 抛弃洗涤液，分别将 500μL 和 1mL 共焦缓冲(CB)溶液加到小室表面外侧腔室。

6. 固定培养 30~60 分钟，阻断抗体的非特异性结合(见注释 10)。

7. 将 CB 溶液从小室和外侧吸出。

8. 从此步骤开始，都只用 CB 溶液。

9. 用 500μL CB 溶液洗 1 次小室上层，5 分钟。

10. 将稀释于 250μL CB 溶液中的一抗(见表 8.2)滴入小室上层，孵育 120 分钟。

11. 用 500μL CB 溶液清洗小室表面 3 次，每次 5 分钟(见注释 11)。

12. 将在 250μL CB 溶液中适当稀释的耦联二抗滴入小室表面，孵育 60 分钟。

13. 用 500μL CB 溶液清洗小室表面 2 次，每次 5 分钟。

14. 用稀释于 250μL CB 溶液中的核酸抗染色液孵育细胞 5 分钟。

15. 用 500μL CB 溶液洗 1 次小室表面，5 分钟。

16. 最后用 500μL PBS 冲洗小室表面 2 次，5 分钟，去除残留的皂苷，恢复细胞膜的完整性。

17. 在除去洗涤液之前，将固定剂涂在玻片上(1~2 滴)。清除任何气泡。

18. 从塑料支架上切除膜，小心地将膜的基底外侧放置在固定剂的顶部，不要产生气泡。

19. 然后慢慢地在每个薄膜上添加一滴固定剂。

20. 慢慢地将盖玻片倾斜放置在膜上，不要产生气泡。

21. 让固定剂聚合 30 分钟，之后可直接对载玻片进行分析。

3.4 抗病毒检测

3.4.1 治疗

1. ALI 培养基预温至 37℃。

2. 用ALI培养液稀释不同浓度或梯度的抗病毒化合物(如K22,重组干扰素)和阴性对照。为了排除溶剂(如DMSO)对病毒的抑制作用,还须制备溶剂对照。

3. 为了评估抗病毒药物的预防或治疗效果,HAE培养物可在感染前、感染中或感染后与在小室外侧培养基中稀释的化合物一起孵育。

4. 如3.2小节所述,人冠状病毒是感染小室上层的培养物。

5. 如3.2小节所述,用HBSS收集上层培养物,通过空斑实验进行病毒定量,通过肾荧光素酶实验或qRT-PCR进行细胞的病毒感染定量。

3.4.2 细胞毒性实验

1. 解冻CellTiter-Glo缓冲液,并将缓冲液和CellTiter-Glo底物平衡至室温。

2. 将缓冲液转移到含有底物的棕色瓶中以重新合成酶。轻轻旋转瓶子混匀。

3. 用500μL HBSS冲洗小室上层的HAE培养物3次,以去除多余的黏液。

4. 加50μL的HBSS并与等量的重组Celltiter-Glo酶溶液混合(优化后为24孔插入,根据其他插入物的尺寸须相应地调整缓冲液的体积),并在室温下摇床孵育5分钟,以诱导细胞裂解。

5. 将平板在室温下孵育10分钟,稳定发光信号。

6. 将20μL的细胞裂解液转移到白色、不透明的96孔板上进行分析。

7. 测定发光值(见注释12)。为了解释背景信号,在检测时须设置空白对照。

3.5 病毒检测

3.5.1 肾荧光素酶检测(见注释13)

1. 解冻肾荧光素酶测定缓冲液,1:5稀释于水中。

2. 在细胞裂解前,用HBSS冲洗HAE培养插件3次。

3. 在室温下,将插入物置于80μL的荧光素酶裂解缓冲液,摇床孵育30分钟(优化后为24孔插入,根据其他插入物的尺寸须相应地调整缓冲液的体积)。

4. 孵育期间,解冻肾细胞分析缓冲液。

5. 将细胞裂解液转移到96孔板上。

6. 将20μL裂解液转移到白色、不透明的96孔板上进行分析。

7. 将1:200稀释的Renilla底物加入分析缓冲液(每个样品100μL)。避光保存(见注释14)。

8. 将荧光光度计设置10秒测量时间后,加2秒延迟。每个检测孔应加入100μL的分析缓冲液。如果光度计没有配备注射器,则须手动添加。

9. 为了调整背景样本,应在分析中包括空白对照。

10. 测定值以Log_{10} RLU(相对光照单位)显示。

3.5.2 空斑实验

目前的实验方案是针对HCoV-229E优化的,但也可很容易地调整以适应任何其他细胞株和冠状病毒株。

1. 将15万个靶细胞在12孔培养板中播种,每孔加1mL完全培养液,并在加湿的5% CO_2培养箱中37℃孵育过夜。

2. 将收集的病毒上清液按6~10倍梯度稀释于1mL培养液中,接种细胞。

3. 在加湿的5% CO_2培养箱中33℃培养2小时,吸出病毒,并用1mL覆盖培养基。

4. 在加湿的5% CO_2培养箱中33℃孵育滴定板3~4天。

5. 吸出覆盖层,用水冲洗培养孔2次,以清除残留的粉末纤维素。

6. 随后向每孔中加入 0.5~1mL 结晶紫溶液，孵育 10 分钟。

7. 取出结晶紫溶液，用水冲洗细胞一次，将培养皿风干后计数空斑。

3.5.3 定量反转录酶 PCR

1. 根据试剂盒操作说明书，用 NucleoSpinRNA 试剂盒分离病毒 RNA，并在适量的无 RNase 的水中洗脱。

2. 进行 RNA 反转录反应：M-MLV 反转录酶(100U)、M-MLV 缓冲液，随机引物和10μL 提取的总 RNA，总体积为 20μL，在 37℃下持续 60 分钟。可选：反转录 RNA 在体外连续梯度稀释。

3. 用于已公布的 PCR 扩增正向引物和反向引物，加入 2μL cDNA，扩增 PCR产物，扩增条件：95℃，10 分钟；然后 95℃，45 分钟；60℃，20 秒；72℃，40 秒，45 个循环。

4. 注释

1. 在 50mL 管中将 5g 牛血清白蛋白溶于 20mL PBS 中，不要振荡。在+4℃的条件下，将试管放置在摇床上混匀 2~4 小时(最多 24 小时)，直到 BSA 完全溶解。加 PBS 至 34mL，上下倒置试管 3 次轻轻混合。用 0.22μm 过滤器消毒溶液，并储存在-20℃的分装 3.5mL 的 15mL 试管中。使用前将管上下倒置 3 次。

2. 将 12mg 维 A 酸（RA）溶于 40mL 无水乙醇中，装入 50mL 管中，用铝箔包裹，保存在-20℃。准备1000 倍乙醇液时，首先确认 RA 的浓度，将其稀释在 1:100 的无水乙醇中。用分光光度计和 1cm 光路石英比色皿（或 NanoDrop，0.1cm 光路）在 350nm 处测量吸光度，用 100%乙醇作为空白对照。稀释液的吸光度应为 0.45 (NanoDrop 上的吸光度为 0.045)。RA 吸光度读数若低于 0.18 应丢弃。如果吸光度=0.45，加入 3mL 的 RA-EtOH 原液到 53mL PBS 中，并加入 4mL 的 150mg/mL BSA 原液。当吸光度<0.45，则按照 1.35/吸光度计算所需的 RA-EtOH 溶液体积，并适当调整 PBS 体积。1000 倍原液应保存在-20℃，每支 Eppendorf 管分装 1mL。

3. 将 42mg 硫酸亚铁、12.2g 氯化镁和 1.62g 氯化钙二水溶解在 80mL 水中，加入 500μL 浓盐酸(HCl)。用0.22μm 过滤器过滤，分装 Eppendorf 管并在-20℃保存。

4. 准备 7 个单独的 25mL 或 50mL 原液(见表 8.3a，b)的水。制备后对每种组分进行过滤灭菌(0.22μm)。然后，各取 50μL 的等分液加入 49 600μL 的过滤器消毒水(0.22μm)中，再加入 50μL 的浓盐酸溶液。振荡摇匀，用 0.22μm 过滤器过滤除菌，并在-20℃、1100μL/Eppendorf 管分装保存。

5. 在 ALI 培养基中应去除庆大霉素和两性霉素 B。这些抗生素只需要在细胞分离后的 BEGM 培养基中，以防止污染。

6. 配制结晶紫溶液时，应穿戴安全眼镜和防护服。任何溢出物都必须用 96%的乙醇清洗。

7. 由于培养板包被有胶原蛋白，贴壁细胞可能需要更长的时间才能消化。如果 3 分钟后细胞仍未消化，则可进行 1 分钟孵育，直到所有细胞消化。

8. 接种后的原代细胞应在 1 周内在细胞插件上贴壁融合。如果这需要更长的时间，高分化 HAE 培养的成功率呈指数下降。

9. 人冠状病毒 NL63、229E、HKU1 和 OC43 主要存在于上呼吸道，因此在 33℃下孵育。中东呼吸综合征冠状病毒和 SARS 冠状病毒主要在下呼吸道中发现，因此在 37℃下孵育。

10. 如果 CB 经过过滤灭菌(0.2μm)，

表 8.3 微量元素的原料解决方案

(a)			
成分	表达式	数量/25mL	评价
硒	$NaSeO_3$	130.0mg	溶液在+4℃下可稳定 30 天
硅	$Na_2SiO_3 \cdot 9H_2O$	3.55g	
钼	$(NH_4)_6Mo_7O_{24} \cdot 4H_2O$	31.0mg	
钡	NH_4VO_3	14.75mg	加热>100℃溶解

(b)			
成分	表达式	数量/25mL	评价
镍	$NiSO_4 \cdot 6H_2O$	13.0mg	
锡	$SnCl_2 \cdot 2H_2O$	5.5mg	
锰	$MnCl_2 \cdot 4H_2O$	10.0mg	

并且所有操作都在无菌条件下进行,固定的 HAE 培养物可在 4℃保存 1~3 个月。使用前,建议将固定培养物在摇床上(20~30rpm)混匀 15 分钟,使培养液恢复至室温。

11. 为防止荧光团褪色, 每一步孵育前,细胞插件都应避光保存。

12. 荧光检测仪的设置参照说明书。通常每孔为 1~2 秒的测量时间。

13. 如果做培养物的荧光分析,须将荧光素酶报告基因在冠状病毒中转染表达。

14. 如果荧光检测仪配有自动加样器, 所需 Renilla 分析液会增加 2~3mL 的使用量。

15. 以 HCoV-NL63、HCoV-HKUI、HCoV-229E、HCoV-OC43 为靶点的引物检测序列已做了描述[4,14,15]。

致谢

这项工作得到了瑞士 3R 研究基金会(项目号 128-11)的支持。

参考文献

1. de Jong PM, van Sterkenburg MA, Hesseling SC et al (1994) Ciliogenesis in human bronchial epithelial cells cultured at the air-liquid interface. Am J Respir Cell Mol Biol 10(3):271–277
2. Lin H, Li H, Cho HJ et al (2007) Air-liquid interface (ALI) culture of human bronchial epithelial cell monolayers as an in vitro model for airway drug transport studies. J Pharm Sci 96(2):341–350
3. Fuchs S, Hollins AJ, Laue M et al (2003) Differentiation of human alveolar epithelial cells in primary culture: morphological characterization and synthesis of caveolin-1 and surfactant protein-C. Cell Tissue Res 311(1):31–45
4. Pyrc K, Sims AC, Dijkman R et al (2010) Culturing the unculturable: human coronavirus HKU1 infects, replicates, and produces progeny virions in human ciliated airway epithelial cell cultures. J Virol 84(21):11255–11263
5. Kindler E, Jonsdottir HR, Muth D et al (2013) Efficient replication of the novel human betacoronavirus EMC on primary human epithelium highlights its zoonotic potential. MBio 4(1):e00611–e00612
6. Thompson CI, Barclay WS, Zambon MC et al (2006) Infection of human airway epithelium by human and avian strains of influenza a virus. J Virol 80(16):8060–8068
7. Bernacki SH, Nelson AL, Abdullah L et al (1999) Mucin gene expression during differentiation of human airway epithelia in vitro. Muc4 and muc5b are strongly induced. Am J Respir Cell Mol Biol 20(4):595–604
8. Gray TE, Guzman K, Davis CW et al (1996) Mucociliary differentiation of serially passaged normal human tracheobronchial epithelial cells. Am J Respir Cell Mol Biol 14(1):104–112

9. Lechner J, LaVeck M (1985) A serum-free method for culturing normal human bronchial epithelial cells at clonal density. J Tissue Cult Methods 9(2):43–48
10. Fulcher ML, Gabriel S, Burns KA et al (2005) Well-differentiated human airway epithelial cell cultures. Methods Mol Med 107:183–206
11. Dijkman R, Jebbink MF, Koekkoek SM et al (2013) Isolation and characterization of current human coronavirus strains in primary human epithelial cell cultures reveal differences in target cell tropism. J Virol 87(11):6081–6090
12. Lundin A, Dijkman R, Bergstrom T et al (2014) Targeting membrane-bound viral RNA synthesis reveals potent inhibition of diverse coronaviruses including the middle East respiratory syndrome virus. PLoS Pathog 10(5):e1004166
13. Hamming OJ, Terczynska-Dyla E, Vieyres G et al (2013) Interferon lambda 4 signals via the IFNlambda receptor to regulate antiviral activity against HCV and coronaviruses. EMBO J 32(23):3055–3065
14. Schildgen O, Jebbink MF, de Vries M et al (2006) Identification of cell lines permissive for human coronavirus NL63. J Virol Methods 138(1–2):207–210
15. Vijgen L, Keyaerts E, Moes E et al (2005) Development of one-step, real-time, quantitative reverse transcriptase PCR assays for absolute quantitation of human coronaviruses OC43 and 229E. J Clin Microbiol 43(11):5452–5456

第9章

传染性支气管炎冠状病毒的体外和卵内滴定测定

Joeri Kint, Helena Jane Maier, Erik Jagt

摘要

定量测定样本中感染病毒的数量是一项基本的病毒学技术。本章详细描述了三种估算样本中传染性活禽冠状病毒数量的技术。这三种方法均为梯度稀释法,即滴定法。

关键词:滴定;EID_{50};$TCID_{50}$;空斑形成单位

1. 引言

颗粒分析技术的进步使测定样本中的病毒颗粒数量成为可能,且其准确性不断提高。专用流式细胞仪[1]、动态光散射[2]、定量毛细管电泳[3]、荧光相关光谱[4]等技术可在数小时内测定样本中病毒颗粒的数量。技术的选择取决于病毒的种类和悬浮病毒的基质。上述所有技术都是根据物理特性(如大小或抗体亲和力)来区分病毒颗粒的。因此,颗粒分析不能区分传染性和非传染性病毒颗粒。

目前,只有一种技术可以可靠地量化样本中感染颗粒的数量。这项技术是在几十年前发展起来的[5],其利用了病毒可以在胚胎卵子或细胞培养等生物系统中增殖这一特征。病毒的增殖通常伴随着细胞形态的变化[称为细胞病变效应(CPE)],用显微镜甚至可肉眼观察到。

有些病毒不诱发CPE,在这种情况下,需要基于抗体实验(免疫荧光或ELISA)来确定是否存在病毒。在滴定实验中,组织培养物或鸡胚与10倍梯度稀释的含病毒样本共同孵育,几天后即应用细胞病变效应计算出病毒滴度。计算方法有Spearman和Kaerber[6,7]或Reed和Muench[8]描述的方法。病毒滴度的定义是50%接种的胚胎或组织培养物出现CPE的稀释度的倒数。本章中,我们使用Spearman和Kaerber的方法来计算滴度,因为这种计算方法可以处理不均衡组的大小。而当胚胎因某种原因死亡或因细菌感染而死亡时,常出现分组不均衡的情况。

冠状病毒一般宿主范围较窄，许多临床分离株仅在原代细胞中复制，如大多数引起传染性支气管炎的冠状病毒分离株的复制仅限于鸡胚或气管组织中培养。而大多数分离株可以适应在原代鸡肾(CK)细胞中增殖。病毒的适应性通常需要多次传代和病毒亚群选择，并可诱导突变[9]。IBV 在鸡胚或原代细胞培养中的传代都会导致病毒在体内的衰减[10-12]。最典型的例子是 IBV Beaudette 菌株，该菌株已在鸡蛋和鸡原代肾细胞中传代数百次[13,14]。虽然 IBV Beaudette 在卵细胞、CK 细胞甚至Vero 细胞中繁殖良好，但病毒在体内高度减毒，接种 Beaudette 疫苗对 IBV 致病株的感染几乎没有保护作用[15]。

对 IBV 临床标本的定量分析，鸡胚是最合适的底物。本书的第 1 章已提供了一个在鸡胚上 IBV 滴定的方法。已经适应在原代鸡细胞中生长的 IBV 菌株可以用 $TCID_{50}$ 法或空斑滴定法进行定量检测。这两种方法的实验步骤将在本章中描述。空斑形成单位(PFU)滴定法比 $TCID_{50}$ 法更准确，重现性更强，但操作复杂。

2. 实验材料

2.1 EID_{50} 法测定受精鸡胚中传染性禽支气管的病毒含量

1. 无特定病原体(SPF)受精鸡胚，9~11 日龄(见注释 1)。
2. 稀释剂：2.5%(w/v)胰酶，1000U/mL 青霉素，1000μg/mL 链霉素。
3. 消毒剂：70%乙醇溶液。
4. 蛋壳钻或打孔机。
5. 1mL 无菌注射器。
6. 16mm、25 号注射器。
7. 胶水或石蜡。
8. 照蛋灯。
9. 恒温保湿孵蛋器。

2.2 组织培养感染剂量($TCID_{50}$)的测定

1. 96 孔细胞培养板，含有 80%~100% 融合 CK 细胞。
2. 滴定培养液。1:1 混合 M199 培养基：Ham'F-10 培养液中添加 0.5%胎牛血清(FCS)，0.1%(w/v)胰蛋白酶磷酸盐培养基，0.1%(w/v)碳酸氢钠，0.1%(w/v)HEPES，100U/mL 青霉素，100μg/mL链霉素。
3. 多通道步移液器(Socorex 或同等产品)。
4. 倒置显微镜。
5. 已知效价的阳性对照品。

2.3 空斑形成单位滴定法

1. 含有 60%~90% CK 融合细胞的 6 孔板。
2. 1 倍 BES 细胞培养基：EMEM，10%(w/v)胰蛋白酶磷酸盐培养基。0.2%(w/v)牛血清白蛋白(BSA)，20mM N，N 双(2-羟乙基)-2-氨基乙烷磺酸(BES)，0.4%(w/v)碳酸氢钠，2mM L-谷氨酰胺，250U/mL 制霉菌素，100U/mL 青霉素，100μg/mL 链霉素。
3. 2×BES 细胞培养基：2×EMEM，20%胰蛋白酶磷酸盐培养基，0.4% BSA，40mM BES，0.8%碳酸氢钠，4mM L-谷氨酰胺，500U/mL 制霉菌素，200μg/mL 青霉素，200μg/mL 链霉素。
4. 无菌磷酸盐缓冲液(PBS)。
5. 2%(w/v)琼脂糖(高压灭菌)。
6. 用 PBS 配置 10%(w/v)甲醛。
7. 0.1%(w/v)结晶紫水溶液。
8. 微波炉。
9. 水浴锅。
10. 小抹刀。

3. 实验方法

3.1 EID_{50} 法测定受精鸡胚中的感染禽支气管的病毒含量

1. 用蜡烛点燃鸡蛋,在蛋壳上用蜡笔标记气囊的边缘。在这条线上方约 5mm 处画一个 X,标记接种部位。

2. 为每个稀释度接种 10 个鸡蛋,并选择(至少 3 个)稀释液,包括 50%的终点样本。

3. 配制 10 倍梯度稀释的病毒液。

4. 用消毒剂喷洒鸡胚消毒。

5. 待蛋干燥后,在标记接种部位的蛋壳上钻孔或打洞。

6. 垂直握住注射器,将针插入鸡胚中约 16mm 深(图 9.1a,b),通过尿囊腔接种 10 个鸡蛋,每次接种量为 0.2mL。

7. 接种后,用胶水或石蜡密封接种孔。

8. 在 37.8℃和 60%~65%的湿度下,将鸡胚放在孵卵器中孵育。

9. 孵育 24 小时后观察鸡胚。接种后

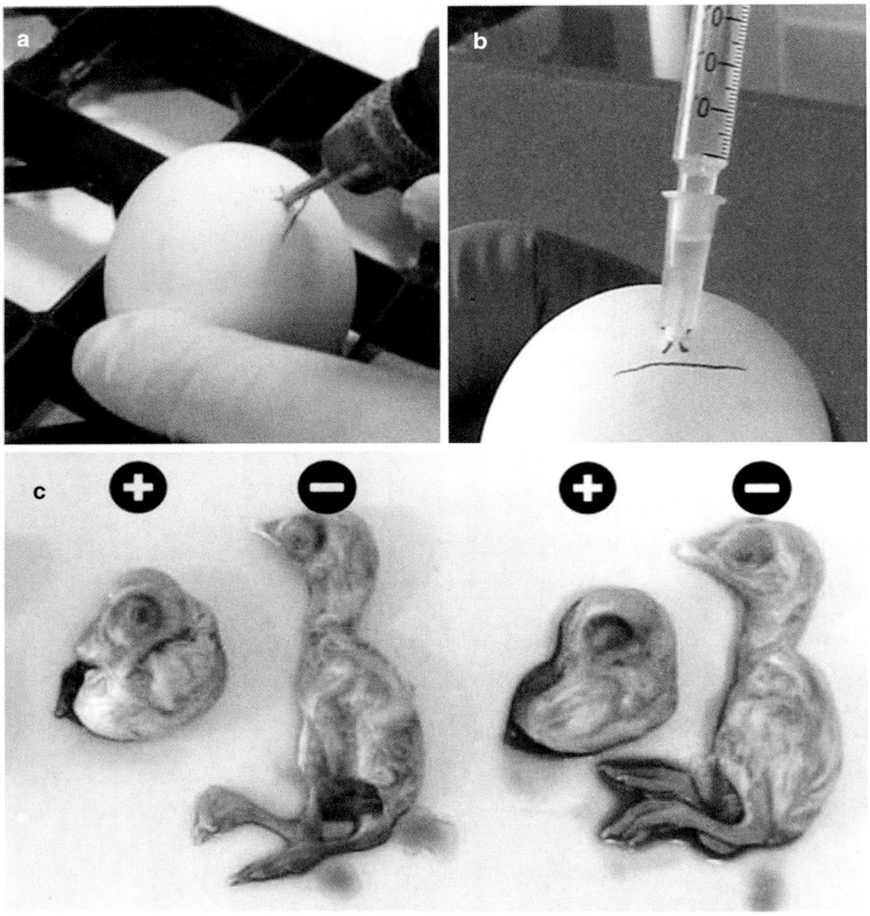

图 9.1 接种尿囊腔。(a)在气室边缘以上 5mm 处钻孔。(b)垂直入针约 16mm 深,以 0.2mL 的体积接种每个鸡胚。(c)4/91 株感染后 2 天典型的 IBV 诱导畸形。加号表示鸡胚感染了 IBV,减号表示鸡胚未感染。

24 小时内发生的胚胎死亡被认为是非特异性的，因此这些蛋应丢弃。

10. 在 37.8℃和 60%~65%的湿度下，将鸡胚在孵卵器中孵育 6 天以上。在孵化期结束时观察鸡胚，以确定是否有胚胎死亡。随后，肉眼评估所有存活的胚胎是否存在 IBV 感染的特征（发育迟缓和卷曲团状物，图 9.1c）。已死亡的鸡胚和有 IBV 感染特征性病变的鸡胚被认为是阳性（见注释 2）。

11. 任何具有 IBV 特异性 CPE 的鸡胚都被认为阳性。原始样本中的病毒滴度表示为 $^{10}\log EID_{50}/mL$，根据 Spearman 和 Kaerber 的计算方法[6,7]，使用如下公式：

$$滴度=\left(X_0-\frac{d}{2}+d\sum\frac{r}{n}\right)$$

其中，

X_0：所有胚胎均呈阳性的最低稀释倍数的倒数的对数。

d：梯度系数的对数（按 10 倍梯度稀释时，$d=1$）。

n：每个稀释度所用鸡胚数。

r：每个稀释度的阳性鸡胚数。

12. 计算病毒滴度的公式示例，利用图 9.2 所示的测定结果，计算病毒滴度方法为：

$$滴度(^{10}\log EID_{50}/0.2mL)=$$

$$\left(4-\frac{1}{2}+1\times\left(\frac{5}{10}+\frac{1}{9}\right)\right)=$$

$$5.1\ ^{10}\log EID_{50}/0.2mL=10^{5.1}/0.2=$$

$$5.8\ ^{10}\log EID_{50}/mL$$

3.2 组织培养感染剂量($TCID_{50}$)滴定

1. 在滴定前 1 天或 2 天，将 CK 细胞以 7.5×10^4 个细胞/孔的速度接种于 96 孔细胞培养板中。每个样品需要一个培养板。滴定时，培养板底部应铺满单层细胞。

2. 将样品在稀释液中进行 10 倍梯度稀释（见注释 3）。

3. 将 96 孔板中 CK 细胞培养液丢弃，用纸巾轻拍培养板，使其干燥。

4. 用 100μL/孔的量加入稀释液填充 96 孔板的第 1 列和第 12 列，作为阴性对照（图 9.3a）。

5. 按照 H→A 行、最高倍→最低倍病毒稀释液顺序依次在每孔加入 100μL/孔病毒稀释液。

6. 在 37℃和 5% CO_2 细胞培养箱中孵育3~4 天。

7. 3~4 天后，显微镜下观察细胞进行 IBV 感染特异性 CPE 评分。尽管每个 IBV 的CPE 可能有所不同，但都具备 IBV 典

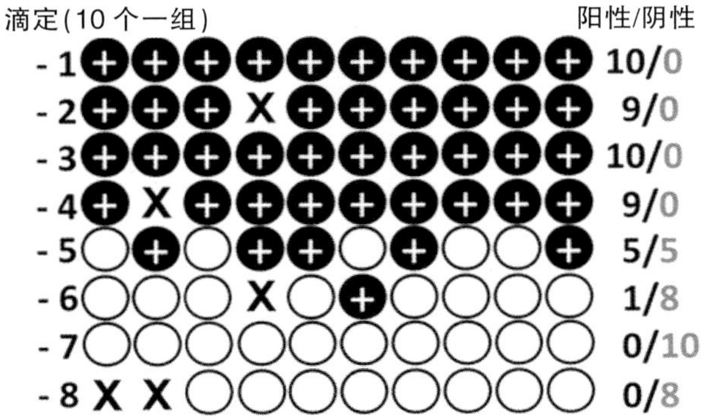

图 9.2　鸡胚滴定示意图。每个圆圈代表一个鸡胚，×表示特异性死亡，+表示胚胎有 IBV 特异性畸形。

型的 CPE：单层细胞收缩成圆形，形成细胞簇。在低稀释度时，单层细胞被破坏（图 9.3b）。

8. 使用 Spearman 和 Kaerber 的计算方法（3.1 小节，步骤 11）计算滴度，表示为 ${}^{10}\log\ (TCID_{50})/mL$。

3.3 空斑形成单位滴定

3.3.1 细胞感染

1. 滴定前 3 天将 CK 细胞接种入 6 孔板。当进行滴定时，单层细胞应 60%~90% 融合。

2. 用 1 倍 BES 对病毒进行 10 倍梯度稀释。

3. 吸出细胞培养液，用无菌 PBS 冲洗一次。

4. 吸出 PBS，每孔加入 500μL 稀释病毒液。每个稀释液应接种两个孔。

5. 37℃孵育细胞 1 小时，使病毒吸附。

6. 将 2%琼脂在微波炉中融化，然后转移到 42℃的水浴锅中。让琼脂达到温度平衡。

7. 将部分冷却的琼脂与 2 个预温至 37℃的 BES 混合，制备为 1 倍 BES+1%琼脂。其在 42℃保存（见注释 4）。

8. 去除病毒接种物，用 2.5mL 1 倍 BES/琼脂混合物覆盖细胞。

9. 将细胞在室温下放置约 5 分钟，直到琼脂凝固。

10. 在 5% CO_2 培养物中 37℃孵育 3 天，使空斑形成。

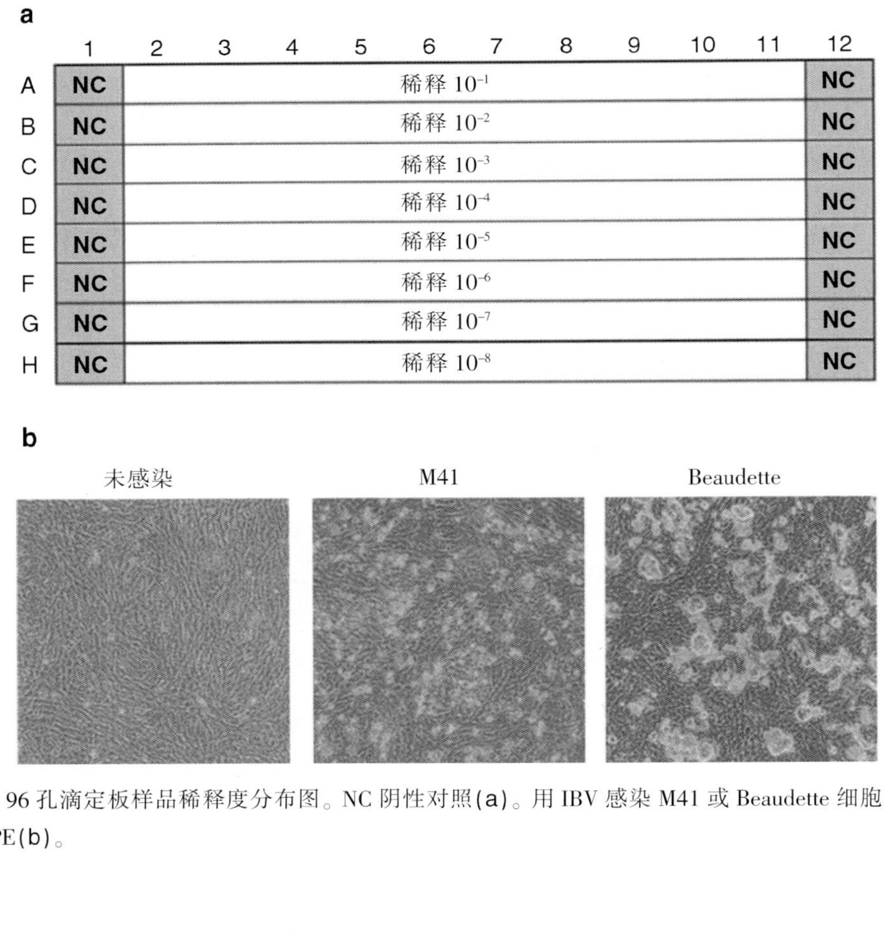

图 9.3　96 孔滴定板样品稀释度分布图。NC 阴性对照（a）。用 IBV 感染 M41 或 Beaudette 细胞 2 天后典型的 CPE（b）。

3.3.2 细胞染色及效价测定

1. 用 PBS 配置的 10%甲醛覆盖琼脂，每孔加 1mL。

2. 室温孵育 1 小时。

3. 清除甲醛，并确保按照当地有毒有害废弃物法规处理。

4. 用一个小铲子，将琼脂从细胞上去除(见注释 5)。

5. 在有水的水槽中，将细胞板倒置摇晃，洗涤细胞。

6. 每孔加 0.5mL 0.1%结晶紫。

7. 室温下孵育 10 分钟。

8. 吸除结晶紫，并确保按照当地有毒有害废弃物处理。

9. 在水槽中上下摇晃洗涤细胞板。

10. 将细胞板拍干，倒置于室温下，直至完全干燥。

11. 在单细胞层中，空斑应清晰可见(图 9.4)。计数每个稀释度形成的空斑数(不重叠，通常为 10~50 个空斑/孔)。确保重复孔被计算，并取平均值。

12. 用下列公式确定滴度。

$$滴定(PFU/mL)=\frac{平均空斑数}{稀释倍数\times接种量(0.5mL)}$$

13.为了获得最准确的结果，空斑实验应重复 3 次，取其平均滴度。

4. 注释

1. 由于非 SPF 蛋中含有的 IBV 特异性抗体可能会干扰 IBV 的复制，因此IBV的滴定应使用 SPF 蛋。

2. 非鸡胚适应的 IBV 分离株在鸡胚中诱导的 IBV 特异性异常非常小。当滴定这类病毒时，鸡胚在接种后须再孵育 2~3 天观察鸡胚是否死亡。随后，收集每个存活鸡胚的尿囊液，用单克隆抗原捕获 ELISA 检测病毒，如参考文献 16、17 所描

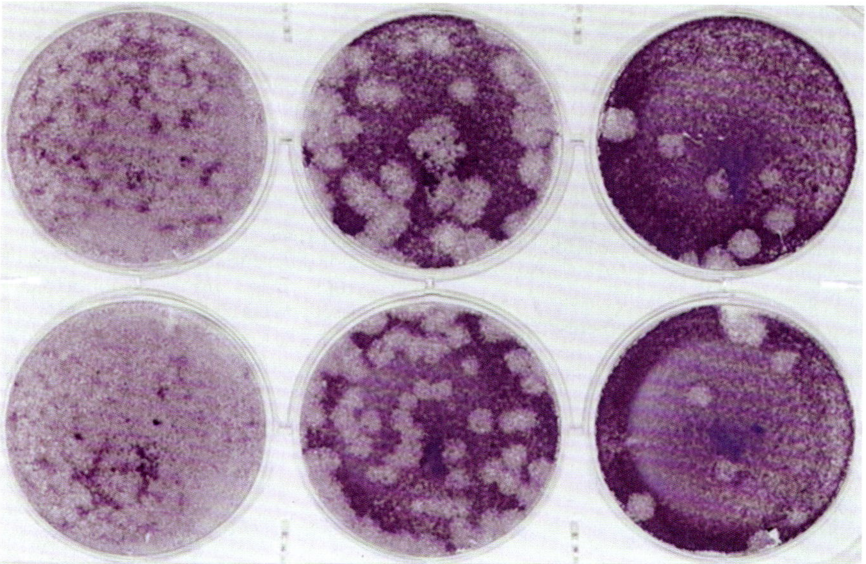

图 9.4　空斑检测的细胞板。用 10 倍梯度稀释的 IB 感染 CK 细胞，37℃孵育 3 天。然后固定细胞，用 0.1%结晶紫染色。

述。死亡鸡胚和尿囊液中含有 IBV 的鸡胚被认为阳性。

3. IBV 滴度通常不超过 $10^{8.8}$ $TCID_{50}/mL$。因此 10^{-8} 作为最高稀释度应该足够。当进行已知样本的病毒滴度时，选择包括 50% 终点稀释在内的 10 倍稀释（至少 3 个梯度稀释）。如果滴度未知，则选择更大范围的 10 倍稀释，才有可能包括 50%的终点稀释。通常使用 96 孔板培养滴定 $TCID_{50}$。

4. 也有混合培养基和琼脂的替代方法。如果担心覆盖过快或有被水浴污染的风险，可以将热琼脂直接与冷培养液混合（4℃）。一旦混合物摸起来是温的，而不烫，即可添加到细胞中。

5. 从细胞中取出琼脂最简单的方法是将培养皿取下盖子倒置。将小刮刀插入琼脂底部。一旦触到细胞培养液，轻压即可去除琼脂，小心不要刮掉细胞。整个琼脂塞应该很容易掉出来。

参考文献

1. Ferris MM, Stepp PC, Ranno KA et al (2011) Evaluation of the Virus Counter® for rapid baculovirus quantitation. J Virol Methods 171: 111–116
2. Driskell JD, Jones CA, Tompkins SM et al (2011) One-step assay for detecting influenza virus using dynamic light scattering and gold nanoparticles. Analyst 136:3083–3090
3. Mironov GG, Chechik AV, Ozer R et al (2011) Viral quantitative capillary electrophoresis for counting intact viruses. Anal Chem 83: 5431–5435
4. Schwille P, Bieschke J, Oehlenschläger F (1997) Kinetic investigations by fluorescence correlation spectroscopy: the analytical and diagnostic potential of diffusion studies (evolutionary biotechnology—from theory to experiment). Biophys Chem 66:211–228
5. Dulbecco R (1952) Production of plaques in monolayer tissue cultures by single particles of an animal virus. Proc Natl Acad Sci U S A 38:747–752
6. Spearman C (1908) The method of 'right and wrong cases' ('constant stimuli') without Gauss's formulae. Br J Psychol 2:227–242
7. Kaerber G (1931) Beitrag zur kollektiven behandlung pharmakologischer reihenversuche. Arch Exp Pathol Pharmacol 162:480–487
8. Reed L, Muench H (1938) A simple method of estimating fifty percent endpoints. Am J Hyg 27:493–497
9. Gillette KG (1973) Plaque formation by infectious bronchitis virus in chicken embryo kidney cell cultures. Avian Dis 17:369–378
10. Gelb J Jr, Cloud SS (1983) Effect of serial embryo passage of an Arkansas-type avian infectious bronchitis virus isolate on clinical response, virus recovery, and immunity. Avian Dis 27:679–687
11. Huang YP, Wang CH (2006) Development of attenuated vaccines from Taiwanese infectious bronchitis virus strains. Vaccine 24:785–791
12. Jackwood MW, Hilt DA, Brown TP (2003) Attenuation, safety, and efficacy of an infectious bronchitis virus GA98 serotype vaccine. Avian Dis 47:627–632
13. Yachida S, Aoyama S, Takahashi N et al (1979) Growth kinetics of embryo- and organ-culture adapted Beaudette strain of infectious bronchitis virus in embryonated chicken eggs. Avian Dis 23:127–131
14. Cunningham CH, Spring MP, Nazerian K (1972) Replication of avian infectious bronchitis virus in African green monkey kidney cell line VERO. J Gen Virol 16:423–427
15. Hodgson T, Casais R, Dove B et al (2004) Recombinant infectious bronchitis coronavirus Beaudette with the spike protein gene of the pathogenic M41 strain remains attenuated but induces protective immunity. J Virol 78: 13804–13811
16. Ignjatovic EJ, Ashton F (1996) Detection and differentiation of avian infectious bronchitis viruses using a monoclonal antibody-based. Avian Pathol 25:721–736
17. Naqi SA, Karaca K, Bauman B (1993) A monoclonal antibody-based antigen capture enzyme-linked immunosorbent assay for identification of infectious bronchitis virus serotypes. Avian Pathol 22:555–564

第10章

用于低温电子显微镜和蛋白质组学分析的冠状病毒粒子的颗粒纯化

Stuart Dent, Benjamin W. Neuman

摘要

完整包膜病毒颗粒的纯化可以作为了解病毒和宿主蛋白的结构和功能的第一步。利用质谱蛋白质组学等技术,可以用纯化的病毒颗粒制剂来解决这些问题。最近对冠状病毒蛋白质组的研究表明,除结构蛋白以外,病毒附属蛋白、非结构蛋白,以及多种宿主细胞蛋白与病毒颗粒相关。为了进一步研究病毒蛋白,高质量的样品制备对于确保蛋白质组学分析中各种方法的可重复性是至关重要的。

关键词:冠状病毒;低温电子显微镜;蛋白质组学;病毒纯化;密度梯度离心

1. 引言

在冠状病毒的低温电子显微镜和蛋白质组学研究中,最重要的因素是高质量的样品制备。在计划制备纯化冠状病毒样本时,一个有用的指导原则是,如果可能,最终制剂应浓缩到每毫升至少 10^{10} 个病毒颗粒。对于简单的蛋白质组学分析而言,数量少也可以,但由于通常需要进一步消化和纯化,建议使用大量的传染性病毒,以保证有足够的样本进行研究,以进行一个比较完整的病毒组学研究[1]。同样,低温电子显微镜结果的准确性取决于纯化病毒颗粒的浓度和完整性。

这就需要浓缩病毒,因为冠状病毒的生长很少超过 10^8 PFU/mL,在某些情况下可能还要低得多。同样值得注意的是,切割的病毒刺突蛋白对 S1 脱落很敏感,尽管这种敏感性在不同病毒甚至同一种病毒不同毒株之间可能有很大差异。

本章所描述的浓缩和纯化方法是对之前报道的电子显微镜样品浓缩方法的改进,旨在尽量减少病毒颗粒的破坏和外壳蛋白的损失,已成功地应用于数种冠状病毒和其他从细胞和鸡胚中培养的有包膜病毒的浓缩和纯化[2]。

血清作为细胞培养液的组成部分,可

作为载体潜在地提高病毒产量,但也会导致细胞成团和增加样本背景。如果加血清的情况下病毒纯化失败,则应考虑无血清培养液。因此本章也提供了无血清的纯化方案。在病毒浓缩后,在进一步的蛋白质组学分析之前,可用电子显微镜观察病毒颗粒密度和刺突蛋白覆盖率,评估病毒浓缩质量。病毒纯化结果的可靠性取决于细胞外泌体囊泡与病毒颗粒共纯化的百分比,尽管外泌体蛋白的贡献可以通过对未感染的细胞培养上清液进行相同的纯化步骤来估算。这些技术将有助于冠状病毒、环曲病毒 (torovirus)、动脉炎病毒(arterivirus)、梅森病毒(mesonivirus)和轮状病毒(ronivirus)的蛋白质组学的进一步研究。

2. 实验材料

2.1 病毒纯化与浓缩

1. Vero 细胞。
2. 病毒。
3. DMEM:Dulbecco 改良 Eagle 培养基、10%胎牛血清、青霉素和链霉素(各 100U/mL),10mM HEPES,用 NaOH 调节至 pH 值 6.7。
4. 聚乙二醇 8000 或 10 000,白片型(分子生物学用 PEG8000 Ultra)(见注释 1)。
5. 高品质氯化钠结晶。
6. HEPES-生理盐水:0.9%NaCl(w/v),1mM HEPES,用 HCl 调节 pH 值至 6.7,通过 0.22μm 孔径过滤器过滤除菌。
7. 3 倍 HEPES-生理盐水:2.7%NaCl,30mM HEPES,用 HCl 调节 pH 值至 6.7。
8. 50%蔗糖(w/w):50g 蔗糖,50mL HEPES 生理盐水,通过 0.22μm 孔径过滤器除菌。用额外的 HEPES-生理盐水稀释,制备 10%、20%和 30%的蔗糖溶液。
9. 如果用化学固定法灭活样品,准备 25%中性福尔马林缓冲液:10mL 福尔马林(37%~40%甲醛),5mL 3 倍 HEPES 生理盐水。
10. 离心机和转子:一个容量为 211 的低速离心转子(如 Sorvall GSA 或 GS-3)和一个总容量为 2100mL 的高速离心转子(如 SW32.1 Ti,Beckman-Coulter)。
11. 示踪染料:10 倍 SYBR 金染料(生命科技,以 10 000×出售),其可很容易地结合病毒颗粒中的 ssRNA,用来定位病毒颗粒沉淀,从而区分含有不同沉降速率杂质的复杂颗粒中的病毒成分。

2.2 无血清培养的病毒纯化和浓缩

1. 无血清病毒制备培养液(VP-SFM;生命科技),添加青霉素和链霉素(各 100U/mL)。
2. 所有其他试剂和设备同 2.1 小节。

2.3 电子显微镜的质量控制

1. Formvar/碳包埋的 200 目或 300 目 EM 滤网。
2. 负染色液:2%醋酸铀酰水溶液,用 1M NaOH 调节 pH 值至 6.5,使用前用 0.22μm 孔径滤膜过滤,在棕色玻璃瓶中避光保存。
3. 封口膜。
4. 镊子。
5. 滤纸。

3. 实验方法

由于病毒制备的质量对蛋白质组学研究非常重要,下面列出了两种高质量冠状病毒的纯化方案。这两种方法都能产生高质量的冠状病毒，但 3.1 小节的方法更优选,因为血清蛋白在 PEG 沉淀步骤中起着“载体”的作用。无血清纯化方案(3.2 小节)可用于容易产生过度黏稠的细胞和病毒的纯化,或作为蛋白质组学分析前降低“背景”蛋白质复杂性的一种手段。为达到最佳效果，纯化过程应在 1 天内完成,并且病毒应立即使用。

3.1 病毒的纯化与浓缩

这种方法适用于大多数在培养细胞中生长良好的冠状病毒,并已成功用于严重急性呼吸综合征冠状病毒(SARS-CoV)、猫冠状病毒(FCoV)和小鼠肝炎病毒(MHV)、冠状病毒样颗粒和环曲病毒(torovirus)以及几种类型的流感病毒、沙粒病毒和反转录病毒样颗粒的纯化浓缩[3,4]。这一方法已经成功地从未孵化的鸡蛋中纯化出传染性支气管炎病毒(IBV)。本章中,使用 Vero 细胞分离 IBV 病毒。

1. 将 Vero 细胞在 DMEM 中培养至 70%~90%贴壁(见注释 2)。

2. 至少接种 3 种不同浓度的 IBV。

3. 1 个小时后吸出接种物，加入新鲜培养液。

4. 接种 24 小时后,吸除培养液。加入新的 DMEM(见注释 3)。

5. 收集接种 48 小时后细胞培养上清液。储存部分样本用于空斑测定滴定(见注释 4)。

6. 在高速离心机的适配离心管中,制备 10%、20%、30%梯度蔗糖溶液。如果使用贝克曼 SW-32Ti 转子,每一浓度溶液最多配置约 8mL，留下约 10mL 用于样品加载和平衡。用吸管将 10%的蔗糖注入离心管底部。用比实际需要多 1mL 的蔗糖溶液加入管中,倾斜试管,尽量避免样品溢出,并将吸液头置于试管底部上方。加 20%的蔗糖时利用重力滴出,仅在吸管中保留最后 1mL,小心缓慢地取出吸管。用同样的方法将 30%的蔗糖层放在 20%和 10%的蔗糖层下面。如果操作正确,不同浓度的蔗糖边缘之间可见分层(参见注释 5)。

7. 将上清液转移到最大的螺旋盖离心瓶中。颗粒细胞碎片在 10 000g,4℃,离心 20 分钟。在这一阶段最好使用高容量转子(如 Sorvall GSA),以缩短制备时间。

8. 离心时，在新的螺旋盖离心瓶中，每 100mL 培养基中加入 10g PEG-8000 和 2.2g NaCl。或者在带有磁性搅拌棒的大锥形瓶中加入制备 10% PEG-8000、2.2% NaCl 所需的全部病毒培养液的用量。

9. 将 HEPES 生理盐水和中性福尔马林缓冲液置于冰上备用(见注释 6)。

10. 离心(步骤 7)后,可以看到一个灰白色或黄色的细胞碎片沉淀。快速将上清液倒入早先用 PEG 和 NaCl 制备的离心管或锥形瓶中(见注释 7)。

11. 轻轻旋转 PEG-8000/NaCl/上清混合物,直到 PEG 晶体完全溶解。可以手动完成，或使用磁性搅拌棒在 4℃的培养箱或冰室培养。

12. 如果没有磁性搅拌棒，也可用一个干净的搅拌棒,在 4℃缓慢混匀 30 分钟。

13. 如有必要，将溶液转移到离心管中。在 4℃以 10 000g 离心 30 分钟，形成 PEG-蛋白沉淀,其中包括病毒颗粒。

14. 立即滗出并丢弃上清液，以尽量减少重悬过程中病毒的损失。离心后,每个离心管中应该有一个大的不透明的白色颗粒,如果使用固定角度的转子,可从一侧的底部到顶部都形成沉淀。

15. 加入 1~3mL 的冷 HEPES 生理盐水,轻轻旋转直到沉淀溶解。如果可能的话，在这一步中避免用加样枪吸取样品。因为在下一步,PEG 颗粒完全重悬是至关重要的。如果正确操作这一步骤,重悬溶液会有黏性(见注释 8)。

16. 也可以在沉淀中加入 1/10 体积的示踪染料,放置 10 分钟,让示踪染料穿透病毒颗粒荧光标记内部的 RNA。荧光标记便于观察后续实验步骤中的病毒颗粒的定位,只需将试管置于试管架或透明烧杯中,用紫外灯对样品进行短暂照射即可。此步骤对解决纯化过程中遇到的问题非常有用。

17. 在不溢出的情况下,尽可能倾斜装有密度梯度的试管,使重悬的 PEG 沉淀尽可能缓慢地从试管侧面流下,覆盖 10% 的蔗糖梯度上层。用剩余的样本或额外的 HEPES 生理盐水平衡。

18. 将病毒颗粒穿过蔗糖缓冲液,在 4℃、100 000g 离心至少 90 分钟。由于沉淀是紧密的,并不需要缓慢地制动离心机。

19. 离心后立即滗出并丢弃上清液。将空试管倒置在吸附纸表面 5 分钟,轻轻拍打去除任何残留在离心管边缘的蔗糖溶液。

20. 用尽可能少的 HEPES-盐溶液重悬病毒颗粒,一般小沉淀用 100μL,大沉淀用 200μL,不要用加样枪重悬病毒,这样有可能会产生剪切力破坏病毒包膜蛋白(见注释 9)。

21. 当沉淀被重悬时,HEPES 生理盐水会变得有点不透明,呈乳白色。使用已切断尖端的 P-1000 加样吸头,轻轻将病毒悬浮液转移到低温容器中,尽量减少剪切力。丢弃任何未溶解的物质,因为大多数真正的病毒会迅速而轻松地重新溶解。留出小样本(通常为 5%~10%)用于诊断空斑分析。

22. 在此阶段,病毒应该是单个分散的,如果需要,可以用福尔马林灭活。最终浓度为 1%的冷冻中性福尔马林缓冲液、2-丙内酯处理,或 γ 线照射都能产生完整的、灭活的电镜级灭活病毒颗粒。用于冷冻电子显微镜的样本可在 4℃下保存 24 小时,但不应冷冻保存。用于质谱的纯化病毒不采用福尔马林固定,而是选用可用于质谱的溶剂灭活,前提是该溶剂对病毒的灭活活性已经做了验证(见注释 10)。

3.2 无血清的病毒的纯化和培养

这一方法适用于滴度偏低的纯化病毒,也适用于由于高黏度、非病毒蛋白污染或大量不溶性物质而无法低温电子显微镜或蛋白质分解的病毒纯化。回收百分比通常低于 3.1 小节所述。

1. 执行 3.1 小节的步骤 2~15,只是接种时用 VP-SFM 代替 DMEM(见注释 11)。

2. PEG-蛋白沉淀应该是白色的,非常小,直立几分钟后就会重悬。须立即倒出上清液,加入 10mL HEPES 生理盐水,轻旋重悬(见注释 12)。

3. 按照上述方法执行 3.1 小节的步骤 16~22。最后形成的半透明沉淀可能很小,很难看到,但如果在 3.1 小节的第 16 步骤添加示踪染料,则可以在除去上清液后使用荧光检测仪来确认病毒的存在。

3.3 EM 分析的质量控制

最终制备的感染性病毒颗粒的数量可通过空斑分析或类似的方法进行质量回顾性评估。评估样品质量的最快方法是使用电子显微镜检查负染样品。蛋白质组学或低温电子显微镜的理想样本应包含带有完整刺突蛋白的高密度病毒颗粒和相对较少的非病毒物质。本方案描述了如何制备用于透射电子显微镜负染冠状病毒标本。

1. 在能操作轻微放射性物质的工作台上放一张纸巾。在纸巾上标记样本的名称。

2. 在纸巾上放一张大到足以盖住标签的石蜡膜,背面朝上,并在一角将纸巾与石蜡膜分开。用一对 EM 镊子的背面在石蜡膜的衬纸上划线,为染料或洗涤缓冲液创建通道。线条相交的地方会自然地容纳液滴,而标签将有助于识别。

3. 把剩下的衬纸撕掉,让石蜡膜粘在纸巾上。在石蜡膜上加 1 滴 20μL 的 2%乙酸铀酰和最多 3 滴 HEPES 生理盐水洗涤缓冲液。高黏度样品在经过一个或多个洗涤步骤后外观会更干净, 但如果样本较纯,则不需要洗涤(见注释 13)。

4. 将 2~5μL 的病毒样本置于每个网格上,静置 5 分钟,使病毒样本吸附在网格上。

5. 如果需要洗涤样品, 则每一格加 1 滴 HEPES 生理盐水平衡 30 秒。不要重复使用缓冲液或染色液滴, 以避免样品污染。在滴水之间,将网格干燥。将网格垂直置于一张干净的滤纸,使网格的边缘接触到纸上,以吸干大部分洗涤缓冲液。

6. 洗涤步骤结束后,将每个网格加入醋酸铀酰染色液,作用 1 分钟。如果需要,可将染色时间延长,使更多的颗粒被染色。

7. 在滤纸上触碰网格边缘几次,以去除多余染液(见注释 14)。

8. 立即观察样本,在真空下网格盒可保存较长时间。

9. 蛋白质组学和低温电子显微镜的理想样本是包含单个分散的病毒颗粒,而不是病毒颗粒团,少量的光滑外质体囊泡和没有黏性的释放核糖核蛋白,全被包被约 1/10 的网格表面积。

3.4 蛋白质组学的质量控制

1. 如果可能,应用蛋白质印迹法分析病毒的结构蛋白,以确认最后制备过程中病毒蛋白的存在。

2. 如果病毒的传染性很重要,则通过空斑实验或类似方法直接评估最终感染病毒颗粒的数量,作为回顾性的质量评估。

3. 考马斯亮蓝和银染色 SDS-PAGE 也可以分析病毒颗粒的完整性。最近的蛋白质组学研究表明,宿主细胞中存在与冠状病毒颗粒相关的蛋白质与预期的一致,但 40~50kDa 之间的显著条带表明是 N 蛋白。

3.5 蛋白质组学分析

1. 用蛋白酶消化纯化后的病毒,可去除冠状病毒颗粒外的蛋白质。该步骤可针对每种病毒和每种蛋白酶分别进行优化。蛋白酶 K 常见,通过 30%的蔗糖缓冲液可以去除剩余的蛋白酶 K。应该注意,消化病毒颗粒的蛋白质步骤会降低纯化病毒的密度,因此需要较长的离心时间再纯化病毒颗粒。

2. 研究冠状病毒蛋白质组学的方法多种多样。凝胶分析和基于凝胶的分析方法是最常见的。直接 LC-MS 分析冠状病毒也是可行的。通过使用 RapigestTM (Waters)裂解病毒颗粒,对病毒进行基化、还原和胰酶消化,就可以进行 MS 分析了。

4. 注释

1. 分子量较大的聚乙二醇制剂往往不均匀,不能得到最好的结果。

2. 假设 IBV 细胞培养滴度平均为 10^6~10^7PFU/mL,所需感染病毒颗粒总数约为 10^{10},则应配制 1~10L 细胞培养液。单孔板(可从 Nalgene 公司获得)是一种成本和空间效率高的大规模病毒制备的标准组织培养液的替代品。由于鸡胚尿囊液蛋白质组分的简单性和可培养获得高滴度的

IBV，则所需的原始标本量会少。

3. 包含很少病毒的早期培养样本可以丢弃。样品纯度和病毒回收率都依赖于病毒滴度。

4. 从接种后48小时开始，每隔2小时收集一次病毒，以提高最终产量。标本越新鲜病毒分离率越高。一般情况下，IBV接种于鸡胚后，可在接种后16小时收获。

5. 病毒也可以在30%、50%两层蔗糖梯度分离。使用低浓度的蔗糖缓冲液可用于分析野生型病毒颗粒和含有低浮力密度[5]的有缺陷微型基因组的病毒颗粒。

6. 对于含有可剪切的刺突蛋白的病毒，如IBV的大多数菌株，NaCl的添加量应减少到1g/100mL，以尽量减少对刺突蛋白的破坏。

7. 快速吸除上清液可降低重悬颗粒的某些成分的可能性。理想情况下，沉淀应在离心结束后1分钟内从上清液中分离出来。

8. 一般来说，快速再悬浮、低温和最小化机械应力都会提高纯化病毒的质量。沉淀中所含的可溶性蛋白质可使颜色变为淡黄色。

9. 半透明的病毒颗粒可能很难看到，如果使用示踪染料，上清液倒出后，可以在紫外线下通过荧光确认病毒颗粒的存在。如果存在病毒，添加的HEPES生理盐水的黏度将在再悬浮时显著增加。

10. 灭活效果应事先验证。甲醛和β-丙内酯都会随着时间的推移而失效。一些缓冲液中的胺，如Tris-HCI，会与甲醛反应，这就是为什么在整个纯化过程中推荐使用HEPES缓冲液。

11. SARS-CoV、FCoV和MHV的短期生长不受VP-SFM培养液的影响。与DMEM相比，细胞在VP-SFM中生长更慢，因此，VP-SFM不推荐用于最初的细胞培养步骤。

12. 如果与上清液接触，无血清的聚乙二醇沉淀比含血清沉淀更快地重悬浮，样品因此可能丢失。因此，对无血清沉淀迅速滗出上清液是非常重要的。

13. 另一种方法是，样品在网格上以液滴的形式漂浮5~10分钟。但持续浸入盐水或染色液，可能会使液滴的表面张力受到破坏，因此不推荐使用。

14. 电子束照射大量残余染色液会导致碳物质支持表面的“井喷”。因此，重要的是在电子显微镜观察之前去除所有多余的醋酸铀。如果有多余的染色液，网格会粘在镊子上。如果发生这种情况，轻轻将含有样本的网格的表面接触滤纸，用另一张滤纸擦干镊子。

致谢

本研究的资助来源于BBSGC和英国Pirbright研究所。

参考文献

1. Neuman BW, Joseph JS, Saikatendu KS et al (2008) Proteomics analysis unravels the functional repertoire of coronavirus nonstructural protein 3. J Virol 82:5279–5294
2. Neuman BW, Adair BD, Yeager M et al (2008) Purification and electron cryomicroscopy of coronavirus particles. Methods Mol Biol 454:129–136
3. Neuman BW, Kiss G, Kunding AH et al (2011) A structural analysis of M protein in coronavirus assembly and morphology. J Struct Biol 174: 11–22
4. Neuman BW, Kiss G, Al-Mulla HM et al (2013) Direct observation of membrane insertion by enveloped virus matrix proteins by phosphate displacement. PLoS One 8:e57916
5. Morales L, Mateo-Gomez PA, Capiscol C et al (2013) Transmissible gastroenteritis coronavirus genome packaging signal is located at the 5' end of the genome and promotes viral RNA incorporation into virions in a replication-independent process. J Virol 87: 11579–11590

第11章

IBV 的部分纯化和用于下一代测序的病毒 RNA 提取

Sarah M. Keep, Erica Bickerton, Paul Britton

摘要

RNA 病毒以其高突变率和快速的基因组进化而闻名。因此某种 RNA 病毒,不是仅包括一种基因型,而是由众多基因型密切相关的病毒的集合——一个准种,可通过下一代测序(NGS)进行分析。这种基因型的多样性提供了一种机制,使病毒种群能够进化并适应不断变化的环境。样品制备是成功测序的关键。本章的实验操作描述了鸡胚分离的 IBV 的高质量 RNA 的制备过程,然后通过 30%的蔗糖缓冲液进行部分纯化和浓缩,用于NGS。

关键词:准种;下一代测序;RNA;传染性支气管炎病毒(IBV)

1. 引言

RNA 病毒以其高突变率和快速的基因组进化而闻名。因此某种 RNA 病毒,不是仅包括一种基因型病毒,而是由众多基因型密切相关的病毒的集合——一个准种[1]。这种基因型的多样性提供了一种机制,使病毒种群能够进化并适应不断变化的环境。

了解病毒种群动力学和准种进化已经变得越来越重要。标准化 RT-PCR 和测序分析方法分析基因组,获得的一致性可比对序列是不够的。为了解种群基因多样性的深度,可使用下一代测序(NGS),其通常也被称为深度测序。这一过程包括基因组片段的平行测序,根据方案和样本制备,在一次运行中产生数千到数百万个短序列,最终允许在每单个核苷酸上有更大的覆盖率。

最近的研究利用 NGS 对牛冠状病毒在适应新环境过程中的突变动力学进行了建模,发现存在两种不同的基因型,其突变频率取决于宿主的细胞类型[2]。Cotten 等[3]研究了中东呼吸综合征(MERS-CoV)的一次暴发,对临床样本进行 NGS 和系统发育分析,绘制出该病毒在医院内的传播图,为 MERS-CoV 的出现和进化提供了科学依据。一项结合大量临床样本的深入研究确定了 MERS-CoV 的进化速率,并确定了处于正向选择压力下的基因组区域[4]。

样本制备是深度测序成功的关键。重要的是收集足够丰富的目标 RNA,然后生成高质量的无 DNA 制备。下述方案描述了从鸡胚分离获得 IBV 的高质量 RNA 的制备过程,然后通过 30%的蔗糖梯度进行纯化和浓缩,这一方法适用于 454 测序,要求为:19μL 剂量中最低数量为 200ng。IBV 在鸡胚中的生长已在前文描述,这里不再讨论(详见第 7 章)。需要注意的是,在尿囊液中加入高滴度的 IBV,最好是 10^6~10^7PFU/mL,且尿囊液不包括膜组织或其他固体块或血细胞。如果 IBV 引起血管出血,需要在出血之前收集尿囊液。

2. 实验材料

2.1 IBV 的部分纯化

1. 50mL Falcon 试管。
2. 30%蔗糖(w/v)加入 HCl 调整至 pH 值 7.2 的 PBS 中,经 0.22μm 滤膜过滤。
3. 冷藏台式离心机。
4. SureSpin 630 转子和 Sorvall OTD65B 超离心机或同等产品。
5. 贝克曼超清(25mm×89mm)超离心管或同等产品。

2.2 RNA 提取

1. TRIzol 试剂。
2. 75%的乙醇。
3. 异丙醇。
4. 氯仿。

3. 实验方法

3.1 IBV 部分纯化

1. 将 25mL 含有 IBV 的尿囊液放入 50mL Falcon 试管中,4℃,1150g,台式离心机中离心 10 分钟(见注释 1)。
2. 取出上清液,加到 10mL 30%蔗糖液面的上层,超速离心(见注释 2)。配备平衡试管。
3. 102 400g,4℃离心 4 小时。
4. 分层移去上清液,注意不要触碰到沉淀(见注释 3)。
5. 用纸巾擦拭试管表面,然后直接进入下一个阶段,即 RNA 提取。

3.2 RNA 提取

1. 将 1mL TRIzol 试剂直接加入第 5 步(3.1 小节)的病毒颗粒中。小心地上下颠倒混匀(见注释 4)。
2. 室温下孵育 5 分钟(见注释 5)。
3. 加入氯仿 200μL,摇匀 15 秒。
4. 室温下孵育 3 分钟。
5. 台式离心机 4℃,12 075g,离心 15 分钟。
6. 小心地取出上层水相(应是透明的),放入 1.5mL 干净管中(见注释 6)。
7. 加入 0.5mL 异丙醇,室温孵育 10 分钟(见注释 7)。
8. 4℃, 2100g,台式离心机离心 10 分钟。
9. 小心地取出上清液,不要触碰沉淀(见注释 8)。
10. 向沉淀中加入 0.75m 75%乙醇,用枪头吹洗混匀。
11. 4℃,12 075g,台式离心机离心 10 分钟。
12. 小心吸除上清液,用纸巾擦拭试

管外壁(见注释 9)。

13. 风干沉淀 5~10 分钟(见注释 10)。

14. 将沉淀重悬在 25μL 无 RNAase 的无菌水中(见注释 11),并置于-20℃或-80℃保存。

4. 注释

1. 第一次离心是为了清除尿囊液中的固体物质。

2. 重要的是,这些层不能混合在一起。

3. 沉淀将很难看到,是无色的。

4. 确保沉淀完全重悬于 TRIzol 试剂中。

5. 这个步骤是 TRIzol 试剂降解病毒颗粒。

6. 只取最上面的水相层是很重要的。交界面或有机层是混浊的白色外观,包含 DNA 和蛋白质。因此,取上层时要小心谨慎,且最好留下一点,降低污染 RNA 样本的风险。

7. 当从小样本中沉淀 RNA 时, 可以加入无糖原的 RNAase。糖原可作为水相载体,参与 RNA 共沉淀。不过,重要的是要考虑这是否会影响下游纯化。

8. 通常是看不到沉淀的;因此在这个阶段需要一点信心。确定离心机中管的位置,有助于确定沉淀的大致位置。

9. 明智的做法是保存上清液,并置于冰上保存,直到确定 RNA 提取成功。

10. 不要让 RNA 完全干燥,以免沉淀失去溶解度。

11. 确保沉淀完全溶解 (部分溶解的 RNA 样本的 A260/280 比值<1.6),然后使用 NanoDrop 或 RiboGreen 测定法测定数量和质量。

参考文献

1. Domingo E, Sheldon J, Perales C (2012) Viral quasi species evolution. Microbiol Mol Biol Rev 76:159
2. Borucki MK, Allen JE, Chen-Harris H et al (2013) The role of viral population diversity in adaptation of bovine coronavirus to new host environments. PLoS One 8: e52752
3. Cotten M, Lam TT, Watson SJ et al (2013) Full-genome deep sequencing and phylogenetic analysis of novel human betacoronavirus. Emerg Infect Dis 19:736B–742B
4. Cotten M, Watson S, Zumla A et al (2014) Spread, circulation, and evolution of the Middle East respiratory syndrome coronavirus. MBio 5: pii: e01062–13. doi:10.1128/mBio.01062–13

第 3 部分

冠状病毒的基因组操作

第12章

重组传染性支气管炎冠状病毒修饰和传代的瞬时显性选择

Sarah M. Keep, Erica Bickerton, Paul Britton

摘要

我们为禽冠状病毒传染性支气管炎病毒(IBV)开发了一个反向遗传学系统,在T7启动子序列的控制下,将与IBV基因组相对应的全长cDNA插入痘苗病毒基因组。痘苗病毒作为全长IBV cDNA的载体,其优点是可通过同源重组修饰引入IBV cDNA,这是一种经常用于插入和去除痘苗病毒基因组序列的方法。本章描述了使用瞬时显性选择作为修饰引入IBV cDNA的方法;这一方法已经成功地用于特定核苷酸替换、基因组片段去除和完整基因交换。将含有经修饰的IBV cDNA的痘苗病毒DNA转染感染表达T7 DNA依赖性RNA聚合酶的重组鸡痘病毒的细胞后,原位生成感染性重组IBV。

关键词:瞬时显性选择(TDS);痘苗病毒;传染性支气管炎病毒(IBV);冠状病毒;禽类;反向遗传学;套式病毒;鸡痘病毒;T7 RNA聚合酶

1. 引言

禽传染性支气管炎病毒(IBV)是一种γ-冠状病毒,是引起家禽急性高传染性支气管炎(IB)的病原。冠状病毒是可在细胞质中复制的包膜型病毒,是单股正链RNA病毒,是所有RNA病毒中最大的,基因组长为27~32kb;IBV的基因组长为27.6kb。全长cDNA可用于生成可复制和感染性病毒的感染性RNA转录子,促进了对单个基因在RNA病毒发病机制中的作用的研究。由于细菌的复制酶基因不稳定,阻碍了全长冠状病毒cDNA的组装。因此为IBV设计了一个反向遗传方法,包括插入IBV基因组的全长cDNA拷贝,在T7 RNA启动子的控制下,替代胸苷激酶(TK)基因进入痘苗病毒基因组,随后在转染痘苗病毒DNA和感染表达T7 RNA聚合酶的重组鸡痘病毒的细胞中原位恢复IBV的感染性[1]。

使用痘苗病毒作为 IBV cDNA 载体的主要优点之一是其能够接受大量外源 DNA,而不会丧失其完整性和稳定性[2]。第二个同样重要的优点是其能够通过瞬时显性选择(TDS)在痘苗病毒载体内修饰 IBV cDNA 的能力，该方法利用了同源序列的重组特性[3,4]。TDS 方法主要有三个步骤。第一步,在痘苗病毒启动子的控制下,将修饰后的 IBV cDNA 插入含有选择性标记的质粒中。本实验使用了质粒 pGPTNEB193(图 12.1[5]),它包含一个显性选择标记基因,即大肠杆菌鸟嘌呤磷酸核糖转移酶(Ecogpt[6]),它受控于痘苗病毒 P7.5K 早/晚启动子。

第二步，通过质粒中的 IBV cDNA 和痘苗病毒基因组中的 IBV cDNA 序列之间的同源重组导致的单一交叉事件,将完整的质粒序列重组到痘苗病毒基因组内的 IBV 序列中(图 12.2)。重组痘苗病毒(rVV)由于存在重复序列而高度不稳定,并且仅通过 Ecogpt 基因的选择性压力来维持,该基因在黄嘌呤和次黄嘌呤存在的情况下对霉酚酸(MPA)产生耐药性[3]。

第三步，在没有 MPA 选择的情况下培养抗 MPA 的 rVV,因为重复序列之间的第二次同源重组事件,导致 Ecogpt 基因丢失(图 12.3)。第三步中可能会发生两个重组事件:一个将产生原始(未修改)IBV 序列，另一个将产生包含修饰序列的 IBV cDNA(即修饰在质粒序列中)。理论上,这两个事件的发生率相同,但实际上并不一定如此。

为了从 rVV 载体中恢复感染性 rIBV,将 rVV DNA 转染到之前感染过表达 T7 RNA 聚合酶的重组鸡痘病毒(rFPV-T7[7])的原代鸡肾(CK)细胞中。此外,在巨细胞病毒(CMV)RNA 聚合酶Ⅱ启动子和 T7 RNA 启动子的控制下,表达 IBV 核蛋白(N)的质粒 pCi Nuc[1,8]被共转染到 CK 细胞中。在 IBV N 蛋白和 rVV DNA 存在的情况下表达 T7 RNA 聚合酶,T7 启动子启动全长

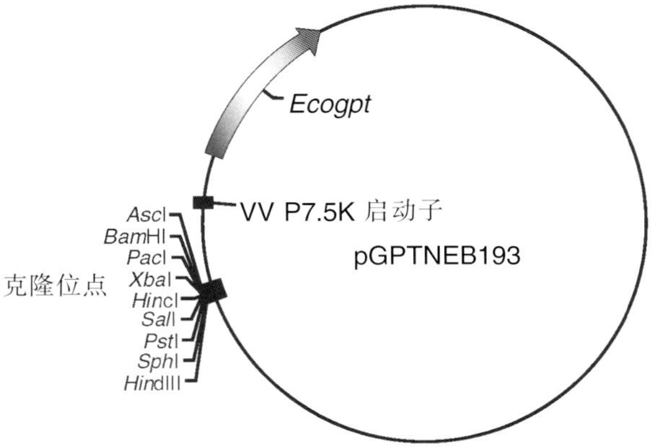

图 12.1　TDS 中使用的将基因插入痘苗病毒基因组的重组载体示意图。质粒 pGPTNEB193 包含在痘苗病毒早/晚 P7.5K 启动子控制下的 Ecogpt 选择基因、用于插入痘苗病毒基因组序列的多克隆区和用于在大肠杆菌中选择质粒氨苄西林的 bla 基因(未显示)。对于 IBV 基因组的修饰,使用适当的限制性内切酶将与被修饰区域相对应的序列,加上用于重组目的的 500~800 个核苷酸的克隆区域插入多个克隆位点。从大肠杆菌中纯化质粒，并将其转染到之前感染过含有 IBV 基因组全长 cDNA 拷贝的重组痘苗病毒的 Vero 细胞中。

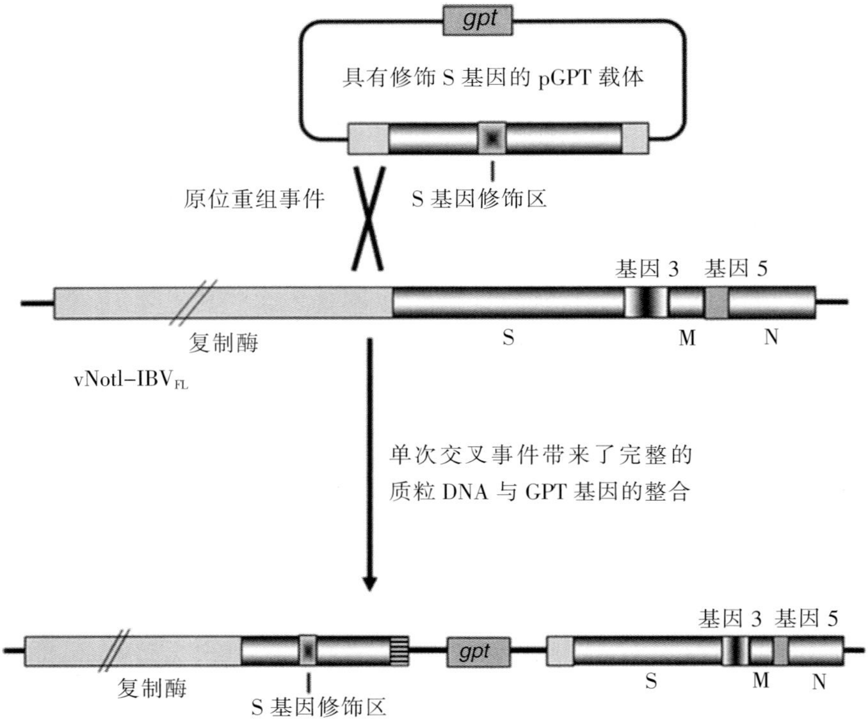

图 12.2 在重组痘苗病毒(vNotI–IBV$_{FL}$)基因组内,将修饰的 IBV 序列整合到全长 IBV cDNA 的 TDS 方法示意图。该图显示了 pGPTNEB193 内经修饰的 IBV 序列与 vNotI–IBV$_{FL}$ 内的 IBV cDNA 之间可能发生的首次单步重组事件。为了保证单步重组事件,在 MPA 存在的情况下选择表达 Ecogpt 基因的重组痘苗病毒。IBV 主要基因为:复制酶、刺突蛋白基因(S)、膜蛋白(M)和核衣壳(N)基因。IBV 基因 3 和基因 5 分别表达三个和两个基因产物。在本例中,S 基因的一个修饰区被插入 IBV 基因组中。

IBV cDNA,导致产生传染性 IBV RNA,进而产生传染性 rIBV(图12.4)。

整个过程是多步骤的,可分为两个部分:包含修饰 IBV cDNA 的 rVV 的产生(图 12.5)和从 rVV 载体中恢复传染性rIBV(图 12.4)。基于 pGPTNEB193 的 Ecogpt 质粒方法,包含经修饰的 IBV cDNA,是通过标准的大肠杆菌克隆方法进行的,此处不进行描述[9,10]。Mackett 等[11]发表了培育痘苗病毒的一般方法,Smith[12]发表了使用 TDS 方法修饰痘苗病毒基因组的一般方法。

2. 实验材料

2.1 Vero 细胞的同源重组和瞬时显性选择

1. Vero 细胞。

2. PBSa:172mm NaCl、3mM KCl、10mM Na_2HPO_4 和 2mM KH_2PO_4,用盐酸调节至 pH 值 7.2。

3. 1 倍 Eagle 最低基本培养液(E–MEM)含 Earle 盐、2mM L–谷氨酰胺和 2.2g/L 碳酸氢钠。

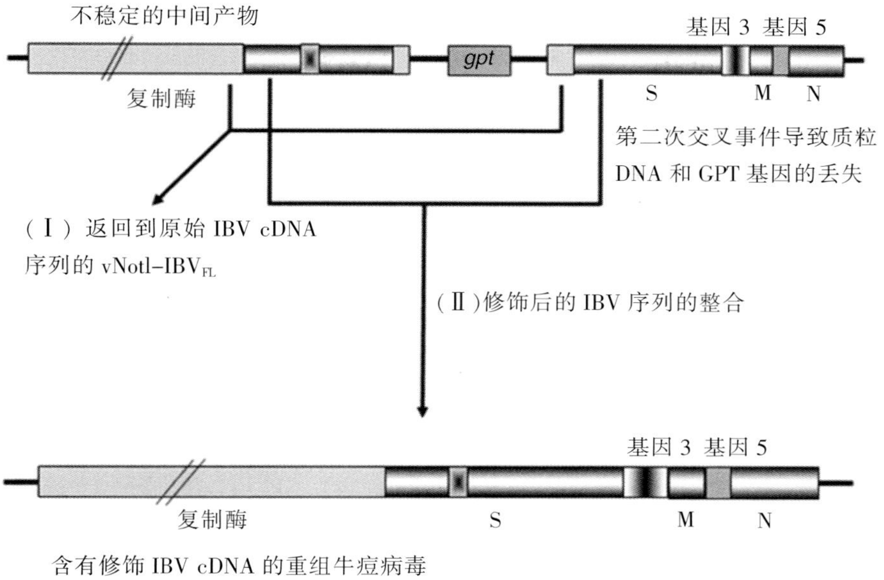

图 12.3 TDS 方法的第二步示意图。因为存在串联重复序列，将完整的 pGPTNEB193 质粒整合到痘苗病毒基因组中会导致不稳定的中间产物，在本例中是复制酶基因的 3’端、S 基因和基因 3 的 5’端。第二个单步重组事件是在没有 MPA 的情况下诱导发生的；失去选择使不稳定的中间产物失去包括 Ecogpt 基因在内的一个串联重复序列。第二步重组事件可导致（Ⅰ）输入痘苗病毒 IBV cDNA 序列的原始序列，本例中为复制酶基因 3’端的两个拷贝之间的重组事件，导致修饰后的 S 基因序列和 Ecogpt 基因丢失；或（Ⅱ）由于 S 基因序列 5’端两个拷贝之间的潜在重组事件，导致保留修饰后的 S 基因序列，并丢失原始 S 基因序列和 Ecogpt 基因。该事件导致重组痘苗病毒中 IBV cDNA 序列包含了修饰的 S 基因。

4. BES 培养基：1×E-MEM、0.3%磷酸胰蛋白酶培养基（TPB）、0.2%牛血清白蛋白（BSA）、20mM N，N-双（2-羟乙基）-2-氨基乙磺酸（BES）、0.21%碳酸氢钠、2mM L-谷氨酰胺、250U/mL 制霉菌素、100U/mL 青霉素和 100U/mL 链霉素。

5. Opti-MEM 1 和 GlutaMAX-1（生命科技）。

6. 脂质体（生命科技）。

7. 霉酚酸（MPA）：在 0.1M NaOH加入10mg/mL 的 MPA（30mM），配置为 400 倍浓缩液。

8. 黄嘌呤：在 0.1M NaOH 加入10mg/mL 的黄嘌呤（66mM），配置为 40 倍浓缩液。37℃下加热以溶解。

9. 次黄嘌呤：在 0.1M NaOH 加入 10mg/mL 的次黄嘌呤（73mM），配置为 667 倍浓缩液。

10. 1.5mL 螺口垫圈离心管。

11. 杯形超声波仪。

12. 2×E-MEM：2×E-MEM，10%胎牛血清，0.35%碳酸氢钠，4mM L-谷氨酰胺，1000U/mL 制霉菌素，200U/mL 青霉素和 200U/mL 链霉素。

13. 2%琼脂。

14. Ecogpt 基因培养基：1×E-MEM，75μm MPA，1.65mM 黄嘌呤，109μM 次黄嘌呤，1%琼脂（见注释 7）。

15. 上层培养基：1×E-MEM，1%琼脂。

16. 1%中性红溶液（H_2O）。

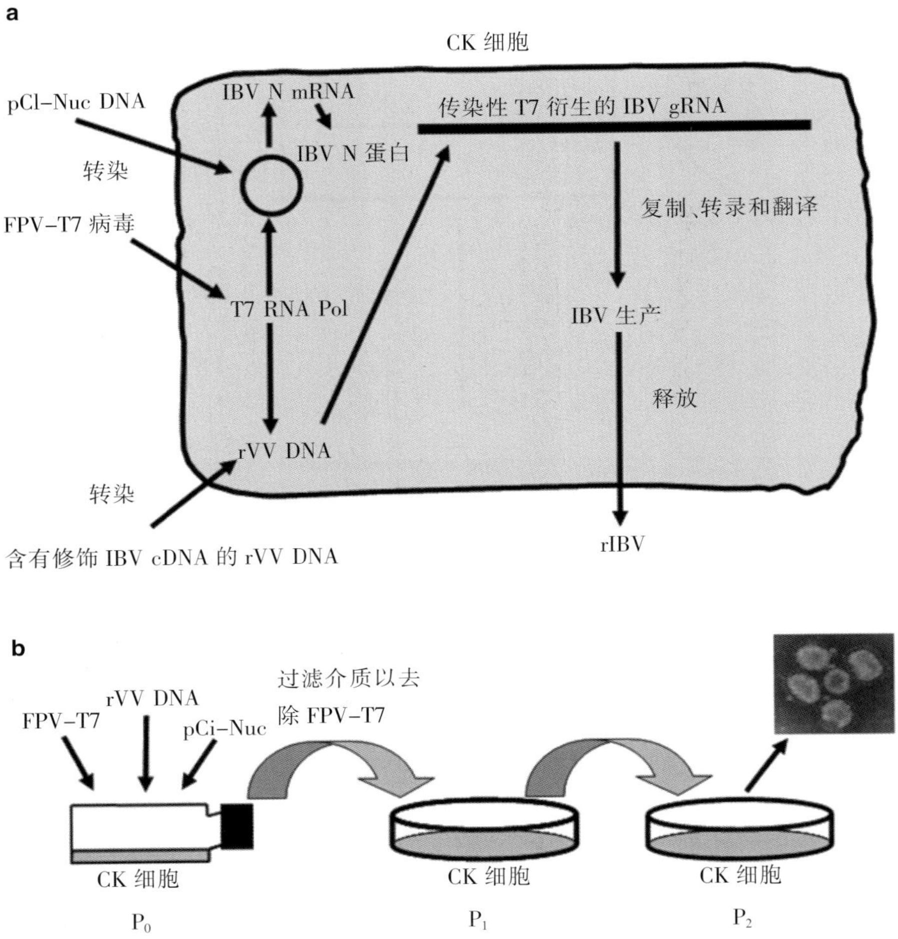

图 12.4 从含有在 T7 启动子控制下的全长 IBV cDNA 的重组痘苗病毒中分离的获得 rIBV 的回收过程示意图。(a)除了在 T7 启动子控制下含有全长 IBV cDNA 的痘苗病毒 DNA 外，还将表达成功拯救 IBV 所需的 IBV 核蛋白的质粒 pCI Nuc 转染到先前感染了表达 T7 RNA 聚合酶的重组鸡痘病毒 FPV–T7 的 CK 细胞中。T7 RNA 聚合酶催化从痘苗病毒 DNA 合成感染性 RNA，从而导致细胞释放出感染性 IBV。(b)存在于 P_0 CK 细胞培养基中的任何回收的 rIBV 可用于感染 P_1CK 细胞。通过 0.22μm 过滤器过滤培养液，去除任何 FPV–T7 病毒。IBV 诱导的 CPE 通常可在恢复实验成功后的 P_1 CK 细胞中观察到。rIBV 在 CK 细胞中通常再传代 2 次，即 P_2 和 P_3。从 P_1 至 P_3 CK 细胞中提取总 RNA，用 RT–PCR 检测 RNA 中是否包含所需的修饰基因。

2.2 重组痘苗病毒 DNA 的提取

1. 20mg/mL 蛋白酶 K。
2. 2×蛋白酶 K 缓冲液：200mM Tris/HCl pH 值 7.5，10mM EDTA，0.4%SDS，400mM NaCl。
3. 苯酚–氯仿–异戊醇(25:24:1)。
4. 氯仿。
5. 无水乙醇。
6. 70%乙醇。

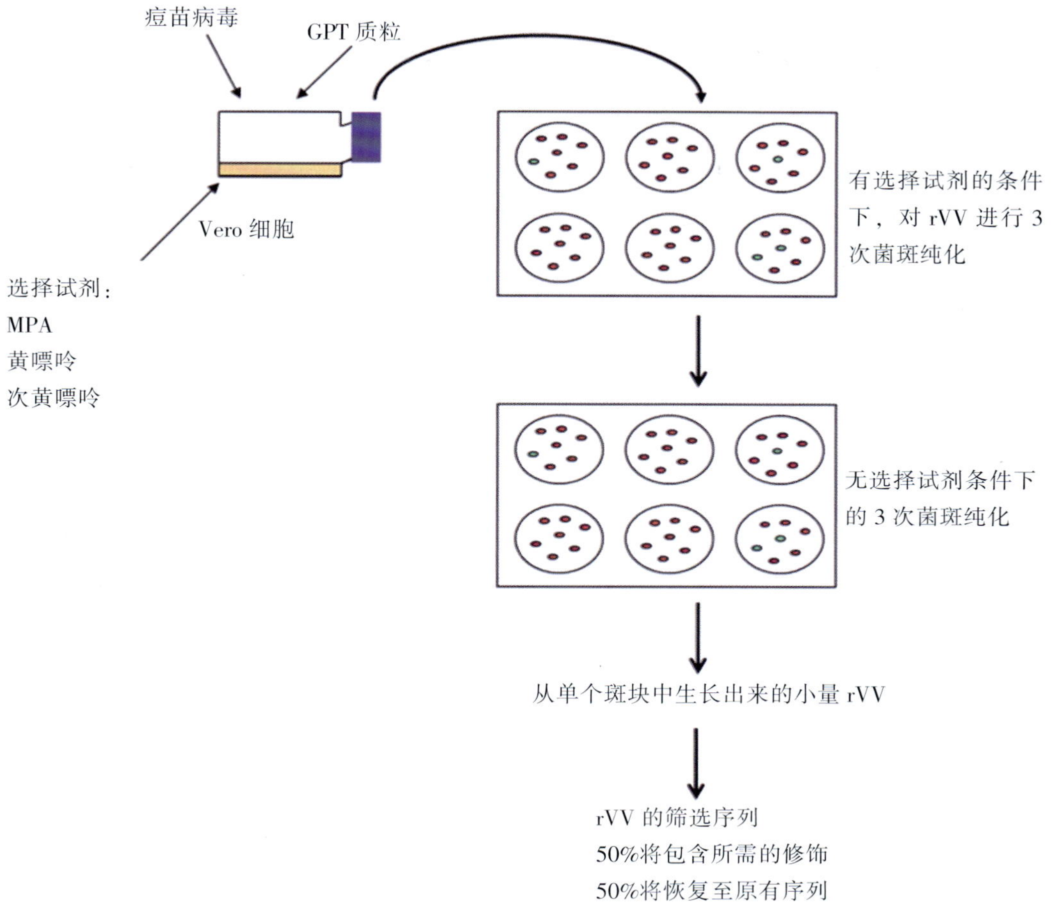

图 12.5　重组痘苗病毒构建过程示意图。用含有 IBV cDNA 的 rVV 转染 Vero 细胞，然后用含有待插入 IBV 序列和选择性标记 Ecogpt 基因的质粒转染细胞，发生同源重组，完整的质粒序列插入 rVV。Ecogpt 基因对 rVV 有正向筛选压力，因为它在黄嘌呤和次黄嘌呤存在的情况下对 MPA 产生耐药性。在 MPA 存在的情况下，纯化病毒 3 次，去除野生型 VV。MPA 的缺失会导致在第二次重组事件中丢失 Ecogpt 基因。在没有选择剂的情况下进行病毒斑纯化，不仅可以确保 GPT 基因的丢失，而且可以确保维持单一病毒群。挑选病毒斑块中的病毒进行 PCR 检测，理论上 50%的 rVV 存在基因修饰情况。

7. QIAampDNA 迷你试剂盒（QIAGEN）。
8. 3M 醋酸钠。

2.3 生产大量痘苗病毒

1. BHK-21 维持培养基：Glasgow 改良版 Eagle 培养基（G-MEM），2mM L-谷氨酰胺，0.275%碳酸氢钠，1%胎牛血清，0.3%TPB，500U/mL 制霉菌素，100U/mL 青霉素和 100U/mL 链霉素。

2. TE 缓冲液：10mM Tris-HCl（pH 值 9），1mM EDTA。

3. BHK-21 细胞。

4. 50mL Falcon 离心管。

2.4 痘苗病毒部分纯化

1. 在 pH 值为 9 的 1mM Tris-HCl 中加入 30%蔗糖(w/v),0.22μm 过滤器过滤。

2. 超自旋 630 转子和 Sorvall OTD65B 超速离心机或同等产品。

2.5 脉冲场琼脂糖凝胶电泳分析痘苗病毒 DNA

1. 10×TBE 缓冲液:1M Tris,0.9M 硼酸(pH 值 8)和 10mM EDTA。

2. 脉冲场使用的超纯 DNA 级琼脂糖。

3. DNA 标记(例如,8-48kb 标记,Bio-Rad)。

4. 0.5mg/mL 溴化乙锭。

5. CHEF-DR ® Ⅱ 脉冲场凝胶电泳(PFGE)仪(Bio-Rad)或同等设备。

6. 6×加样缓冲液:62.5%甘油、62.5mM Tris-HCl(pH 值 8),125mM EDTA 和 0.06%溴酚蓝。

2.6 rFPV-T7 病毒的制备

1. 鸡胚成纤维细胞(CEF)。

2. CEF 维持培养液:1×199 培养液添加 Earle 盐、0.3% TPB、2%新生小牛血清(NBCS)、0.225%碳酸氢钠、2mM L-谷氨酰胺、100U/mL 青霉素、100U/mL 链霉素和 500U/mL 制霉菌素。

2.7 rIBV 的恢复和 CK 细胞的连续传代

1. 鸡肾(CK)细胞。

2. rFPV-T7 病毒保存液。

3. 从大量部分纯化的 rVV 中提取的 rVV DNA。

4. 包含 CMV 和 T7 启动子控制的IBV 核蛋白基因质粒 pCi-Nuc。

5. 0.22μm 过滤器(可用注射器)。

6. 5mL 注射器。

3. 实验方法

3.1 用痘苗病毒感染/转染 Vero 细胞

1. 将含有修饰后全长 IBV cDNA 基因组的痘苗病毒冻融 3 次(37℃/干冰),用杯状超声波仪、70%占空比的连续脉冲、7 个输出控制进行超声波处理 2 分钟(见注释 1~4)。

2. 以 0.2 的感染倍数(MOI)将 rVV 感染 6 个含有 40%融合 Vero 细胞单层。每个重组设置两孔细胞的平行实验(见注释 1~4)。

3. 在 37℃、5% CO_2 培养箱下培养 2 小时,使病毒感染细胞。

4. 孵育 1 小时后,开始配置转染试剂。溶液 A:每次转染时,用 1.5mL Opti-MEM 培养液稀释 5μg 修饰后的pGPTN-EB193(含有经修饰的 IBV cDNA)。溶液 B:每次转染时,用 1.5mL Opti-MEM 中稀释 12μL 脂质体。

5. 将溶液 A 和溶液 B 在室温下孵育 30 分钟,混合这两种溶液,继续在室温下培养 15 分钟。

6. 在 15 分钟的孵育过程中,吸出细胞中的接种物,并用 Opti-MEM 清洗细胞 2 次。

7. 向每个孔中加入 3mL 转染混合物(在步骤 5 中制备)。

8. 在 37℃、5% CO_2 培养箱中培养 60~90 分钟(见注释 5)。

9. 从每个孔中吸出转染混合物,加入 5mL BES 培养液。

10. 将转染细胞在 37℃、5% CO_2 培养箱中培养过夜。

11. 第二天早上，将 MXH 选择组分 MPA 12.5μL、黄嘌呤 125μL 和次黄嘌呤 7.4μL 加入每个孔中(见注释 6)。

12. 在 37℃、5% CO_2 培养箱中培养细胞，直到它们显示出广泛的痘苗病毒诱导的细胞病变效应(CPE)(通常需要 2 天)。

13. 收集感染/转染的细胞，300g 离心 3~4 分钟。丢弃上清液，将沉淀重新悬浮在 400μL 1×E-MEM 中，并储存于-20℃条件下。

3.2 有 GPT 选择试剂的情况下进行菌斑纯化：选择 MPA 耐药重组痘苗病毒(GPT+表型)

1. 将 3.1 小节制备的痘苗病毒冻融 3 次，并按照 3.1 小节的步骤 1 所述进行超声波处理。

2. 从 6 孔板中的融合 Vero 细胞中吸出培养液，用 PBSa 清洗细胞一次。

3. 用 1×E-MEM 制备 10^{-1}~10^{-3} 的 3 个重组痘苗病毒梯度稀释液。

4. 从 Vero 细胞中去除 PBSa，每孔中加入 500μL 稀释病毒。

5. 在 37℃、5% CO_2 培养箱中培养 1~2 小时。

6. 吸出接种物，加入 3mL Ecogpt 选择培养基(见注释 7)。

7. 在 37℃、5% CO_2 培养箱中培养 3~4 天，加入 2mL 含有 1%琼脂糖和0.01%中性红的 1×E-MEM 对细胞进行染色。

8. 将细胞在 37℃、5% CO_2 培养箱中继续培养 6~24 小时，在菌斑正上方插入琼脂，为每个重组子挑选 2~3 个分离良好的菌斑，将琼脂放入 400μL 的 1×E-MEM中。

9. 如步骤 1~8 所述，在有 Ecogpt 基因培养基的情况下，对每个选定的重组痘苗病毒进行两轮菌斑纯化(见注释 8)。

3.3 无 GPT 选择试剂的情况下进行菌斑纯化：选择 MPA 敏感的重组痘苗病毒(失去 GPT+表型)

1. 采用 3.2 小节所述的 MPA 耐药性 rVV，以及 3.1 小节步骤 1 所述的冻融和超声方法进行处理。

2. 从 6 孔板的融合 Vero 细胞中吸出培养基，PBSa 清洗细胞。

3. 用 1×E-MEM 制备 10^{-1}~10^{-3} 的 3 个重组痘苗病毒梯度稀释液。

4. 吸除 Vero 细胞中的 PBSa，并在每个孔中加入 500μL 病毒稀释液。

5. 在 37℃、5% CO_2 培养箱中培养 1~2 小时。

6. 移除接种物，加入 3mL 上层培养基(见注释 9)。

7. 在 37℃、5% CO_2 培养箱中培养 3~4 天，加入 2mL 含有 1%琼脂和0.01%中性红的 1×E-MEM 对细胞进行染色。

8. 将细胞在 37℃、5% CO_2 培养箱中培养 6~24 小时，在菌斑正上方插入琼脂，为每个重组子挑选 3~6 个分离良好的菌斑。将琼脂放入 400μL 的 1×E-MEM 中(见注释 8)。

9. 如步骤 1~8 所述，在有选择性培养基的情况下，对每种选定的重组痘苗病毒进行两轮菌斑纯化。

3.4 少量重组痘苗病毒的生产

1. 采用 3.3 小节所述的已经过 3 次菌斑纯化的 MPA 敏感性 rVV，以及3.1 小节步骤 1 所述的冻融和超声方法进行处理。

2. 吸出 6 孔板中的融合 Vero 细胞培养液，PBSa 清洗细胞。

3. 用 350μL BES 培养基稀释150μL 经超声处理的 rVV。

4. 吸除 Vero 细胞中的 PBSa，每孔中加入 500μL 稀释 rVV。

5. 在 37℃、5% CO_2 培养箱中培养 1~2 小时。

6. 每孔加入 2.5mL BES 培养基。

7. 将感染的 Vero 细胞在 37℃、5% CO_2 培养箱中培养，直到细胞显示出广泛的痘苗病毒诱导的 CPE 迹象(约 4 天)。

8. 将 Vero 细胞刮入培养液中，吸培养液到 1.5mL 螺口垫圈离心管中。

9. 在台式离心机中以 16 000g 离心 3 分钟。

10. 丢弃上清液，将细胞重新悬浮于 400μL 的 BES 细胞培养液中，并储存于-20℃。

3.5 从小量的重组痘苗病毒中提取 DNA，用于 PCR 筛查

3.5.1 使用苯酚-氯仿-异戊醇法提取 DNA

1.向 3.4 小节中制备的 100μL rVV 保存液中添加 100μL 2×蛋白酶 K 缓冲液和 2μL 蛋白酶 K。轻轻混匀并在 50℃下培养 2 小时。

2. 向经蛋白酶 K 处理的样本中加入 200μL 苯酚-氯仿-异戊醇，并将试管上下颠倒 10 次，16 000g 离心 5 分钟(见注释10)。

3. 取上层水相，重复步骤 2 两次。

4. 向上层添加 200μL 氯仿，并按照步骤 2 进行混匀和离心。

5. 取上层，加入 2.5 体积的无水乙醇沉淀痘苗病毒 DNA；沉淀的 DNA 应该是可见的。以 16 000g 离心沉淀 DNA 20 分钟。丢弃上清液。

6. 用 400μL 70%乙醇清洗 DNA 沉淀，16 000g 下离心 10 分钟。小心丢弃上清液，并用吸头吸除最后一滴 70%乙醇。

7. 将 DNA 重悬在 30μL 水中，并在 4℃下储存(见注释 11)。

3.5.2 使用 Qiagen QIAamp DNA 迷你试剂盒提取 rVV DNA

1. 根据试剂盒说明书进行操作。

2. 用 200μL 缓冲液 AE (试剂盒中提供)洗脱 rVV DNA，并在 4℃下储存。

在此阶段，通过 PCR 和(或)测序分析提取的 rVV DNA，以确定是否存在 Ecogpt 基因以及 IBV cDNA 序列中的修饰。一旦检测到既丢失了 Ecogpt 基因，又含有所需的 IBV 修饰 rVV，就大量制备该病毒。通常在本阶段挑选两个 rVV，理想情况下，这两个 rVV 是从 3.1 小节所述 Vero 细胞感染/转染阶段的不同孔中产生的。一旦所选 rVV 被大量制备，rVV DNA 即可提取并用于 rIBV 的回收。

3.6 大量痘苗病毒的生产

1. 如 3.1 小节步骤 1 所述，将从 3.4 小节中选择的 rVV 进行冻融和超声处理。

2. 在 BHK-21 维持培养基中稀释超声病毒，用每瓶 2mL 稀释的痘苗病毒感染 11×T150 瓶融合的 BHK-21 细胞单层，MOI 为 0.1~1。

3. 在 37℃、5% CO_2 培养箱中培养感染细胞 1 小时。

4. 加入 18mL 预热(37℃)的 BHK-21 维持培养基，在 37℃、5% CO_2 培养箱中培养直到细胞出现 CPE(通常在感染后 2~3 天)。在这个阶段，贴壁细胞很容易脱落。

5. 继续步骤 6，或将烧瓶冷冻在塑料盒中，内衬有吸水材料，并贴上生物危害标识，保存在-20℃，用于后续实验。

6. 如果是冷冻细胞，则先需要在室温下解冻 15 分钟，然后在 37℃下解冻，直至培养液完全解冻。

7. 轻轻敲击烧瓶，使贴壁细胞脱落，

如果需要，使用细胞刮刀。

8. 将含细胞的培养液转移到 50mL 离心管中，4℃，750g 离心 15 分钟，沉淀细胞。

9. 丢弃上清液，用 1mL 的 TE 缓冲液重悬细胞。

10. 将重悬后的细胞分装入带螺口垫片的离心管中，储存于–70℃。

11. 留存 1mL 的重悬细胞作为病毒保存液储备。可将其余 10 个烧瓶中的重悬细胞进行部分纯化。

3.7 痘苗病毒的部分纯化

1. 将 3.6 小节制备的重悬细胞进行冻融和超声处理。

2. 4℃，750g 离心 10 分钟，去除细胞核。

3. 保留上清液，并加入 TE 缓冲液，使最终体积为 13mL。

4. 将 16mL 30%蔗糖溶液加入Beckman 超速离心管（25×89mm）中，将步骤 3 的 13mL 细胞裂解液小心地加到蔗糖缓冲液上。

5. 4℃，36 000g 超速离心 60 分钟。

6. 部分纯化的痘苗病毒颗粒在蔗糖层下形成沉淀。离心后，用移液器小心地吸出最上面的一层（通常是粉红色的）和蔗糖层。用纸巾小心地擦去管壁上残留的蔗糖溶液。

7. 用 5mL TE 缓冲液重悬沉淀，保存于–70℃。

3.8 从大量部分纯化的 rVV 病毒中提取痘苗病毒 DNA

1. 在 37℃解冻 3.7 小节制备的部分纯化的痘苗病毒。

2. 在 50mL 的离心管中加入部分纯化的痘苗病毒，5mL 预热的 2×蛋白酶 K 缓冲液和 100μL 的 20mg/mL 蛋白酶 K。50℃孵育 2.5 小时（见注释 1~4）。

3. 转移到一个干净的 50mL 离心管中。

4. 加入 5mL 苯酚–氯仿–异戊醇，上下颠倒试管混匀 5~10 次，4℃台式离心机，1100g 离心 15 分钟。使用宽孔径移液管将上相转移到一个干净的 50mL 离心管中（见注释10~11）。

5. 重复步骤 3。

6. 加入 5mL 氯仿，上下颠倒试管混匀 5~10 次，4℃，1100g 离心 15 分钟。将上相转移到一个干净的 50mL 离心管中。

7. 加入 2.5 倍体积的–20℃无水乙醇和 0.1 倍体积的 3M 醋酸钠沉淀痘苗病毒 DNA。1200g，4℃离心 60~90 分钟，可见透明状沉淀。

8. 弃去上清液，用 10mL –20℃ 70%乙醇洗涤 DNA。冰浴静置 5 分钟，4℃，1200g 离心 30~45 分钟，弃上清液，用吸管吸去残余乙醇。用纸巾吸干试管内壁的乙醇。

9. 风干沉淀 5~10 分钟。

10. 在 100mL 的水中重悬痘苗 DNA。勿用移液管悬浮，否则会产生剪切力破坏 DNA。

11. 将试管在 4℃过夜。如果沉淀没有完全溶解，就加更多的水。

12. 用 NaroDrop 或同等产品测定 DNA 浓度。

13. 将痘苗病毒 DNA 储存于 4℃。注意，不要冷冻（见注释 6）。

3.9 脉冲场琼脂糖凝胶电泳（PFGE）分析痘苗病毒 DNA

1. 用 2L 0.5×TBE 缓冲液制备琼脂糖凝胶，作为电泳运行缓冲液；12.7×14cm 琼脂糖凝胶需要 100mL 缓冲液，其余作为运行缓冲液。

2. 计算需要分析的 DNA 片段范围的琼脂糖浓度。琼脂糖浓度增加会降低凝胶内的 DNA 流动性，电泳就需要更长的运行时间或更高的电压。但更高的电压可能加速 DNA 降解和降低电泳分辨率。0.8%的琼脂糖凝胶适合分离 50~95kb 的 DNA。1%的琼脂糖凝胶适合分离 20~300kb 的DNA。

3. 将所需量琼脂糖放入 100mL 0.5×TBE 缓冲液中，微波至琼脂糖溶解。冷却到 50~60℃。

4. 用 MQ 超纯水和 70%乙醇清洗凝胶架和梳子。将凝胶架放置在一个水平表面，装好电泳梳，将冷却的琼脂糖倒入凝胶架中。用吸头去除任何气泡，静置 30~40 分钟，并储存在冰箱中。

5. 将剩余的 0.5×TBE 缓冲液加到 CHEF-DR® Ⅱ PFGE 电泳槽，打开冷却装置，让缓冲液循环冷却。

6. 使用合适的限制性内切酶（如 Sal I）消化 DNA。

7. 将上样染料加到消化后的痘苗病毒 DNA 中，65℃下孵育 10 分钟。

8.将琼脂糖凝胶放入电泳槽；使用宽孔径吸头和适当的 DNA 标记加载样本（见注释 11）。

9. 在 14℃条件下，在 6V/cm、120°角下，在 0.1~1.0 秒/3.0~30.0 秒的切换时间下运行 16 小时，切换时间取决于所使用的琼脂糖浓度。

10. 运行 PFGE 后，将琼脂糖凝胶放入一个密封容器中，容器中含有 400mL 0.1mol/mL 溴化乙锭，室温下轻轻摇动 30 分钟。

11. 将经溴化乙锭染色的琼脂糖凝胶在 400mL MQ 超纯水中轻轻摇动 30 分钟。

12. 使用合适的紫外线系统分析琼脂糖凝胶可视化 DNA 条带。重组痘苗病毒 DNA 用限制性内切酶 Sal Ⅰ酶切并经 PFGE 分析的例子如图 12.6 所示。

3.10 rFPV-T7 储存液的准备

在痘苗病毒 P7.5 早/晚启动子 8（rFPV-T7）的引导下，将含有修饰后的 IBV cDNA 的痘苗病毒 DNA 和含有 IBV N 基因的质粒 pCi-Nuc 共转染到表达噬菌体 T7 DNA 依赖 RNA 聚合酶的重组鸡痘病毒感染的 CK 细胞中，体内生成感染性重组 IBV。该方案包括通过感染鸡胚成纤维细胞(CEF)制备 rFPV-T7 储备的流程。

制备 200mL 的rFPV-T7 原液需要用 10 个 T150 烧瓶，培养单层融合的 CEF。

1. 吸除细胞生长培养液，用 2mL rFPV-T7 以 0.1 MOI 感染细胞，感染用病毒使用 CEF 维持培养液稀释。

2. 将感染细胞在 37℃、5% CO_2 培养箱中孵育 1 小时，不去除接种物，加入 20mL CEF 维持培养液。

3. 感染后 4 天检查 CPE（90%的细胞显示 CPE）。轻击烧瓶，使细胞从培养瓶壁上脱落，通过吸头上下移动将细胞分散到培养液中。

4. 将培养液收集到 50mL 的离心管中，按照3.1 小节步骤 1 的描述，将细胞冻融 3 次。

5. 750g，4℃，离心 5 分钟，清除细胞碎片。取含有病毒的上清液，于-70℃保存。

6. 使用 CEF 细胞测定病毒滴度。滴定量应为 10^6~10^7PFU/mL。

3.11 感染和转染 CK 细胞以恢复 rIBV

1. 在 6 孔培养板中用 PBSa 洗涤 40%融合的 CK 细胞一次。

2. 在 1mL CK 细胞培养基，加入 MOI 为 10 的 rFPV-T7 感染细胞。一般情况下，每个恢复试验设置 10 次重复实验。

3. 37℃、5% CO_2 培养箱中，孵育 1 小时。

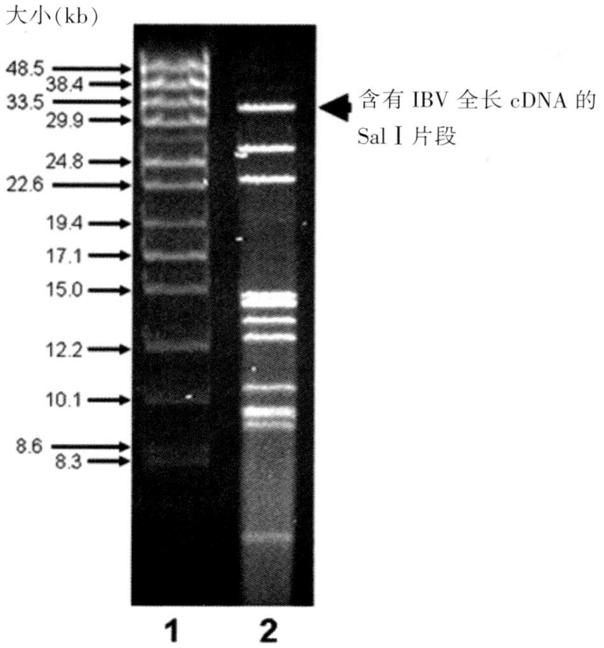

图 12.6　Sal Ⅰ酶切痘苗病毒 DNA 的 PFGE 分析。第 1 栏是 DNA 标记，第 2 栏是酶切消化的痘苗病毒 DNA。IBV cDNA 不包含 Sal Ⅰ限制性酶切位点。因此，重组痘苗病毒 DNA 产生的最大 DNA 片段(约31kb)表示重组基因两端带有痘苗病毒 DNA 的 IBV cDNA。

4. 在感染期间准备转染反应溶液。溶液 A：1.5mL Opti-MEM，10μg rVV DNA，5μg pCi-Nuc 质粒。溶液 B：1.5mL Opti-MEM 和 30μg 脂质体。

5. 将溶液 A 和溶液 B 在室温下孵育 30 分钟。

6. 将溶液 A 和溶液 B 混合生成溶液 AB，在室温下再孵育 15 分钟。

7. 从每孔中吸除 rFPV-T7，用 Opti-MEM 洗涤 CK 细胞 2 次，每孔小心加入 3mL AB 溶液。

8. 将转染后的细胞置于 37℃、5% CO_2 培养箱中培养 16~24 小时。

9. 从每孔中吸除转染培养液，加入 5mL BES 培养液，37℃、5% CO_2 培养箱中培养。

10. 2 天后，当 FPV/IBV 诱导的 CPE 广泛存在时，从每孔中收集细胞上清液，使用 5mL 注射器和 0.22μM 过滤器过滤去除 rFPV-T7 病毒。

11. 储存过滤后的上清液，称为 0 代 CKC 细胞(P_0 CKC)，保存在-70℃。

3.12 rIBV 在 CK 细胞中的连续传代

检查是否还有 rIBV，将 P_0 CKC 上清液在 CK 细胞中传代 3 次，P_1~P_3(图12.4b)。呈现细胞病变的细胞，均须提取细胞上清核酸，并采用 RT-PCR 去验证(见注释12)。

第一代传代细胞(P_1)：

1. 用 PBSa 在 6 孔板中洗涤融合贴壁的CK 细胞 1 次。

2. 每孔加入 1mL 的 P_0 CKC 超上清液，37℃、5% CO_2 培养箱中孵育 1 小时。

3. 在不吸除接种物的情况下，每孔加

入 2mL BES 培养液。

4. 2~3 天后，使用亮视野显微镜检查细胞是否有 IBV 相关的 CPE。

5. 从每孔中收集上清液并储存于−70℃。

6. 重复步骤 1~6，对 CK 细胞进行第二代(P_2)和第三代(P_3)传代培养。

7. 可大量制备 P_3 中恢复的病毒，用于分析病毒的基因型和表现型。

4. 注释

1. 痘苗病毒被归类为 2 类人类病原体，因此其使用必须遵守当地法规和守则的约束。

2. 含有痘苗病毒的任何培养废液须用 1%的 Virkon 溶液处理至少 12 小时后，方可弃掉。

3. 感染痘苗病毒的细胞应保存在大塑料盒中，并标记“痘苗”字样，贴好生物危害标记。盒子底部应放一张纸巾，以吸附任何可能的溢出物。

4. 痘苗病毒感染细胞离心时应使用密封盖进行离心，以避免可能的溢出。

5. 转染混合液孵育 2 小时后，细胞开始死亡。因此，孵育时间最好不要超过 90 分钟。

6. 重要的是，添加每种选择试剂后，培养液应混匀，以确保选择试剂均匀分布。可以通过轻轻摇动/旋转培养皿来实现。

7. 将等体积的 2%琼脂加入含有 MPA、黄嘌呤和次黄嘌呤的 2×EMEM，混匀后再加入痘苗病毒感染细胞中。制作上层培养基并在琼脂凝固前将其加入细胞中是需要技巧的。有许多方法可以选择，包括在冷培养基中加入热琼脂，或将培养基预热到 37℃再加入 50℃预热的琼脂。关键是要混匀培养液，并且加到细胞孔时不要太热。如果有问题，可用 1%低熔点琼脂糖代替 1%琼脂。

8. TDS 系统中的第一个重组事件不一定发生在每个 rVV 的相同位置。因此，在有 GPT 选择剂的情况下，从第一轮纯化空斑中挑选多个空斑并进行多种筛选是很重要的。在有 GPT 选择剂的情况下，接下来的两轮空斑纯化确保了单个病毒种群，且不携带输入型受体/野生型痘苗病毒。

9.前文和步骤已经讲述了在没有 GPT 选择剂时的空斑纯化，有 GPT 选择剂时的 10^{-1}rVV 稀释，以及没有 GPT 选择剂时的 10^{-2} 和 10^{-3}rVV 稀释。当没有空斑时 10^{-1} 稀释意味着 rVV 已经失去了 GPT 基因，须扩增空斑基因进行突变基因的检测。

10. 使用苯酚−氯仿−异戊醇和氯仿是有危化品风险的。须遵守当地的 COSHH 指导方针和实践守则。

11. 痘苗病毒的 DNA 是一个非常大的分子，非常容易剪切，因此在处理 DNA 时要温和，使用宽孔径吸头或切断普通移液管的末端。另外，痘苗病毒 DNA 要在4℃保存，不要冻结，因为这会导致降解。但如果使用 Qiagen QlAamp DNA 迷你试剂盒提取痘苗病毒 DNA 则是例外，因为该 DNA 已经被剪切（试剂盒只纯化 50bp 以下的完整 DNA 片段），可在−20℃保存，但后续仅适用于 rVV 基因组的 PCR 分析，不适用于感染和转染 CK 细胞恢复rIBV。

12. 有可能恢复的 rIBV 没有细胞病变。在这种情况下，通过 RT−PCR 检查病毒 RNA 的存在(P_3)。通常在 P_1 和 P_2 代细胞中不易观察到 IBV 诱导的 CPE，恢复过程是一个低概率事件，在 CK 细胞中连续传代来扩增 rIBV。

参考文献

1. Casais R, Thiel V, Siddell SG et al (2001) Reverse genetics system for the avian coronavirus infectious bronchitis virus. J Virol 75:12359–12369
2. Thiel V, Siddell SG (2005) Reverse genetics of coronaviruses using vaccinia virus vectors. Curr Top Microbiol Immunol 287:199–227
3. Falkner FG, Moss B (1990) Transient dominant selection of recombinant vaccinia viruses. J Virol 64:3108–3111
4. Britton P, Evans S, Dove B et al (2005) Generation of a recombinant avian coronavirus infectious bronchitis virus using transient dominant selection. J Virol Meth 123:203–211
5. Boulanger D, Green P, Smith T et al (1998) The 131-amino-acid repeat region of the essential 39-kilodalton core protein of fowlpox virus FP9, equivalent to vaccinia virus A4L protein, is nonessential and highly immunogenic. J Virol 72:170–179
6. Mulligan R, Berg P (1981) Selection for animal cells that express the E. coli gene coding for xanthine-guanine phosphoribosyl transferase. Proc Natl Acad Sci U S A 78: 2072–2076
7. Britton P, Green P, Kottier S et al (1996) Expression of bacteriophage T7 RNA polymerase in avian and mammalian cells by a recombinant fowlpox virus. J Gen Virol 77: 963–967
8. Hiscox JA, Wurm T, L W et al (2001) The coronavirus infectious bronchitis virus nucleoprotein localizes to the nucleolus. J Virol 75: 506–512
9. Ausubel FM, Brent R, Kingston RE et al (1987) Current protocols in molecular biology. Wiley, New York
10. Sambrook J, Fritsch EF, Maniatis T (1989) Molecular cloning: a laboratory manual, 2nd edn. Cold Spring Harbor Laboratory, New York
11. Mackett M, Smith GL, Moss B (1985) The construction and characterisation of vaccinia virus recombinants expressing foreign genes. In: Glover DM (ed) DNA cloning, a practical approach. IRL Press, Oxford, pp 191–211
12. Smith GL (1993) Expression of genes by vaccinia virus vectors. In: Davison MJ, Elliot RM (eds) Molecular virology, a practical approach. IRL Press, Oxford, pp 257–283

第13章

利用冠状病毒感染性 cDNA 作为细菌人工染色

Fernando Almazán, Sivia Márquez-Jurado, Aitor Mogaies, Luis Enjuanes

摘要

冠状病毒(CoV)基因组较大(约 30kb),携带冠状病毒复制酶序列的质粒在细菌中的不稳定性,严重限制了反向遗传系统构建冠状病毒感染性克隆,而反向遗传系统已广泛用于小的正义单链 RNA 病毒。为了解决这些问题,在过去的 13 年里研究了若干方法。本章以中东呼吸综合征冠状病毒(MERS-CoV)为模型,描述了冠状病毒全长 cDNA 克隆作为细菌人工染色体(BAC)工程。

关键词: 冠状病毒;中东呼吸综合征;反向遗传学;感染性克隆;细菌人工染色体

1. 引言

冠状病毒(CoV)是一种与动物和人类健康相关的正义包膜单链 RNA 病毒[1,2]。历史上,人冠状病毒感染与轻度上呼吸道疾病相关[1]。然而,2003 年发现的严重急性呼吸综合征冠状病毒(SARS-CoV)[3],以及最近出现的(2012 年 4 月)与急性肺炎相关的中东呼吸综合征冠状病毒(MERS-CoV)[4],重新定义了过去的认知,冠状病毒已成为重要的人类健康相关的病原体。从这个意义上说,冠状病毒感染性克隆的开发为研究病毒的基本过程、研发基因工程疫苗和筛选抗病毒药物提供了宝贵的分子生物学工具。然而,由于冠状病毒基因组较大(约 30kb),以及部分冠状病毒复制酶基因序列在细菌中繁殖时产生毒性,长期以来阻碍了冠状病毒感染性克隆的构建。最近,这些问题利用非传统的方法得到了解决[5],包括细菌人工染色体(BAC)、体外连接 cDNA 片段[6]和痘苗病毒作为载体增殖冠状病毒全长 cDNA[7,8]。

在本章中,我们以 MERS-CoV EMC12 菌株[9]为模型,描述了在 BAC 中组装 CoV 全长 cDNA 的方法。在该系统中,病毒基因组的全长 cDNA 拷贝在 BAC 质粒pBeloBAC 11 中组装[10](图 13.1),这是一个基于大肠杆菌 F 因子[11]的低拷贝数质粒,复制受到严格控制，每个细胞只有一两个质粒拷贝,最大限度地减少了在高拷贝数质粒扩增时多个 CoV 序列的不稳定性问题,保证了大 DNA 片段在细菌中的稳定性[11],其操作过程与传统质粒类似。在巨细胞病毒(CMV)直接早期启动子的控制下,冠状病毒基因组 cDNA 在 BAC 中组装,3’ 端是 25-bp 合成的聚 A，接着是丁型肝炎病毒(HDV) 核糖酶序列和牛生长激素(BGH)终止子和多聚腺苷基化信号,从而形成合成 RNA,具有真实的病毒基因组的 5’-和 3’-末端。这个由 DNA 启动的系统将 CMV 启动子[12]的病毒 RNA 在细胞核中的表达与病毒多聚酶调控的细胞质中的第二个扩增步骤结合起来,允许从 cDNA 克隆中恢复感染性病毒,而不需要体外连接和转录步骤。虽然在病毒基因组核表达过程中会发生一些剪切事件，但效率非常低,并不影响感染性病毒[5]的恢复。

最初应用于传染性胃肠炎冠状病毒(TGEV)[5]的 BAC 方法已成功用于设计猫传染性腹膜炎病毒(FIPV)[13]和人 CoV (HCoV)的感染性克隆:HCoV-OC43[14]。SARS-CoV[15]和 MERS-CoV[16]可能适用于克隆其他 CoV cDNA、其他病毒基因组和具有大基因组的生物组织。

2. 实验材料

为获得最佳结果,所有溶液均应使用纯 Milli-Q 级水(25℃时电阻率为18.2MΩ/cm)和分析级试剂配制。

2.1 BAC 克隆的组装和操作

2.1.1 质粒和菌株

1. 质粒 pBeloBAC11[10]。该质粒含有从大肠杆菌 F 因子中提取的 parA、parB、parC 等基因,保证质粒准确地传代到子细胞中,避免多个 BAC 在单个细胞中共存的可能性。此外,该质粒还携带参与 DNA 复制起始和定向的基因 repE 和元件 OriS、抗氯霉素基因(Cmr)和 lacZ 基因,通过区分颜色鉴定重组蛋白的特性,以及限制性酶切位点 ApaLI、SfoI、BamHI、HindIII 和 SfiI 等(图 13.1)。

2. 附属物$^{-StuI}$,是一种没有 StuI 限制性酶切位点的 pBeloBAC 质粒。

3. E.coli DH10B 菌株[F-mcrA Δ(mrr-hsdRMS-mcrBC)ϕ80dlacZ ΔM15 ΔlacX74 deoR recA1 endA1 araD139(ara, leu)7697 galU galK λ^-rpsL nupG](见注释 1)。

4. DH10B 感受态细胞。制备感受态细胞可参照 3.2.3 小节制备。

2.1.2 大肠杆菌培养基

1. LB 培养基:1%(w/v)胰蛋白酶,0.5%(w/v) 酵母提取物,1%(w/v)NaCl。用 5N NaOH 将 pH 值调至 7.0,高压灭菌。

2. LB 琼脂板：含 15g/μL Bacto 琼脂的 LB 培养基。准备 LB 培养基,在高压灭菌前加入 15g/μL Bacto 琼脂。采用循环高压灭菌法进行灭菌，并分装于 90mm 培养皿中保存。

3. 含 12.5mg 氯霉素的 LB 琼脂板。高压灭菌 LB 琼脂培养基后，让培养基冷却至 45℃,加入 34mg/mL 氯霉素原液,使其达到 12.5mg/mL 的最终浓度，并分装于 90mm 的培养皿中保存。

4. SOB 培养基:2%(w/v) 胰蛋白酶,

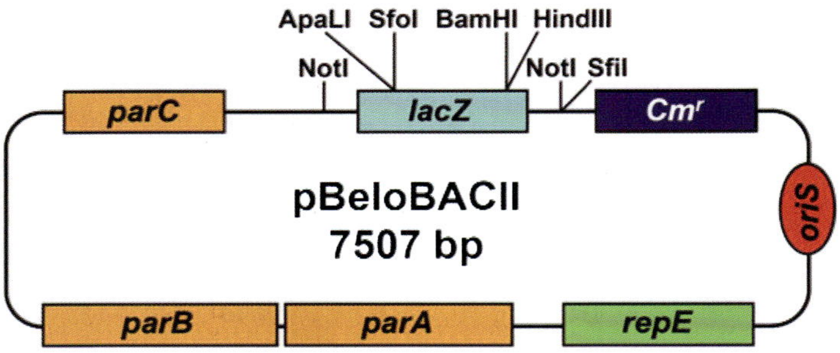

图 13.1 pBeloBAC11 质粒示意图：调控基因 parA、parB、parC 和 repE、F 因子复制起点(OriS)、氯霉素抗性基因(Cmr)、lacZ 基因和可用于克隆外源 DNA 的限制性酶切位点。

0.5%(w/v)酵母提取物，0.05%(w/v)NaCl，2.5mM KCl。用 5N NaOH 将 pH 值调至7.0，高压灭菌(见注释 2)。

5. SOC 培养基：含 10mm $MgCl_2$、10mm $MgSO_4$ 和 20mm 葡萄糖的 SOB 培养基。对 SOB 培养基进行高压灭菌，冷却至 45℃，加入 $MgCl_2$ 和 $MgSO_4$ 葡萄糖原液。

2.1.3 酶和缓冲液

1. 限制内切酶。
2. 虾碱性磷酸酶。
3. T4 DNA 连接酶。
4. Taq DNA 聚合酶。
5. 高保真热稳定性 DNA 聚合酶。
6. 反转录酶。
7. dNTP。
8. 酶反应缓冲液。使用供应商提供的与酶配套使用的缓冲液。

2.1.4 专用缓冲液和溶液

1. LB 冷冻缓冲液：LB 培养基中 40%(v/v)甘油。用 0.45μm 一次性过滤器过滤除菌。

2. 氯霉素原液(34mg/mL)。将固体氯霉素溶于乙醇，最终浓度为 34mg/mL，并将其储存在-20℃的不透光容器中。这种溶液不需要消毒。

3. 用无菌水配置的 10%的甘油，冷冻保存。

2.1.5 试剂

1. Qiagen QIAprep 小型提取试剂盒。
2. Qiagen 大量提取试剂盒。
3. Qiagen QIAEX Ⅱ试剂盒。

2.1.6 专用设备

1. 电转化仪。
2. 0.2cm 电转石英杯。

2.2 重组病毒拯救

1. 小仓鼠肾细胞(BHK-21)。

2. 人肝脏来源的 Huh-7 细胞(见注释3)。

2.2.1 细胞

2.2.2 细胞培养基、溶液和试剂

1. 细胞生长培养液：杜尔贝科改良的 Eagle 培养基(DMEM)添加 1%非必需氨基酸、庆大霉素(50mg/mL)和 10%胎牛血清(FCS)。

2. Opti-MEM I 少血清培养基。

3. 胰蛋白酶–EDTA 溶液：0.25%（w/v）胰蛋白酶，0.02%（w/v）EDTA。

4. 脂质体 2000。

3. 实验方法

3.1 BAC 基因整合 CoV 全长 cDNA

以 MERS–CoV EMC12 菌株（GenBank，登录号 JX869059）[9]为模型，描述了利用 BAC 制备 CoV 感染性克隆的基本策略（图13.2）。

3.1.1 病毒基因组限制性内切酶位点的选择

1. 全长 cDNA 克隆整合的第一步是在病毒基因组中选择合适的限制性内切酶位点，且在 BAC 质粒中没有这些限制性酶切位点（见注释 4）。在 MERS–CoV 中，选择 BamHI（基因组位置 806）、StuI（基因组位置 7620 和 9072）、SwaI （基因组位置 20–898）和 PacI（基因组位置 25836）的限

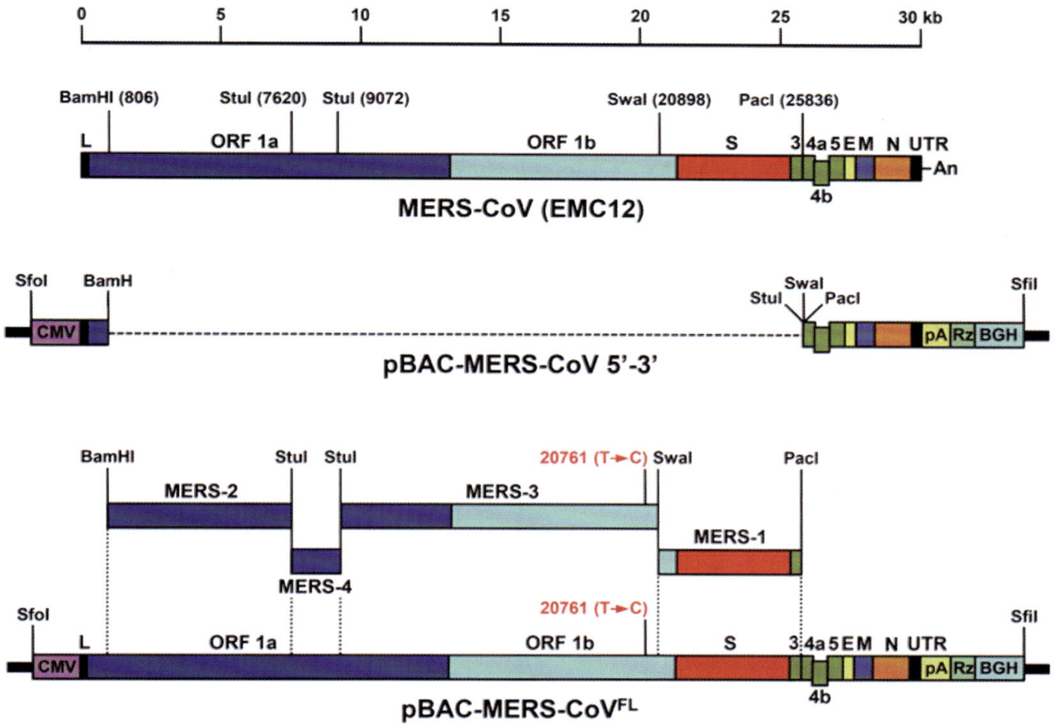

图 13.2　构建具有传染性的 MERS–CoV cDNA 克隆作为 BAC 的策略。在 MERS–CoV EMC12 菌株的基因组中选择适合的酶切位点（图上端），生成中间质粒 pBAC–MERS–CoV 5'–3'，可作为组装全长 cDNA 克隆（pBAC–MERS–CoV^{FL}）的骨架，依次克隆覆盖整个病毒基因组的 4 个重叠的 cDNA 片段（MERS–1 到 MERS–4）。在 CMV 启动子的控制下，全长基因克隆组在 BAC 中组装：在 3'端是 25 bp 的联合（A）尾，接着是 HDV 核酶（Rz）、BGH 终止子和聚腺苷酸（BGH）序列。图中显示了在 20 761 位引入的病毒基因（ORF 1a、ORF 1b、S、3，4a、4b、5、E、M 和 N）、相关的限制性酶切位点（括号中的基因组位置）和基因标记（T 到 C），以及取代 20 760 位 SwaI 限制性酶切位点。L，前导序列；UTR，未翻译区。（Figure adapted from ref.[16]）

制性酶切位点整合感染性克隆(图 13.2)。

2. 如果病毒基因组中没有足够的酶切位点,可以通过引入沉默突变产生新的酶切位点。此外,也可采用同样的方法消除自然限制性位点，以促进感染性克隆的组装(见注释5)。

3.1.2 构建中间体 BAC 质粒作为骨架,组装全长 cDNA 克隆

感染性克隆在 BAC 中的组装是通过构建一个中间 BAC 质粒来实现的,该质粒包含在 CMV 启动子控制下的基因组的 5'端(直到选择第一个限制性酶切位点),一个包含选择的限制性酶切位点的多克隆位点,以及基因组的 3'端(从所选的最后一个限制性酶切位点到基因组末端),然后是一个 25nt 的联合(A)尾、HDV 核酶、BGH 终止子和聚腺苷酸化序列。所有这些元素必须被精确地整合,才能组装成具有病毒基因组真实的 5'和 3'端的合成RNA。接下来将描述生成 MEIS-CoV 中间质粒pBAC-MERS-CoV 5'-3'的详细方案(图13.2)。

1. 通过化学合成精确融合到病毒基因组的前 811nt（从第一个核苷酸到限制性位点 BamHI)的含有 CMV 启动子[12]的 DNA 片段,SfoI 和 BamHI 限制性酶切位点分别是 5'和 3'端。另一种方法是,利用两个重叠的 PCR 片段作为模板，通过 PCR 生成该 DNA 片段(见注释 6 和注释 7)。其中一个片段应包含 CMV 启动子，其 5'端由限制性酶切位点 SfoI 修饰,其 3'端是基因组的 20 个最初的核苷酸修饰，作为重叠序列。第二个重叠的 PCR 片段应从第一个核苷酸扩展到限制性酶切位点 BamHI。

2. 将生成的 DNA 片段用 SfoI 和 BamHI 酶切,克隆至相同的限制性内切酶酶切的 pBeloBAC11-StuI 载体上，生成质粒 pBAC-MERS-CoV 5'。

3. 生成第二段 DNA 片段，包含病毒基因组的最后 4272 个核苷酸（从基因组 25 836 处的限制性位点 PacI 到基因组末端),与 25nt 的联合(A)尾、HDV 核酶、BGH 终止子和聚腺苷基化序列连接,在 5'端有之前选择的多克隆酶切位点(BamHI, StuI,SwaI 和 PacI),在 3'端有限制性酶切位点 SfiI。如前所述,这种 DNA 片段可以通过化学合成或重叠 PCR 产生(见注释 6 和注释 7)。

4. 用 BamHI 和 SfiI 消化的第二个 DNA 片段[含有多克隆位点,病毒 3'端、联合(A)尾和 HDV-BGH 序列],将其克隆到相同的限制性内切酶酶切的 pBAC-MERS-CoV 5' 中，生成中间质粒pBAC-MERS-CoV 5'-3'(图 13.2)。

5. 在每一步克隆后,通过限制性分析和测序分析克隆 DNA 的完整性。

3.1.3 全长 cDNA 克隆的组装

1. 通过覆盖整个病毒基因组的重叠 DNA 片段(MERS-1 至 MERS-4)获得全长 cDNA 克隆(pBAC-MERS-CoV^{FL}),利用克隆策略第一步所选择的限制性酶切位点,将其组装成中间质粒 pBAC-MERS-CoV 5'-3'(图 13.2)(见注释 8)。

2. 带有限制性酶切位点的 DNA 重叠片段可通过化学合成,也可通过以感染细胞中提取的特异寡核苷酸和总 RNA 为模板反转录生成(RT-PCR)(见注释 6),以 MERS-3 片段为例,在 20 761 位点引入一个沉默突变(T20761C),消除了 20 760 位点的 SwaI 限制性酶切位点。这个突变加速了克隆过程,还可以作为遗传标记来鉴定从全长 cDNA 克隆中恢复的病毒。

3. 采用亚克隆、酶切分析和测序,去验证克隆 DNA 的遗传完整性。

3.2 BAC 克隆的生成和操作

利用 BAC 载体产生感染性克隆的一个主要优点是,BAC 克隆的操作相对简单,本质上与传统质粒相同,只是略有修改,这是因为 BAC 克隆体积巨大,而且每个细胞中只存在一两个质粒[11]。BAC 质粒的扩增和分离使用常规质粒的标准程序即可,但需要使用大量细菌培养物。

3.2.1 从小规模培养物中分离 BAC 质粒

以 5mL 的 BAC 转化 DH10B 细胞为培养基，采用碱性裂解法制备少量 BAC DNA。任何商业试剂盒都可以使用,但建议使用 QIAprep Miniprep 试剂盒(Qiagen)来纯化大的低拷贝质粒。

1. 将含有 BAC 质粒的细菌保存液条带涂在含 12.5 倍氯霉素的 LB 培养板上,37℃下孵育 16 小时(见注释 9)。

2. 将单个菌落接种于 5mL LB 培养液(含 12.5mg/mL 氯霉素),置于至少 4 倍培养体积的烧瓶中,37℃剧烈振荡(250rpm),孵育 16 小时(见注释10)。

3. 取 15mL 离心管中培养液,4℃,6000g 离心 10 分钟,倒出上清液。

4. 按照试剂盒的说明书纯化 BAC 质粒。由于 BAC DNA 较大及培养液较多,建议使用 2 倍缓冲液 P_1、P_2 和 N_3,使用 PB 缓冲液加入洗涤步骤,使用 70℃预热的缓冲液 EB 从QIAprep 膜上洗脱 DNA(见注释11)。

5. 通常可获得 0.1~0.4μg 的 DNA。虽然用这种方法制备的BAC DNA 被高达 30%的细菌基因组 DNA 污染,但适用于限制性内切酶酶切或 PCR 分析。

3.2.2 从大规模培养物中分离获得的超纯 BAC 质粒

使用专为 BAC 纯化开发的 Qiagen 大结构试剂盒,通过碱性裂解法大规模制备适用于所有关键步骤的超纯 BAC DNA,包括亚克隆、DNA 测序或转染实验。该试剂盒具备依赖于 ATP 的外切酶消化功能,可有效去除细菌基因组 DNA,生成超纯的 BAC DNA。

1. 从刚划线的平板(含 12.5g/mL 氯霉素的 LB 琼脂板)中接种一个菌落(见注释 9),置于含 12.5g/mL 氯霉素的 5mL LB 培养液中,37℃剧烈振荡(250rpm),孵育 8 小时。

2. 将 1mL 的培养物稀释到 500mL 的选择性 LB 培养液中(见注释 10),预热至 37℃，在 37℃的 2L 烧瓶中剧烈振荡(250rpm）培养 12~16 小时，至 OD_{550nm} 在 1.2~1.5 之间。这种细胞密度通常与从对数生长期到稳定生长期的转变相对应(见注释 12)。

3. 4℃条件下,6000g 离心 15 分钟,采集细菌细胞，用 Qiagen 大量提取试剂盒,按说明书纯化 BAC DNA(见注释 13)。可获得 20~35μg 超纯 BAC DNA。

3.2.3 DH10B 电转感受态细胞的制备

由于 BAC 质粒较大，克隆 BAC 中的 DNA 片段需要使用转化效率高于 $1×10^8$ 的 DH10B 感受态细胞。这样的效率很容易通过电穿孔法获得,它比化学方法更具有重复性和高效率。本部分描述了从 1L 细菌培养物中制备 DH10B 电转感受态细胞的方法。本方案的所有步骤都应在无菌条件下进行。

1. 从新划线的 LB 琼脂板中接种一个 DH10B 细胞菌落到含有 10mL SOB 培养基的烧瓶中,在 37℃剧烈振荡(250rpm)培养过夜。

2. 将过夜培养的 1mL 培养液稀释到 37℃预热的 1μL SOB 培养液中，在 37℃

2L烧瓶中剧烈振荡(250rpm)下培养细胞，直到 OD_{550nm} 达到0.7(需要4~5小时)(见注释14)。

3.将烧瓶放入冰水中约20分钟。不时摇动培养物以确保冷却均匀。从这步起，细菌的温度不能超过4℃是至关重要的。

4. 将培养菌分置于两个冰冻的500mL离心瓶中，4℃，6000g离心10分钟，取细胞，弃去上清液。将沉淀重悬于500mL冰冷的用无菌水配置的10%甘油中。

5. 4℃，6000g离心15分钟。小心地倒出上清液，用250mL的10%的冷冻甘油重悬细胞沉淀(见注释15)。

6. 重复步骤5，用125mL冷冻的无菌水配置的10%甘油重悬细胞沉淀。

7. 4℃，6000g离心15分钟。小心地倒出上清液(见注释15)，用巴斯德移液管吸除剩余的缓冲液滴。

8. 将细胞重悬于3mL冷冻的10%甘油中，避免产生气泡。该体积中的细胞浓度是(2~4)×10^{10}细胞/mL。

9. 用3.2.6小节步骤4中所述的条件，将50μL悬浮液加到预冷的电转杯(0.2cm宽)中，并测试电转仪在使用时是否会发生电弧。电弧通常表现为电脉冲期间在试管中产生爆裂声。如果发生电弧，用100mL 10%的甘油再清洗细胞悬液1次，重复步骤7和8。

10. 将最后的细胞悬浮液分取100μL至无菌、冰冻的1.5mL EP管中，快速冷冻在干冰甲醇浴中，并转移到-70℃的冰箱中保存。电转DH10B感受态细胞可在-70℃下保存6个月而不损失转化效率。

3.2.4 BAC中DNA片段的克隆：制备BAC载体和DNA插入片段

在传统质粒中用于克隆DNA的标准操作也应用于BAC，但由于BAC质粒较大，需要特别小心注意如下事项。

1. 用超过所需体积2~3倍的内切酶消化BAC载体和外源DNA 3小时，取少量消化后的产物用琼脂糖凝胶电泳检查，检测DNA是否被切开。BAC载体用2μg，DNA插入物用0.25~0.5μg。

2. 当使用两种需要不同缓冲液的酶来消化DNA时，依次进行。通过苯酚-氯仿提取和标准乙醇沉淀，或使用Qiagen QIAEX Ⅱ凝胶提取试剂盒，从水相溶液中纯化DNA片段(见注释16)。

3. 使用Qiagen QIAEX Ⅱ凝胶提取试剂盒，按照说明书操作，纯化酶切后的BAC载体和DNA插入片段(见注释16)。

4. 通过紫外分光光度法或琼脂糖凝胶定量分析法测定BAC载体和插入片段的浓度。

5. 如果BAC载体仅用一种限制性内切酶消化，或用留下相容端或钝端限制性内切酶消化，则必须在经琼脂糖凝胶电泳纯化之前先去磷酸化，以抑制BAC载体的自连接。建议在步骤2所述的去磷酸化反应前清洗DNA，并按照制造商的说明书使用虾碱性磷酸酶。

3.2.5 连接反应

1. 对于突出端DNA的连接，在无菌微管中混合150ng纯化的经消化的BAC载体，纯化的插入片段与载体的摩尔比3:1，含10mM ATP的10×T4 DNA连接酶缓冲液1.5μL，3个Weiss单位的T4 DNA连接酶和水，至最终体积15μL。另设两管阴性对照，一个只加载体，另一个只加插入片段。将反应混合物在16℃下孵育16小时(见注释17)。

2. 对于钝端DNA，为提高链接效率，使用225ng载体，对应数量的插入片段，6

个 Weiss 单位 T4 DNA 连接酶，14℃孵育20 小时。

3.2.6 DH10B 感受态细胞的电转化

1. DH10B 感受态细胞在室温下解冻，并转移到冰浴中。

2. 每次转化时，将 50μL 电感受态细胞移入冰冷的 1.5mL 无菌 Ep 管中，并将其与电转杯一起放在冰上。

3. 加 2.5μL 连接反应产物（约 25ng DNA）加到 47.5μL 无菌水中，与感受态细胞混合，在冰上孵育 1 分钟。对于超级螺旋 BAC 的常规转化，加入 0.1ng DNA，最终体积为 2μL。设置相应的阳性和阴性对照。

4. 将电转仪设置为：25μF 电容、2.5kV 和 100Ω 电阻的电脉冲（见注释18）。

5. 将 DNA-细胞混合物加入冷电转杯中，避免形成气泡，并确保 DNA-细胞混合物位于杯底部。用滤纸将杯外壁擦干，然后放入电转仪中。

6. 设置电转参数，仪器设置应显示 4~5ms 的时间常数（见注释19）。

7. 电脉冲结束后，立即取出试管，加入 1mL 室温预热的 SOC 培养液。

8. 将细胞转移到 17×100mm 的聚丙烯管中，37℃轻摇（250rpm）培养电转细胞 50 分钟。

9. 将不同体积的电转细胞（2.5μL、20μL 和 200μL）置于含 12.5μg/mL 氯霉素的 LB 琼脂板上，在 37℃培养 16~24 小时（见注释 20）。

3.2.7 PCR 法筛选菌落

使用特定的寡核苷酸和传统的 Taq DNA 聚合酶进行定向 PCR 分析，可以检测含有正确插入片段的重组菌落（见注释21）。

1. 为每个菌落准备一支 PCR 管，每支 PCR 管中加入 25L 无菌水。

2. 使用无菌的黄色吸头，挑取单菌落，在含有 12.5μg/mL 氯霉素的新鲜 LB 琼脂板上划线（2~3mm），并将吸头转移到已加水的 PCR 管中（见注释 22）。设置阳性和阴性对照管。在室温下设置 5 分钟。

3. 在此孵育时间内，配置 2×反应液，含有 2×PCR 缓冲液、3mM $MgCl_2$（只有在 PCR 缓冲液中不含 $MgCl_2$ 时才添加）、0.4mM dNTP、2μM 引物、2.5U Taq DNA 聚合酶，总体积 25μL。根据所需分析的菌落个数，制备足量的 2×反应液。

4. 去掉黄色吸头，每个 PCR 管中加入 25μL 2×反应液。

5. 将 PCR 管转移到 PCR 仪，运行标准 PCR 程序，包括在 95℃下 5 分钟的初始变性，以释放和变性 DNA 模板，并灭活蛋白酶和核酸酶。

6. 通过琼脂糖凝胶电泳分析 PCR 产物。

7. 从复制板中选取阳性菌落，按照 3.2.1 小节和 3.2.2 小节所述提取 BAC DNA，以便进一步分析。

3.2.8 细菌培养物的保存

1. 将 0.5mL 的 LB 冷冻缓冲液与 0.5mL 的过夜细菌培养物在带螺旋盖的低温试管中混合。

2. 涡流振荡培养，确保甘油均匀分散，冷冻在乙醇-干冰中，转移至-70℃长期保存。

3. 另一种方法是，菌落可以直接在琼脂培养皿中储存，而不需要在液体培养基中生长。使用无菌的黄色吸头，从琼脂板上刮下细菌，将细胞置于带螺旋盖的低温试管中，加入 200μL 的 LB 培养液，加入等体积的 LB 冷冻缓冲液，涡流振荡混匀，按步骤 2 所述冷冻细菌（见注释 23）。

3.2.9 BAC 克隆的修饰

BAC 克隆的修饰相对简单,与本章前文所述的改良后的传统质粒操作技术相同。将所需要的修饰引入包含在组装全长 cDNA 克隆过程中使用的不同病毒 cDNA 片段的中间 BAC 质粒中,然后通过酶切片段交换将修饰后的 cDNA 插入感染性克隆中。除了标准方案外,BAC 克隆还可以通过同源重组在大肠杆菌中简单有效地进行修饰,采用两步流程:整合 RED 重组系统,用归巢内切酶 I-SceI 反向筛选[17-20](见注释 24)。

3.3 重组病毒的抢救

使用阳离子脂质体 2000 作为转染试剂,用全长 cDNA 克隆转染感受态细胞,回收感染性病毒(见注释 25)。当感受态细胞的转染效率非常低时,建议首先转染 BHK-21 细胞,然后将这些细胞涂在感受态细胞的上层,便于病毒传代增殖。选择 BHK-21 细胞是因为它们具有良好的转染效率,并且在转染病毒基因组后支持大多数已知 CoV 的复制。以下方案适用于直径为 35mm 的培养皿,如果需要,可以更换培养皿尺寸(见注释 26)。

1. 转染前 1 天,将 4×10^5 个 BHK-21 平板置于 2mL 不含抗生素的生长培养液中,在转染时获得 90%~95%的单层融合细胞(见注释 27)。同时将感受态细胞(在 MERS-CoV 情况下为 Huh-7 细胞)铺板培养,使感受态细胞在扩增转染病毒时,达到所需的细胞浓度。

2. 转染前,将 Opti-MEM Ⅰ降低血清培养液在室温下平衡,将 DNA(见注释28)和脂质体 2000 试剂冰置。对于每个转染样品,在无菌离心管中准备如下转染混合物:

(1)在 Opti-MEM 培养基中稀释 5μg BAC 克隆。小心混匀,避免长时间的振荡或移液,以防止质粒被剪切。

(2)脂质体 2000 在使用前轻轻混匀。将 12μL 的脂质体 2000 稀释到250μL 的 Opti-MEM 培养液中(见注释 29),涡流振荡摇匀后,室温孵育 5 分钟。

(3)将稀释后的 DNA 与稀释后的脂质体 2000 混合,仔细混匀,室温孵育 20 分钟。

3. 在孵育期间,用不含抗生素的生长培养液清洗 BHK-21 细胞一次, 不转移细胞。

4. 将 500μL LDNA-脂质体 2000 混合物加到洗过的细胞上,通过前后摇动板进行混合。37℃孵育 6 小时(见注释30)。

5. 吸出转染培养液, 用胰蛋白酶-EDTA 溶液洗涤细胞, 用 300μL 胰蛋白酶-EDTA 溶液洗脱细胞。

6. 加入 700μL 生长培养液收集细胞,并将其重植在含有 1mL 正常生长培养液的敏感细胞单层上。

7. 在 37℃下培养,直到观察到明显的细胞病变效应。

8. 用滴定法分析上清液中的病毒。

9. 通过 3 轮空斑纯化克隆病毒,对回收的病毒进行基因型和表型分析。

4. 注释

1. 大肠杆菌 DH10B 菌株是一种重组缺陷型菌株,用于 BAC 的增殖,可避免不必要的重排。

2. SOB 培养基不能包含 Mg^{2+},以免在电转过程中产生电弧。

3. Huh-7 细胞系从未被存放在 ATCC,但可以从日本研究生物资源收集(JCRB)细胞库购买。

4. 如果使用 BAC 质粒中存在的酶切位点,则必须通过引入沉默突变将其从质粒中去除。

5. 在病毒基因组中可通过沉默突变生成新的酶切位点或消除原有的位点,可以作为遗传标记来识别从感染性克隆中恢复的病毒。

6. 为了减少不需要的突变,应按照说明书,使用高保真聚合酶操作 PCR 反应。

7. 可从 pcDNA3.1 中扩增 CMV 启动子、BGH 终止和多聚腺苷酸序列。或者,这些 DNA 片段和 HDV 核酶序列可以从 pBAC-TGEV 5'-3'质粒中扩增,可从作者处获得。

8. 一般来说, 在 BAC 中克隆 CoV 全长 cDNA 可以使感染性克隆在大肠杆菌 DH10B 细胞中稳定繁殖。如果在感染性克隆的装配过程中观察到残留毒性——其特性是小的菌落表型和细菌生长的延迟,建议在最后一个克隆步骤中插入负责该毒性的 DNA 片段,以尽量消除毒性。

9. BAC 转化细菌的培养应挑选新接种的选择平板中分离出来的单菌落。直接从储存了很长时间的甘油库或培养皿进行传代培养可能会导致质粒的丢失。

10. 推荐培养基为 LB 培养基,因为营养更丰富的培养基, 如 TB ("出色的培养基")会带来极高的细胞密度,从而导致纯化系统超负荷, 导致低产量和低纯度的 BAC DNA。

11. 当使用其他试剂盒代替 Qiagen QIAprep 微量制备试剂盒时, 必须进行相应的修改,以优化 BAC DNA 的回收率。

12. 为了避免由于培养物过度老化而导致的 DNA 降解和不必要的重排, 关键是要防止培养物生长到生长平台的后期。

13. 建议在最后的异丙醇沉淀步骤中使用摆动式离心转子, 便于 BAC DNA 的重悬。待 70%乙醇洗涤后,风干 5 分钟即可。切勿使用真空, 过度干燥会使 BAC DNA 难以溶解。小心地去除任何额外的液滴,加入 10mM Tris-HCl(pH 值 8.5)(DNA 在微碱性条件下溶解更好),在 4℃下过夜重悬DNA。为了防止质粒剪切,避免涡流振荡或吸液以促进 BAC DNA 的溶解。将 DNA 转移到一个干净的 1.5mL 的 Ep 管中,在台式离心仪中离心 1 分钟,去除任何可能的杂质,并将上清液置入干净试管中,4℃保存。如果纯化的 BAC DNA 不打算长时间使用,建议在-20℃保存。避免反复冻融循环,以防止质粒剪切。

14. 为了有效转化细胞, 培养细菌的 OD_{550nm} 不应超过 0.8。为了保证培养物密度不会生长到更高,强烈建议在培养 3 小时后每 20 分钟测量一次 OD_{550nm}。

15. 弃上清液时要小心, 因为细菌颗粒在10%甘油中会失去黏附性。

16. Qiagen QIAEX Ⅱ 树脂可有效地从水溶液和 TAE 或 TBE 缓冲液中的标准或低熔点琼脂糖凝胶中的 40bp~50kb 的 DNA 片段纯化分离。其他商业试剂盒也可以使用,但是要检查它们是否可用于纯化大于 10kb 的 DNA 片段,因为大多数在感染性克隆装配过程中使用的 BAC 基因组结构都大于10kb。

17. BAC 载体因为基因组大降低了连接效率。为了提高效率,使用更高的载体密度、插入片段浓度和更多的 T4 DNA 连接酶,相比使用传统质粒是很有必要的。

18. 大多数电转仪均包含转换特定的细胞类型所需的程序与定义的参数。这种情况下,选择与 SOP 中最接近的运行程序。

19. 盐的存在增加了溶液的电导率,并可能在电脉冲期间引起电弧,大大降低转化效率。如果发生电穿孔,减少使用的连接反应体积, 或使用试剂盒从 DNA 中去除盐，或用酚-氯仿提取，然后用乙醇和2M 醋酸铵沉淀 DNA。

20. 如果将大于 200μL 的电转细胞只铺在一个平板上，会发生生长抑制，导致大量电转后细胞的死亡。如果预期每个平板上获得少量的转化的单菌落，建议将电转细胞分装 200μL 后铺板。

21. 平板上出现小菌落和大菌落的混合表明，克隆的 DNA 片段在大肠杆菌中扩增后呈现一定的毒性。选择可能含有正确插入片段的小菌落，在 30℃培养含有该重组 BAC 质粒的细菌，可将毒性问题降到最低。在这种情况下，强烈建议在最后一步克隆中将这段有毒的 DNA 片段插入感染性克隆中，以减少操作并减少引入不必要突变的可能性。具有残留毒性的传染性 BAC cDNA 克隆应在 30℃培养生长。

22. 重要的是要避免加入过多的细菌使反应超负荷，从而导致反应的离子平衡改变，抑制 Taq 聚合酶的扩增活性。

23. 对于在大肠杆菌中扩增时存在残留毒性且不完全稳定的 BAC 克隆，建议使用这种存储方法。

24. 使用包括拮抗 I-SceI 内切酶的 RED 重组系统，可以提高在 BAC 克隆中插入、缺失或点突变的效率，且不会产生多余的外源序列。

25. 我们实验室已经对含有大插入片段的BAC 转染哺乳动物细胞实验步骤进行了优化，脂质体 2000 作为转染试剂时获得了最高的转染效率。

26. 所有涉及 MERS-CoV 的工作必须在生物安全 3 级（BSL3）实验室进行，遵循国家卫生健康委员会的相关规定和生物安全法律和法规。

27. 在转染过程中，不要向培养液中添加抗生素，因为这可能会降低转染活性。健康的细胞培养对有效的转染来说至关重要。建议使用低传代数细胞。

28. 使用由 Qiagen 大量提取试剂盒分离的 BAC DNA，因为在转染步骤中需要制备高纯度的 DNA。

29. Opti-MEM Ⅰ低血清培养液推荐用于在与 DNA 络合之前稀释阳离子脂质体 2000 试剂，尽管其他不含血清的培养液也可以使用。然而，由于一些无血清培养液的组分可以抑制阳离子脂质介导的转染，因此在转染之前应测试任何新的无血清培养液与转染试剂的相容性。一些培养液已被发现可以抑制阳离子脂质体介导转染的效率，如 CD293 培养基、293 SFM Ⅱ和 VP-SFM。

30. 如果直接转染感受态细胞，则在 37℃培养它们，直到观察到细胞病变效应，并继续克隆和鉴定恢复的病毒。应使用脂质体 2000 优化所需细胞与 BAC 克隆的转染。优化转染时，可使用与表达 GFP 的基因组相近的质粒。

致谢

这项工作得到了西班牙科学和创新部（MCINN）（BIO2010-16705）、欧洲共同体第七框架计划（FP7-2007-2013）“EMPERIE”项目（HEALTH-f3-2009-223498）和美国国家卫生研究院（NIH）（2P01AI060699-06A1）的资助。S. M.获得了西班牙国家卫生研究所（ISCIII）的博士预科奖学金。

参考文献

1. Masters PS (2006) The molecular biology of coronaviruses. Adv Virus Res 66:193–292
2. Lai MMC, Perlman S, Anderson L (2007) Coronaviridae. In: Knipe DM, Howley PM, Griffin DE, Lamb RA, Martin MA, Roizman B, Straus SE (eds) Fields virology, vol 1, 5th edn. Lippincott Williams and Wilkins, Philadelphia, pp 1305–1335

3. Stadler K, Masignani V, Eickmann M et al (2003) SARS-beginning to understand a new virus. Nat Rev Microbiol 1:209–218
4. Zaki AM, van Boheemen S, Bestebroer TM et al (2012) Isolation of a novel coronavirus from a man with pneumonia in Saudi Arabia. N Engl J Med 367:1814–1820
5. Almazán F, González JM, Pénzes Z et al (2000) Engineering the largest RNA virus genome as an infectious bacterial artificial chromosome. Proc Natl Acad Sci U S A 97:5516–5521
6. Yount B, Curtis KM, Baric RS (2000) Strategy for systematic assembly of large RNA and DNA genomes: transmissible gastroenteritis virus model. J Virol 74:10600–10611
7. Thiel V, Herold J, Schelle B et al (2001) Infectious RNA transcribed in vitro from a cDNA copy of the human coronavirus genome cloned in vaccinia virus. J Gen Virol 82:1273–1281
8. Casais R, Thiel V, Siddell SG et al (2001) Reverse genetics system for the avian coronavirus infectious bronchitis virus. J Virol 75: 12359–12369
9. van Boheemen S, de Graaf M, Lauber C et al (2012) Genomic characterization of a newly discovered coronavirus associated with acute respiratory distress syndrome in humans. mBio 3, e00473-12
10. Wang K, Boysen C, Shizuya H et al (1997) Complete nucleotide sequence of two generations of a bacterial artificial chromosome cloning vector. Biotechniques 23:992–994
11. Shizuya H, Birren B, Kim UJ et al (1992) Cloning and stable maintenance of 300-kilobase-pair fragments of human DNA in *Escherichia coli* using an F-factor-based vector. Proc Natl Acad Sci U S A 89: 8794–8797
12. Dubensky TW, Driver DA, Polo JM et al (1996) Sindbis virus DNA-based expression vectors: utility for in vitro and in vivo gene transfer. J Virol 70:508–519
13. Bálint A, Farsang A, Zádori Z et al (2012) Molecular characterization of feline infectious peritonitis virus strain DF-2 and studies of the role of ORF3abc in viral cell tropism. J Virol 86:6258–6267
14. St-Jean JR, Desforges M, Almazán F et al (2006) Recovery of a neurovirulent human coronavirus OC43 from an infectious cDNA clone. J Virol 80:3670–3674
15. Almazán F, DeDiego ML, Galán C et al (2006) Construction of a severe acute respiratory syndrome coronavirus infectious cDNA clone and a replicon to study coronavirus RNA synthesis. J Virol 80:10900–10906
16. Almazán F, DeDiego ML, Sola I et al (2013) Engineering a replication-competent, propagation-defective Middle East respiratory syndrome coronavirus as a vaccine candidate. mBio 4, e00650-00613
17. Zhang Y, Buchholz F, Muyrers JPP et al (1998) A new logic for DNA engineering using recombination in *Escherichia coli*. Nat Genet 20:123–128
18. Lee EC, Yu D, Martinez de Velasco J et al (2001) A highly efficient Escherichia coli-based chromosome engineering system adapted for recombinogenic targeting and subcloning of BAC DNA. Genomics 73:56–65
19. Jamsai D, Orford M, Nefedov M et al (2003) Targeted modification of a human beta-globin locus BAC clone using GET recombination and an I-SceI counterselection cassette. Genomics 82:68–77
20. Tischer BK, von Einem J, Kaufer B et al (2006) Two-step red-mediated recombination for versatile high-efficiency markerless DNA manipulation in *Escherichia coli*. Biotechniques 40:191–197

第 4 部分

冠状病毒的吸附与进入

第14章

冠状刺突蛋白免疫组化：与组织细胞唾液酸受体结合活性的研究

Iresha N. Ambepitiya Wickramasinghe, M. Hélène Verheije

摘要

蛋白质组织化学是一种基于组织的技术，能够分析病毒的吸附模式，以及识别在病毒感染宿主细胞的第一步中涉及的特定病毒和宿主决定因子。将感染性支气管炎病毒重组表达的刺突蛋白应用于福尔马林固定的组织上，可以分析病毒附着蛋白与各种鸟类组织的结合特征。特别是，唾液酸介导的刺突蛋白与组织的结合特性可以通过使用各种神经氨酸酶预处理组织或阻断病毒蛋白与特定凝集素的结合来分析。本章描述的实验方法特别适用于分析没有建立太多动物模型的病毒–宿主相互作用。

关键词：蛋白质组织化学；刺突蛋白；神经氨酸酶；凝集素；福尔马林固定组织；传染性支气管炎病毒；吸附；多糖

1. 引言

传染性支气管炎病毒(IBV)是鸟冠状病毒属，是禽类传染性呼吸道疾病或传染性支气管炎的主要病因。目前已分离出多种不同的IBV血清型，其中一些血清型可引起非呼吸系统的器官病理改变[1]。这种不同的组织嗜性可能是由于组织特异性因子导致病毒的不同结合或进入活性。尽管尚未发现IBV的特异性蛋白受体，但从易感细胞表面去除唾液酸分子已证明，与唾液酸结合是IBV细胞吸附和进入细胞的决定因素[2,3]。由于缺乏致病性IBV菌株的体外感染模型系统，宿主–病毒相互作用的进一步阐明受到了阻碍。

对于IBV，最初的细胞吸附和进入是由一种称为刺突蛋白的糖蛋白介导的，它分布在病毒包膜中。交换不同IBV血清型间的编码刺突蛋白基因表明，该刺突蛋白决定了病毒的组织嗜性[4]。刺突蛋白被分裂成S1和S2亚基[5,6]；S1亚基通过介导病毒–细胞结合开启感染的第一步，而S2亚基负责病毒细胞进入[7]。通过蛋白组织化学方法分析S1与组织的结合，不仅可以分析禽类冠状病毒S1蛋白与各种禽类组织的结合活性，还可以阐明IBV S1多糖结合的特异性[8]，以及S1中组织嗜性[9]的决定因素。因此，本方法有助于了解禽类冠状病毒的体内组织嗜性。

2. 实验材料

以下所述制备的缓冲液或化学试剂的数量是为了计算方便而设定的剂量。其他需要的剂量都可以据此计算出来。

2.1 IBV 刺突蛋白(S1)表达试剂

1. 含有 CMV 启动子、信号肽、GCN4 三聚体结构域和 Strep-tag 纯化检测标签的表达质粒：将感兴趣的 IBV 血清型 S1 序列进行密码子优化(见注释 1)，并将优化后的 IBV S1 序列克隆到含有 CMV、GCN4 和 Strep-tag 表达框的pCD5 表达质粒中(见注释 2)(图14.1)。

2. 聚乙烯亚胺(PEI)：在 50℃~60℃下以 1mg/mL 的浓度溶解粉末(见注释 3)。用 pCMV-EGFP-N1 或任何其他表达荧光蛋白的载体转染人胚胎肾细胞(HEK)293T 来测试效率(见注释 3)。

3. 添加 DMEM：DMEM、2%谷氨酰胺、10%胎牛血清、0.1mg/mL 庆大霉素。

4. 补充型 293 SFM Ⅱ 表达培养液：293 SFM Ⅱ、3.7g/L 碳酸氢钠、2.0g/L 葡萄糖、3.0g/L 普里马酮脲醛、0.1mg/mL 庆大霉素、1 倍谷氨酰胺、1.5%二甲亚砜。过滤灭菌后使用。

5. T175 细胞培养瓶。

6. 琼脂糖 50%悬浮液或链球菌-触觉素重力过滤柱。

7. 洗脱缓冲液：10×生物素洗脱缓冲液，用蒸馏水将其稀释为 1×工作液。

8. Vivaspin 10 或 50 MWCO 3000。

9. 转管器。

2.2 蛋白质组织化学成分

1. 二甲苯。

2. 100%、96%和 70%乙醇。

3. 用加过霜或 KP plus 玻璃制作 3~4μm 的组织切片载玻片(见注释 4)。

4. 柠檬酸缓冲液(pH 值 6.0)：在800mL 蒸馏水中加入 2.1g 水合柠檬酸，室温下加入 10N NaOH，搅拌，调节 pH 值至 6.0。然后加入蒸馏水，至总体积为 1000mL。

5. 链球菌-触觉素 HRP 耦合分子。

6. 10×PBS：加入 35.6g $Na_2HPO_4 \cdot 2H_2O$ 和 6.24 $NaH_2PO_4 \cdot 2H_2O$ 至 2.4L 蒸馏水中。检查 pH 值是否为 7.4~7.5，加入 216g NaCl。

7. PBS：用蒸馏水稀释 10×PBS，配制成 1×工作液。

8. PBS-Tween 0.1%：稀释 500mL 10×PBS 到 4500mL 蒸馏水中。加入 5mL Tween 20。

9. PBS(pH 值 5.0)：在 PBS 中加入 6N HCl，调节 pH 值为 5.0。

10. 1%过氧化氢：加入 2.85mL 35%过氧化氢到 97.15mL 无水甲醇中。

11. VECTASTAIN ABC 试剂盒(Vector Laboratories Inc.)：将 10μL 溶液 A 加至 240μL PBS 中，将 10μL 溶液 B 加至240μL PBS 中。室温下混匀孵育 30 分钟。

12. 3-氨基 9-乙基咔唑(AEC)。

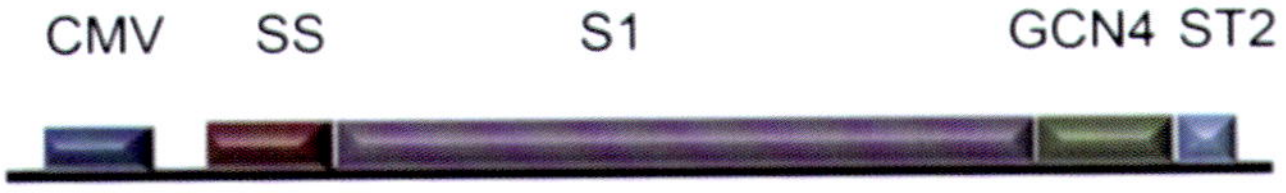

图 14.1 S1 表达阅读框架图示。将 S1 序列号克隆到含有信号肽(SS)、三聚体模式(GCN4)和 Strep-tag (ST2)表达框的 pCD5 表达质粒中。启动子序列来自巨细胞病毒(CMV)。

13. 普通山羊血清：用 PBS 稀释山羊血清至 10%。

14. 神经氨酸酶:将 1mU 的霍乱弧菌神经氨酸酶或尿素节杆菌神经氨酸酶添加至 100μL 的 PBS 中(pH 值 5.0)。

15. 凝集素:在 PBS 中以 64~256μg/mL 的浓度梯度稀释 MALI 和 MALII(见注释5)。

16. 苏木精。

17. Aquatex 防荧光淬灭固定剂。

18. Dako 或者免疫笔。

19. 盖玻片(24mm×32mm)。

20. Coplin 瓶。

21. 保湿箱。

3. 实验方法

除另有指明以外,所有实验步骤均在室温下进行。50mL 离心管在台式离心机,Eppendorf 管在微离心机进行离心。

以下实验过程为 T175 烧瓶表达 S1 蛋白。

3.1 表达重组 IBV S1 蛋白

1. 第 1 天:用 1×10^7 的 T175 培养瓶接种 HEK 293T 细胞在 25mL 的 DMEM+培养液中。37℃培养 24 小时,直到细胞达到 50%~60%的融合度(见注释 6)。

2. 第 2 天:准备反应混合物。对于一个 T175 瓶，首先将 15μg 含有 IBV S1 的表达载体 pCD5 加到 DMEM 中，然后将 PEI 加到 DMEM 中。转染的 DNA、PEI 和 DMEM 的总体积应为每瓶 1.5mL。将反应混合物孵育 15 分钟。从细胞中取出 5mL 培养液，将 T175 烧瓶直立放置加入反应混合物,然后轻轻搅拌,再将烧瓶水平放置,在 37℃培养 24 小时(见注释 2)。

3. 第 3 天：用 20mL 293 SFM 培养液替换 DMEM,在 37℃继续培养。

4. 第 8 天：收集上清液到 50mL 离心管中（通常转染后 7 天),300g 离心 10 分钟,转移上清液到新的 50mL 管中,800g 离心 10 分钟,将上清液转移到新管中。上清液现在可置于-20℃保存,或者直接用于后续实验。

3.2 纯化重组 IBV S1 蛋白

1. 将链球菌-触觉素、琼脂糖 50%悬浮液(见注释 7)加入上清液中,4℃摇床混合过夜。

2.次日,800g 离心 10 分钟,仔细取出上清液，不搅动沉淀微粒。在微珠上加入 500μL PBS,用吸管尖轻轻混匀,将微珠转移到 2mL 的 Eppendorf 管中(见注释 8)。

3. PBS 洗涤微珠 3 次(微珠:PBS 为 1:1)。

4. 每次洗涤用 1800g 离心 10 分钟。

5. 最后一个洗涤步骤结束后，弃掉 PBS,加入洗脱缓冲液(见注释 9),孵育 5 分钟,每 1~2 分钟涡流振荡 1 次。

6. 1800g 离心 10 分钟,收集上清液。

7. 去除上清液中剩余的微珠，再以 1800g 离心 10 分钟,将上清液转移到新的 Eppendorf 管中。

8. 测定蛋白质浓度(见注释 10)。

3.3 蛋白组化(见图 14.2、图 14.3)

3.3.1 组织切片的脱蜡、再水化

1. 在玻璃平皿上配置双份的二甲苯、100%乙醇、96%乙醇、70%乙醇。

2. 将玻片放置在染色架上,将玻片依次浸入二甲苯直至蒸馏水中(二甲苯、二甲苯、100%乙醇、100%乙醇、96%乙醇、96%乙醇、70%乙醇、70%乙醇、蒸馏水、蒸馏水)。

3. 载玻片在二甲苯中保存 5 分钟,在乙醇和蒸馏水中浸润 3 分钟。以蒸馏水浸

泡结束。

3.3.2 抗原修复

1. 将染色架和载玻片放在耐热的罐子或容器中，加入柠檬酸缓冲液，直到液面在载玻片上方至少 2cm。用盖子盖上容器。

2. 在 900kW 的微波中，将切片在柠檬酸缓冲液中煮沸 10 分钟(见注释 11)。

3. 室温冷却 15~20 分钟。

4. 将载玻片转移到装有 PBS 的 Coplin 瓶中，放置在水平摇床上摇动 5 分钟。重复 PBS 洗涤步骤 2 次。

3.3.3 灭活内源性过氧化物酶，阻断非特异性染色

1. 从最后的洗涤步骤中去除 PBS，加入 1%过氧化氢，直到切片被完全淹没。盖上盖子，孵育 30 分钟。

2. 丢弃过氧化氢，加入 0.1%的 PBS-Tween，在水平摇床上混匀 5 分钟。重复 0.1%的 PBS-Tween 洗涤步骤 2 次。

3. 用纸巾将载玻片背面和组织切片周围吸干，然后用达科笔或免疫笔在组织周围划线。

4. 将载玻片放入保湿箱中，用 10%的普通山羊血清覆盖组织(视切片大小而定，血清体积通常为 50~200μL)。

5. 关闭保湿箱，孵育 30 分钟。

3.3.4 刺突蛋白的应用

1. 将刺突蛋白在 Eppendorf 管中用 PBS 混合至最终浓度 0.1mg/mL(见注释 12)。将链球菌-触觉素 HRP 按 1:200 涂抹在 HRP 上，然后冰育 30 分钟。

2. 从切片中吸除山羊血清，并向组织中施用足量(视切片大小而定，通常为 50~200μL)的刺突蛋白-链球菌-触觉素 HRP 复合物。

3. 将切片与蛋白-链球菌-触觉素 HRP 复合物 4℃孵育过夜。

3.3.5 显色、反染

1. 沥干蛋白-抗体复合物，将载玻片放入充满 PBS 的 Coplin 瓶中。

2. 如前所述，用 PBS 冲洗载玻片 3 次，每次 5 分钟。

3. 将载玻片背面和组织周围晾干，将载玻片放入保湿箱，滴入 AEC 溶液(见注释13)。

4. 关闭保湿箱，孵育 15 分钟。

5. 将组织切片浸入加了水的 Coplin 瓶中，将玻片放在染色架上。

6. 用自来水冲洗 5 分钟，苏木精浸泡 40~60 秒。

7. 将载玻片放入流水中 10 分钟。

8. 最后，用 Aquatex 滴在组织旁边，再用盖玻片盖上，先放平一侧，再轻轻放下另一侧，封片(图 14.2)。

3.4 用于蛋白组化的神经氨酸酶预处理

1. 用过氧化氢处理后(见 3.3.3 小节)，将载玻片放入保湿箱，用达科笔或免疫笔圈出组织区域。

2. 用 100μL PBS 稀释 1mU 的 PBS (pH 值 5.0)，加到圈内的组织。

3.关闭保湿箱，在 37℃过夜孵育。

4. 第二天，用 0.1%的 PBS-Tween 冲洗载玻片 3 次，每次 5 分钟。加 10%山羊血清孵育 30 分钟，然后继续 3.3.4 小节的步骤。

3.5 用于蛋白组化的凝集素封闭组织

1. 过氧化氢处理后(见 3.3.3 小节)，将凝集素涂抹在达科笔或免疫笔环绕的组

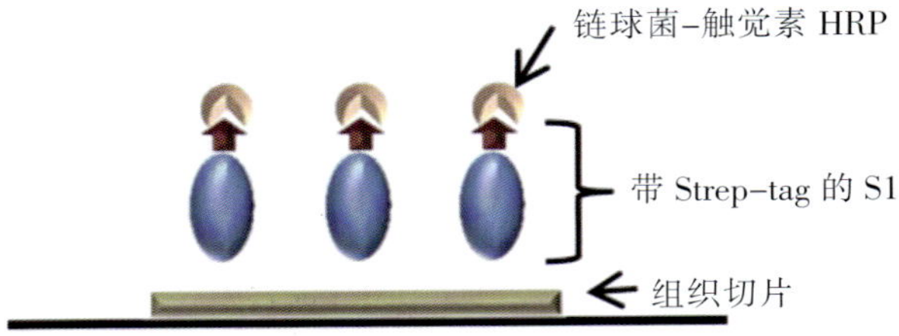

图 14.2 蛋白组织化学示意图。S1 蛋白在应用于组织切片之前,先用链球菌–触觉素 HRP 预混合。

织上。

2. 将载玻片在 4℃的保湿箱中孵育过夜。

3. 第二天,用 0.1%的 PBS–Tween 冲洗载玻片 3 次,每次 5 分钟,然后继续进行 3.3.4 小节的步骤(图 14.3)。

4. 注释

1. 在哺乳动物细胞中表达 S 蛋白,须优化 S 蛋白的编码序列,优化后的编码序列表达 S 蛋白量是未优化的 5 倍。

2. pCD5 表达载体转染 HEK 293T 细胞的实验过程前文已有描述[10,11]。

3. PEI 完全溶解在蒸馏水中可能需要一两天。溶液应在 50℃~60℃连续搅拌,完全溶解后过滤灭菌,于–20℃分装储存。PEI 用于转染 DNA HEK 293T 细胞的效率采用 1:5~1:20 的 PEI 比值进行计算。在 10 倍放大的荧光显微镜下计数转染细胞数。用于后续转染的最佳比例是转染细胞的最高比例(通常为 40%),毒性或细胞死亡率最低。

4. 在抗原提取过程中,容易分离的组织,如气管,可直接安装在 KP plus 载玻片上,以减少组织损伤。

5. 浓度梯度应确保达到完全阻断重组蛋白结合所需的凝集素的最佳浓度。

6. 播种 1×10^7 个细胞在 24 小时后,每个T175 烧瓶的细胞可以达到 50%~60%的融合度。与<50%细胞融合或>60%细胞融合相比,在 50%~60%细胞融合条件下转染可显著提高转染效率,从而获得更高数量的重组蛋白。

7. 用 SDS PAGE 和蛋白切迹分析上清液中的蛋白(使用 5~10μL),以检测蛋白是否被正常生成。特别是需要确定任何降解的蛋白、低表达或无表达和正确表达的分子量(IBV S1 蛋白是高度糖基化的,分子量约 110kDa)。在培养上清液中含有大量的蛋白质(通常在膜中出现≥5mm 的粗条带)时,则为每 10mL 上清液添加 250μL 的 50%链球菌–触觉素耦联的琼脂糖悬浮液。与柱状纯化相比,微珠纯化蛋白质的回收率较高。如有必要,可根据说明书进行柱纯化蛋白。

8. 由于微珠容易粘在试管的表面,离心后和转移到 2mL Eppendorf 管时一定不要搅动沉淀。如果需要从试管表面回收更多的微珠,可以再添加一到两次 PBS,但要限制总剂量不超过 1.8mL,以防止微珠在关闭 Eppendorf 试管时溢出。

9. 每 250μL 50%链球菌–触觉素的琼脂糖悬浮液,我们使用 125μL 洗脱缓冲液。当蛋白产量低(<4mg/mL)时,可按照说明书使用 Vivaspin 浓缩蛋白。

10. 用 Qubit 荧光计纯化的蛋白浓度。也可用 SDS PAGE 凝胶 GelCode Blue/Coomassie 染色后与 BSA 标准蛋白进行比较,估算蛋白浓度。

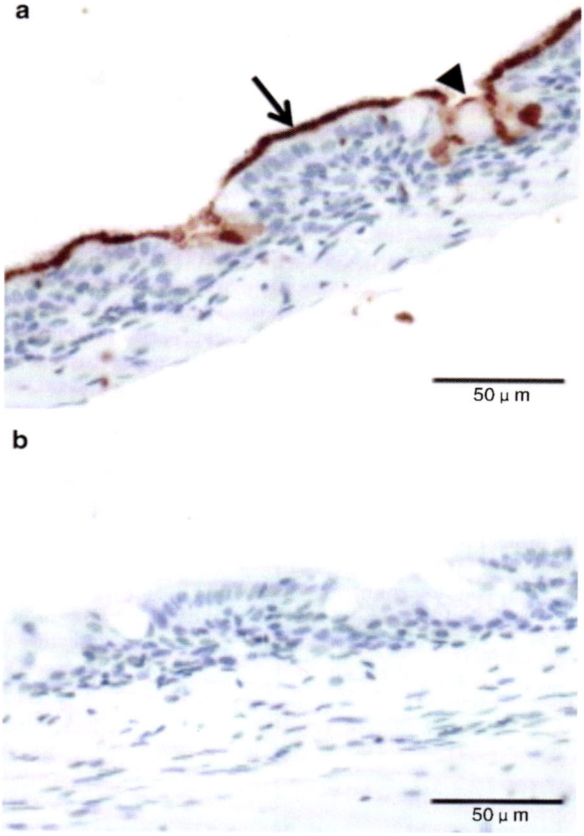

图 14.3　IBV M41-S2 的蛋白组织化学。将 IBV M41-S1 应用于(a)未处理的鸡气管和(b)经神经氨酸酶处理的鸡气管。纤毛细胞和杯状细胞呈阳性染色(红色)分别如箭头和三角箭头所示。

11. 用微波进行抗原修复会破坏一些组织（如气管上皮和软骨）。在这种情况下，将玻片转移到装有柠檬酸缓冲液的聚丙烯科 Coplin 瓶中，盖上盖子，在 80℃水浴中孵育 45 分钟。

12. 由于链球菌-触觉素 HRP 仅针对蛋白切迹进行优化，不同批次的偶联物与 S 蛋白结合的活性不同。因此，每个批号须用阳性对照物进行测试。此外，针对 IBV-S1 优化了链球菌-触觉素 HRP 总量(1:200)，但在使用不同分子量的重组蛋白时须重新优化。

13. 处理 AEC 时应戴手套。在通风柜中使用AEC，并安全处理 AEC 水。对于大的组织切片，可使用盖玻片将 AEC 滴剂轻轻涂抹在组织上，从而使充分覆盖组织所需的 AEC 量最小化。

14. 可使用霍乱弧菌神经氨酸酶和节杆菌尿毒神经氨酸酶。与霍乱弧菌神经氨酸酶相比，节杆菌尿毒神经氨酸酶能更有效地裂解石蜡包埋组织中的唾液酸。还有在实验过程中一定要应用足够剂量的液体，以防止组织在 37℃的孵育期间干燥。

致谢

感谢 Steven van Beurden 对本章的审校。

参考文献

1. Cavanagh D (2007) Coronavirus avian infectious bronchitis virus. Vet Res 38:281–297
2. Winter C, Schwegmann-Wessels C, Cavanagh D et al (2006) Sialic acid is a receptor determinant for infection of cells by avian infectious bronchitis virus. J Gen Virol 87:1209–1216
3. Winter C, Herrler G, Neumann U (2008) Infection of the tracheal epithelium by infectious bronchitis virus is sialic acid dependent. Microb Infect 10:367–373
4. Casais R, Dove B, Cavanagh D et al (2003) Recombinant avian infectious bronchitis virus expressing a heterologous spike gene demonstrates that the spike protein is a determinant of cell tropism. J Virol 77:9084–9089
5. Yamada Y, Liu DX (2009) Proteolytic activation of the spike protein at a novel RRRR/S motif is implicated in furin-dependent entry, syncytium formation, and infectivity of coronavirus infectious bronchitis virus in cultured cells. J Virol 83:8744–8758
6. Cavanagh D, Davis PJ, Darbyshire JH et al (1986) Coronavirus IBV: virus retaining spike glycopolypeptide S2 but not S1 is unable to induce virus-neutralizing or haemagglutination-inhibiting antibody, or induce chicken tracheal protection. J Gen Virol 67: 1435–1442
7. Bosch BJ, van der Zee R, de Haan CA, Rottier PJ (2003) The coronavirus spike protein is a class I virus fusion protein: Structural and functional characterization of the fusion core complex. J Virol 77:8801–8811
8. Wickramasinghe INA, de Vries RP, Gröne A et al (2011) Binding of avian coronavirus spike proteins to host factors reflects virus tropism and pathogenicity. J Virol 85:8903–8912
9. Promkuntod N, van Eijndhoven REW, de Vrieze G et al (2014) Mapping of the receptor-binding domain and amino acids critical for attachment in the spike protein of avian coronavirus infectious bronchitis virus. Virology 448:26–32
10. Bosch B, Bodewes R, de Vries RP et al (2010) Recombinant soluble, multimeric HA and NA exhibit distinctive types of protection against pandemic swine-origin 2009 A(H1N1) influenza virus infection in ferrets. J Virol 84: 10366–10374
11. de Vries RP, de Vries E, Bosch BJ et al (2010) The influenza A virus hemagglutinin glycosylation state affects receptor-binding specificity. Virology 403:17–25

第15章

质谱仪鉴定分析冠状病毒的受体蛋白

V. Stalin Raj, Mart M. Lamers, Saskia L. Smits, Jeroen A.A. Demmers,
Huihui Mou, Berend-Jan Bosch, Bart L. Haagmans

摘要

作为专性细胞内寄生虫,病毒需要穿过质膜并将其基因组传递到细胞内。这一步由识别宿主细胞表面受体开始。受体可能是组织嗜性、宿主范围和发病机制的主要决定因素。病毒受体的鉴定分析可以为这些方面的研究提供线索,并可以指导干预策略的设计。干扰受体识别是一种很有前景的抗病毒疗法,因为它阻断病毒基因组到达细胞内。本章介绍了免疫沉淀法与 Fc 标记的病毒刺突蛋白结合质谱分析来识别和表征中东呼吸综合征冠状病毒的受体。这项技术可应用于鉴定其他病毒的受体。

关键词:受体;DPP4;中东呼吸综合征冠状病毒;质谱法;免疫沉淀

1. 引言

病毒感染周期的第一步以病毒颗粒和细胞表面受体之间的相互作用为特征。病毒和细胞受体结合后启动一系列生物事件,导致病毒基因组进入细胞质。病毒可与不同类型的受体分子结合并进入细胞。受体分子是细胞、组织和器官嗜性、宿主范围和毒性的主要决定因素。因此,受体识别可以为其发病机制、传播方式、人畜共患病传播潜力研究提供线索,并有助于设计针对性的干预策略。

在过去的 30 年里,病毒受体鉴定一直是病毒学研究的主要目标。众所周知,冠状病毒(CoV)有多种不同的受体分子,能够感染鸟类和哺乳动物等不同类型宿主,它们以能够跨越物种屏障而著称[1]。例如,2003 年由 SARS-CoV 引起的严重急性呼吸系统综合征(SARS)大流行[2]。2012 年在一名患者严重肺炎的沙特阿拉伯患者身上发现了一种新型人畜共患型冠状病毒[3]。该病毒与 SARS-CoV 属于同一属,被命名为中东呼吸综合征冠状病毒(MERS-CoV)。

病毒刺突蛋白决定了 CoV 的宿主嗜性和细胞嗜性。它是一种 I 型膜糖蛋白,在病毒包膜中组装成三聚体。S 蛋白在功能上分为两个不同的亚基,即 S1 亚基和

S2 亚基。S1 亚基与细胞表面受体结合,而 S2 亚基促进与细胞膜融合。

虽然有几种方法识别病毒受体[4-8],本章使用免疫沉淀法和质谱[9]结合使用 Fc 标记的 S1 蛋白鉴定MERS-CoV 受体。本方法与 Li 等鉴定 SARS-CoV 受体的方法基本相似[10]。本章中将 MERS-CoV 的 S1 亚基连接到融合载体中,生成 S1-Fc 融合蛋白,在 HEK-293T 细胞中表达,并使用蛋白 A 耦联的琼脂糖链纯化。将 S1-Fc 蛋白与病毒敏感细胞的全细胞裂解物孵育,用 Fc 标记的 S1 蛋白将病毒受体析出。然后利用蛋白 A-琼脂糖链分离出复合物。随后,用质谱分析仪鉴定受体蛋白分子(图 15.1)。这些受体蛋白须结合流式细胞仪分析、使用针对受体的抗体阻断感染实验进行活性评估,以及测定转染受体分子的非易感细胞的感染活性等。该方法已成功用于 SARS-CoV 和 MERS-CoV 受体的快速鉴定[9,10],适用于具有适合亲和力的蛋白受体的鉴定。上述方法无法鉴定多糖受体,但在感染前用糖苷酶处理易感细胞有助于了解病毒受体的类型。使用 S1-Fc 作为诱饵能否成功结合蛋白质受体取决于 S1-受体相互作用的亲和力。基于 FACS 的 S1-Fc 细胞结合检测有助于深入研究分子之间的相互作用,也可用于识别受体表达水平高的细胞系,这些细胞系可作为分离亲和受体的来源。另外,在缺乏合适细胞系的情况下,病毒靶组织的匀浆也可用于受体的免疫沉淀。

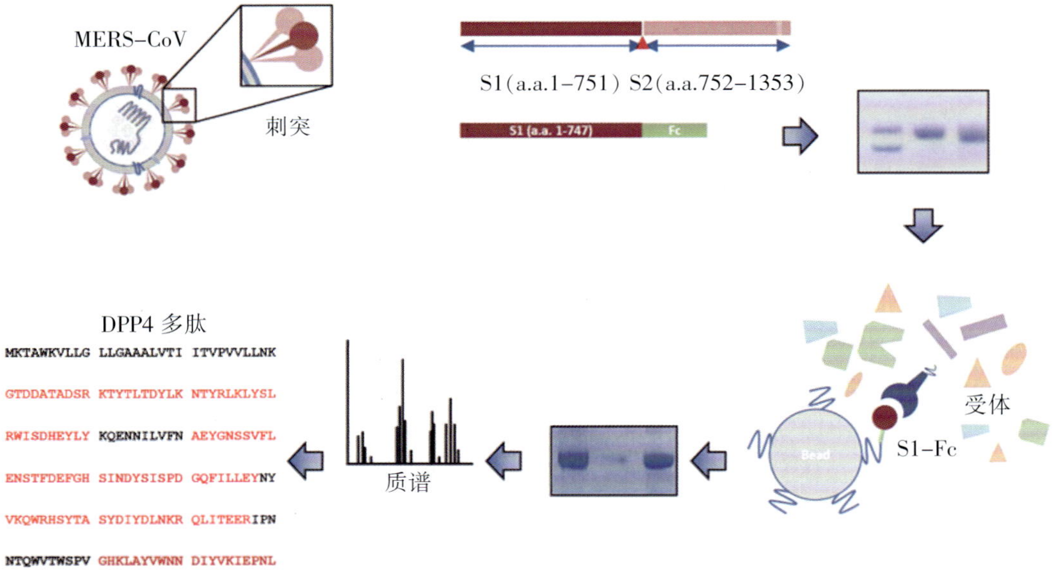

图 15.1 MERS-CoV 受体鉴定示意图。MERS-CoV S 蛋白的 S1 亚基在 HEK-293T 细胞中以 IgG Fc 标记蛋白形式表达,并使用蛋白 A-琼脂糖链纯化。将 S1-Fc 蛋白与易感细胞的全细胞裂解液孵育,可使病毒蛋白受体与标记的 S1 沉淀。用蛋白 A-琼脂糖链从裂解液中将复合物洗脱。随后,用质谱分析候选受体分子。

2. 实验材料

2.1 RNA 分离、cDNA 合成、PCR 和克隆

1. 本法以病毒为例。以 MERS-CoV-EMC 分离物制备 10^7 $TCID_{50}$/mL，于-70℃保存。

2. RNA 提取：病毒 RNA 提取试剂盒或组织 RNA 提取试剂盒(Qiagen)或同等试剂。

3. 反转录酶，SuperScript Ⅱ同类酶。

4. 100mM 二硫苏糖醇(DTT)。

5. RNase 抑制剂。

6. 10mM 随机引物。

7. Pfu Ultra Ⅱ融合的 HS DNA 聚合酶或同类物。

8. 10mM dNTP。

9. 10mM 基因特异性正向引物，如 MERS-CoV S1 正向引物：cgaattcaccATGATACACTCAGTGTTTCTAC，大写的核苷酸代表 MERS-CoV 序列，小写的核苷酸代表适合克隆的限制性内切酶位点：EcoRI 酶切位点。

10. 10mM 基因特异性反向引物，如 MERS-CoV S1 反向引物：cggatccGGTGTGAGAGTACTAGGTGTC，大写的核苷酸代表 MERS-CoV 序列，小写的核苷酸代表适合克隆的限制性内切酶位点：BamHI 酶切位点。

11. PCR 清除试剂盒。

12. DNA 凝胶提取试剂盒。

13. 感受态大肠杆菌，如 Top10 感受态细胞。

14. 克隆载体：pCAGGS (Addgene)、pFUSE-hIgG1-Fc2(InvivoGen)和pCDNA3.1(+)(生命科技)或类似载体。

15. 限制性内切酶，如 EcoRI 和 BamHI。

16. SOC 培养液：2%(w/v)胰蛋白酶，0.5%(w/v)酵母提取物，10mM NaCl，2.5mM KCl，10mM $MgSO_4$，20mM 葡萄糖。用NaOH 调节至 pH 值 7.5。

17. T4 DNA 连接酶。

18. Maxi prep DNA 试剂盒(Qiagen)或同等产品。

19. LB 培养基：1%(w/v)胰蛋白酶，0.5%(w/v)酵母提取物，1%(w/v)NaCl。用 5 NaOH 将 pH 值调至 7.0。高压灭菌。

20. LB Amp 培养基：LB 培养基，灭菌后添加氨苄西林 100μg/mL，于 4℃保存。

21. LB Amp 板：LB 培养基，灭菌前加入 1.5%琼脂。高压灭菌，冷却至 45℃。加入氨苄西林至最终浓度为 100mg/mL。分装入 90mm 培养皿，4℃保存。

2.2 S1-Fc 融合蛋白的表达

1. HEK-293T 细胞。HEK-293T 细胞生长培养液：DMEM、10%胎牛血清(FCS)、100U/mL 青霉素、100mg/mL 链霉素、2mM 谷氨酰胺、1%非必需氨基酸和 1mM 丙酮酸钠。

2. T175 细胞培养瓶。

3. 293T 细胞表达培养液(见参考文献 11)，293SF Ⅱ培养液(生命科技)，1%谷氨酰胺，0.3% 原液，0.2% 葡萄糖，0.37% $NaHCO_3$ 和 1.5%的 DMSO。

4. 无血清 DMEM。

5. 1mg/mL 聚乙烯亚胺(PEI)原液：将 50mg PEI 加入 50mL 无内毒素的 dH_2O，放入 75℃水浴中，每 10 分钟漩涡振荡 1 次，直到完全溶解，冷却到室温，中和到 pH 值 7.0，用 0.22μm 过滤器过滤灭菌，于-20℃保存。

6. 蛋白 A-琼脂糖 CL-4B(GE 医疗)或同

等产品。

7. 1M Tris-HCl,pH 值 8.0。

8. 蛋白洗脱缓冲液：在烧杯中加入 29mL 0.5M、pH 值 3 醋酸，加入 971mL dH_2O，使体积为 1L，用 NaOH 调整到 pH 值 3。

9. 3M Tris-HCl,pH 值 8.8。

2.3 免疫沉淀

1. Huh-7 细胞。

2. Huh-7 生长培养液:RPMI1640,10% FCS,100U/mL 青霉素,100mg/mL 链霉素。

3. 100mm 细胞培养皿。

4. 磷酸盐缓冲盐(PBS)。

5. 蛋白 A-琼脂糖 CL-4B(GE 医疗)或同等产品。

6. 蛋白洗脱缓冲液:0.5M 乙酸,pH 值 3,如 2.2 小节所示。

7. 裂解缓冲液:3.3mg/mL *n*-癸基-对-D-麦芽糖苷(DDM),Mini 蛋白酶抑制剂混合物(Roche)。

8. 橡胶或塑料细胞刮板。

2.4 质谱分析

1. 2×Tris-甘氨酸 SDS 样品缓冲液：1.25mL 1M Tris-HCl(pH 值 6.8),4mL 10%(w/v)SDS,2mL 甘油,1mL 0.1%(w/v)溴酚蓝,1mL 2M DTT,加蒸馏水配制至 10mL,室温保存。

2. 10%预制 Tris-甘氨酸 SDS-PAGE 凝胶(Bio-Rad)或同等产品。

3. Tris-甘氨酸 SDS 运行缓冲液：250mM Tris 碱基,1920mM 甘氨酸,1.0% SDS,pH 值 8.3。

4. 无水甲醇。

5. 考马斯亮蓝染色液：考马斯亮蓝 R250 100mg,醋酸 10mL,甲醇 50mL,dH_2O 40mL。

6. 脱色液：醋酸 10mL，甲醇 50mL，dH_2O 40mL。

7. 100mM 碳酸氢铵(NH_4HCO_3)。

8. 乙腈。

9. 50mM NH_4HCO_3。

10. 20mM 二硫苏糖醇(DTT)。

11. 200mM 三(羧基)膦(TCEP)。

12. 55mM 碘乙酰胺(IAA)。

13. 胰蛋白酶,质谱级。

14. 胰蛋白酶原液:将 100g 胰蛋白酶溶解于 1mL 1mM 盐酸中,分装 10μL,于-80℃储存。

15. 0.5%甲酸溶于 30%乙腈中。

16. 刀片和镊子。

17. 滤纸。

18. Mickle 凝胶切片机(Brinkman)或同等产品。

19. 超声波水浴。

20. 真空离心蒸发浓缩器。

21. 与 Q 型 Exactive 质谱仪配套使用的 EASY-nLC(均为 Thermo 科技)。

22. ReproSil C18 反相色谱柱(Dr. Maisch GmbH)。

2.5 受体鉴定

1. Cos-7 细胞。

2. Cos-7 细胞生长培养液:DMEM,10% FCS,100U/mL 青霉素,100mg/mL 链霉素。

3. 胰蛋白酶-EDTA:0.25%(w/v)胰蛋白酶，0.02%(w/v)EDTA 溶于 PBS 中。

4. 血细胞计或细胞计数板。

5. 抗 DPP4 抗体或其他感兴趣蛋白的抗体。

6. 流式细胞仪。

7. 4%甲醛。

8. 10%普通山羊血清，或其他动物制备的二抗血清。

9. 抗 SARS nsp4 或抗其他病毒蛋白抗体。

10. 山羊抗兔 FITC 或其他合适的二抗。

11. 荧光显微镜。

3. 实验方法

3.1 RNA 分离

本方法中使用的病毒与第 12 章相同,即以 MERS-CoV EMC 示例。

用病毒 RNA 分离试剂盒，按照厂家说明书，制备分离 140μL、107TCID$_{50}$ 病毒浓缩液中的 RNA。如果是从组织中分离 RNA，则从 2×10^7 Huh-7 细胞中分离制备(见注释 1)。

3.2 cDNA 合成

本法使用 Superscript Ⅱ反转录酶将 RNA 转化为 cDNA,当然也可以使用其他的反转录酶。

1. 20μL 反应混合物:10μL RNA,1μL 10mM dNTP, 1μL 10mM 随机引物,1.5μL dH_2O。

2. 65℃孵育 10 分钟,4℃孵育 2 分钟(见注释 2)。

3. 置于冰上。

4. 制备反转录反应(RT)混合物(总反应体积为 20μL):4μL 5×SuperScript Ⅱ反应缓冲液,1μL 10mM DTT,0.5μL RNase 抑制剂(20U/μL),1μL 10mM 随机引物,1μL SuperScript Ⅱ反转录酶(200U/μL)。

5. 加入 6.5μL RT 混合物,孵育:25℃ 5 分钟, 50℃ 45 分钟, 70℃ 20 分钟。

6. 于 4℃保存。

3.3 PCR 扩增 S1 基因

强烈推荐使用 Pfu Ultra Ⅱ融合 HS DNA 聚合酶,尽管可以使用其他酶。本方法中的 PCR 反应条件根据该聚合酶进行了优化。

1. 制备 PCR 混合物(48μL 反应体积):5.0μL 10×Pfu Ultra Ⅱ融合 HS DNA 聚合酶缓冲液,2.5μL 10mM dNTP,1.5μL 10mM 基因特异性正向引物,1.5μL 10mM 基因特异性反向引物,1.0μL Pfu Ultra Ⅱ融合 HS DNA 聚合酶,36.5μL dH_2O。

2. 从 3.2 小节步骤 6 制备的 cDNA 反应混合物中取 2.0μL, 加入 48μL PCR 反应液中,用吸头吸放混匀。

3. 将 PCR cDNA 混合物于 94℃孵育 3 分钟；然后孵育 39 个循环:94℃ 20 秒,58℃ 30 秒,72℃ 2 分钟,最后 72℃延长 10 分钟。

4. 在 4℃保存 PCR 反应液(见注释 3)。

5. 用标准琼脂糖凝胶电泳分析 PCR 产物。

6. 如果检测到一个预期分子量大小的 PCR 产物，使用标准 PCR 产物纯化试剂盒去除其聚合酶、dNTP 和引物。

7. 如果检测到多个产物条带,移除含有正取分子量大小的凝胶条带,使用凝胶提取试剂盒从琼脂糖凝胶中分离 DNA。

8. 用 dH_2O 洗脱洗脱液或凝胶纯化试剂盒柱中提取的 PCR 产物。

9. 使用适当的限制性内切酶酶切分析 PCR 产物，以确认 PCR 产物是否为目的片段。

10. 使用 NanoDrop 1000 或类似的分光光度计定量 PCR 产物的核酸浓度。

11. PCR 产物于-20℃保存。

3.4 S1-Fc 融合蛋白的克隆和表达

1. 基因片段扩增，使用正向引物序列:cgaattcagatctTGAGCC CAAATCTTGTGAC 和反向引物序列:cggatccTCATTTACC

CGGAGACAGG，从 pFUSE-hIgG1-Fc2 载体中扩增编码人 IgG1 Fc 基因片段。随后，用 EcoRI/BamHI 酶切消化 PCR 片段，克隆到 EcoRI-BamHI 酶切位点的 pCAGGS 载体中，生成 pCAGGS-fc 载体。

2. 将 S1 PCR 产物和 pCAGGS-Fc 载体分别加入 2 个 1.5mL 的试管中：2μL 适当的 10×限制性缓冲液，1μg DNA(PCR 产物或载体)，20U 限制性内切酶(2.1 小节例子中的 EcoRI 和BamHI)，加 H_2O 至20μL。

3. 用吸头轻轻混合，37℃孵育 1 小时。

4. 用琼脂糖凝胶电泳分析载体和 S1 PCR 产物的酶切效果，并切出消化后产物和载体的凝胶条带。

5. 使用凝胶提取试剂盒纯化琼脂糖条带中的 DNA 产物，用 H_2O 洗脱 DNA，NanoDrop 定量 DNA 浓度。

6. 连接反应，将酶解后的 S1 PCR 产物连接到 pCAGGS-Fc 载体中，在 1.5mL 试管中加入：2μL 10×T4 连接缓冲液，酶切后的 DNA 载体与 S1 PCR 产物以 1:3 摩尔比，加 H_2O 至 19μL，加 1μL T4 DNA 连接酶，用吸头轻轻混匀(见注释 4)。

7. 16℃孵育 1 小时。

8. 加 2~5μL 连接产物到 50μL 大肠杆菌感受态细胞。

9. 在冰上孵育 30 分钟。

10. 42℃水浴或金属浴中热击 30 秒。

11. 加入 250μL SOC 培养液。

12. 37℃震荡培养 1 小时。

13. 在预加热的 LB Amp 板上铺板 100μL。

14. 37℃培养过夜。

15. 次日，用无菌牙签挑选菌落，进行菌落 PCR 筛选和储存。

3.5 PCR 扩增

1. 将单菌落接种于 25μL LB 培养液中。

2. 制备 PCR 反应液：2μL 10×PCR 聚合酶缓冲液，1μL 10mM dNTP，0.6μL 10mM 正向引物，0.6μL 10mM 反向引物，1μL 菌落混合液，1μL PCR 聚合酶，13.8μL dH_2O。

3. 将 PCR 反应液在 94℃孵育 20 秒，58℃孵育 30 秒，72℃孵育 2 分钟，30 个循环，最后在 72℃延长 10 分钟。

4. 用标准琼脂糖凝胶电泳分析 PCR 产物。

5. 将 PCR 阳性克隆接种于 2mL LB Amp 培养基中，37℃振荡生长约 8 小时。

6. 从上述 2mL 的培养基中，接种 500μL 到 500mL 的 LB Amp 培养基中。

7. 37℃下振荡孵育 8 小时。

8. 第二天，根据试剂盒说明书，使用 Maxi prep DNA 试剂盒从细菌中提取质粒 DNA。

9. 酶切后进行琼脂糖凝胶电泳分析，确认质粒 DNA 是否正确。

10. 使用 NanoDrop 或分光光度计测定 DNA 浓度，并准备 1μg/μL DNA 原液。

3.6 S1-Fc 融合蛋白的大规模表达和纯化

1. 将 HEK-293T 细胞接种到 20T175 瓶中，加入 40mL 293T 细胞生长培养液，37℃，5% CO_2 培养约 24 小时，直到 60%~70%融合度。

2. 制备 1mg/μL PEI 工作液，于 4℃保存。

3. 转染前 2 小时，吸出培养基，加入 30mL 预热的 293T 细胞生长培养液。

4. 对于每一个 T175 flask，按如下标准制备 DNA 转染液：将 18μL 的 1μg/μL 的 pCAGGS-MERS-CoV-Fc 质粒 DNA(见 3.5 小节步骤 10)加至 3mL 无血清 DMEM 中，移液器吹吸混合。

5. 在转染液中加入 54μL 1mg/μL 的

PEI 并混匀。

6. 室温孵育 30 分钟。

7. 将 DNA/PEI 复合物逐滴加入 T175 烧瓶中，轻轻摇匀。

8. 孵育 4~12 小时。

9. 吸除转染细胞培养液，加入 40mL HEK-293T 表达培养液，用 37℃、5% CO_2 培养箱中孵育 6 天。

10. 制备 50%(w/v)蛋白-A 耦联的琼脂糖珠：在 0.25g 蛋白-A 琼脂糖 CL-4B 加入 10mL PBS 形成悬浮液，2000g 离心 2 分钟，去除上清液，重悬 2 次。2000g 离心2 分钟沉淀小珠，加入 1.4mL PBS(50% w/v) 重悬，最终体积约 2.8mL。

11. 将转染后的 HEK-293T 细胞的表达培养液收集到 50mL 管中，2850g 离心 10 分钟，清除细胞碎片。

12. 将培养液转移到新的 50mL 试管中，再以 2850g 离心 15 分钟。

13. 将上清液转移到新的 50mL 试管中，并将其置于冰上；以每管 100μL分装，于-20℃保存。

14. 在 40mL 上清液中加入 0.5mL 洗涤后的蛋白-A 琼脂糖珠(50% w/v)和 800μL 1M Tris-HCl pH 值 8.0，4℃旋转培养过夜(见注释 5)。

15. 2000g 离心 15 分钟收集蛋白-A 琼脂糖珠(见注释 6)。

16.将蛋白-A 琼脂糖珠放入 50mL 试管中，用 10mL PBS 洗涤 3 次。

17. 离心后，用 1mL 0.5M、pH 值 3.0 醋酸洗脱缓冲液重悬蛋白-A 琼脂糖珠，室温孵育 1 分钟。

18. 将蛋白-A 琼脂糖珠 14 000g 离心 10 分钟，上清移至 1.5mL 管中。

19. 重复 2 次步骤 17 和步骤 18，洗脱蛋白-A 琼脂糖珠中剩余的 S1-Fc 蛋白。

20. 重复 1 次步骤 18，将上清液中剩余的蛋白-A 琼脂糖珠清除，将上清液转移到新试管中。

21. 为了中和洗脱的 S1-Fc 蛋白的 pH 值，加入 200μL 3M Tris-HCl(pH 值 8.8)使最终 pH 值为 7.5。

22. 用 NanoDrop 仪器定量检测蛋白质浓度。

23. 用标准的 10% SDS-PAGE 凝胶电泳分析洗脱的 S1-Fc 蛋白的分子量。

24. 将 S1-Fc 蛋白分装并于-80℃保存。

3.7 免疫沉淀

3.7.1 细胞裂解液制备

1. 接种 5×10^7 Huh-7 细胞到加入生长培养基的 100mm 培养皿中，37℃培养 24 小时，使细胞融合。

2. 用冰冷的 PBS 冲洗贴壁细胞 2 次，并将 PBS 沥干。

3. 加入 1mL DDM 裂解缓冲液，轻轻摇动培养皿，使其覆盖整个细胞薄片。

4. 用细胞刮板将黏附细胞从培养皿上刮下来，将悬浮细胞转移到一个新离心管中。在 4℃的摇床上轻轻摇动悬浮液 15 分钟，以溶解细胞。

5. 悬浮液 14 000g 在预冷的微离心机中离心 1 分钟。

6. 立即将上清液转移到一个新的离心管中，并丢弃沉淀。

3.7.2 Huh-7 细胞裂解液的预澄清

1. 按照 3.6 小节的步骤 10 制备 50%(w/v)蛋白-A 琼脂糖珠悬液。

2. 每 1.5mL 细胞裂解液中加入100μL 蛋白-A 琼脂糖珠悬液，4℃摇床孵育 10 分钟(见注释 7)。

3. 4℃，14 000g 离心 1 分钟，将上清液移至新试管中。

3.7.3 免疫沉淀

1. 将 2.5μg 纯化的 S1-Fc 融合蛋白(见 3.6 小节步骤 24)加至 1.5mL 预澄清的 Huh-7 裂解液中,在室温下摇床孵育 1 小时。

2. 使用 1.5mL 预澄清的 Huh-7 裂解液,且不含纯化的 S1-Fc 融合蛋白,作为阴性对照,按步骤 1 所述孵育。

3. 将 150μL 50%蛋白-A 琼脂糖珠浆加至 3.7 小节中的 1.5mL 裂解液中,按步骤 2,在 4℃下摇床上轻轻混合过夜。捕获 S1-Fc 融合蛋白和预澄清的 Huh-7 细胞裂解液产生的免疫复合物。

4. 用脉冲离心法收集蛋白-A 琼脂糖珠,即在微离心机中以 14 000g 离心 5 秒,丢弃上清液,用 DDM 裂解缓冲液洗涤 2 次,PBS 洗涤 1 次。丢弃上清液。

5. 200μL PBS 将蛋白-A 琼脂糖珠用重悬,于 4℃保存。

3.8 采用纳米流 LC-MS/MS 质谱分析

3.8.1 SDS-PAGE

1. 制备 100mm NH_4HCO_3-乙腈洗涤液为 1:1(v:v)。

2. 用脉冲离心法将 100μL 蛋白-A 琼脂糖珠(见 3.7.3 小节步骤 5)取沉淀,弃上清液。

3. 将蛋白-A 琼脂糖珠重悬于 30μL 2×Tris-甘氨酸 SDS 样品缓冲液中,轻轻混匀,100℃孵育 10 分钟(见注释 8)。

4. 14 000g 离心 1 分钟。

5. 在 10%预制 Tris-甘氨酸 SDS-PAGE 凝胶上加 15μL 上清液,在 100V 电泳 40 分钟;或者,上清液可以转移到1.5mL 的新试管中,并在-20℃冷冻保存,冷冻上清液应在上样前煮沸 5 分钟。

6. 将 SDS-PAGE 凝胶转移到干净的细胞培养皿或其他塑料容器中,用考马斯蓝染色液覆盖。室温振荡孵育 45 分钟染色。

7. 用脱色液对凝胶脱色,直到可以清楚地看到条带,将凝胶转移到 dH_2O 保存。

8.用干净的刀片和镊子将目标条带切割下来,放在 2 个 dH_2O 湿润的滤纸(1.5cm×10cm)中间。

9. 用甲醇清洗 Mickle 凝胶切片机刀片,再用 dH_2O 清洗。

10. 将包含凝胶的滤纸放在 Mickle 凝胶切片机上,将凝胶切成 1mm 的薄片。

11. 根据凝胶蛋白混合物的复杂程度,将 2 片或 3 片相邻的凝胶切片转移到 1.5mL 的试管中,加入 600μL 的 NH_4CO_3-乙腈洗涤液,将完整的凝胶条带分装于 20~30 个样品管。

3.8.2 凝胶切片的脱色、洗涤

1. 在 100mm 的 NH_4CO_3-乙腈洗涤溶液中,4℃的温度下摇匀过夜,以脱色凝胶切片(见注释 9)。

2. 用凝胶上样吸头吸除洗涤液,加入 0.5mL 新鲜 NH_4HCO_3-乙腈洗涤液,在 4℃下振荡 1 小时。

3. 用 200μL H_2O 洗涤 1 次,200μL NH_4HCO_3-乙腈洗涤液洗 2 次,每次 15 分钟。

4. 加 200μL 100%乙腈收缩凝胶块,并轻弹管身,直到凝胶块变白。

5. 室温下孵育 5 分钟。

6. 吸出乙腈,风干凝胶片 5 分钟。

3.8.3 蛋白质的还原和烷基化(见注释 10)

1. 新鲜配制凝胶膨胀液:5mL 100mM NH_4HCO_3,5mL 新鲜配制的 20mM DTT。

2. 新鲜配制烷基化溶液:将102mg 碘乙酰胺(IAA)溶于 5mL dH_2O 中,然后加入 5mL 100mM 的 NH_4HCO_3。

3. 每片凝胶用 200μL 凝胶膨胀液使之膨胀。

4. 37℃孵育 1 小时。

5. 去除凝胶膨胀液，在每个凝胶切片加入 200μL 烷基化液。

6. 室温黑暗孵育 1 小时。

7. 洗涤凝胶切片 2 次，用 200μL 的 NH_4HCO_3–乙腈洗涤液溶解 15 分钟。

8. 将凝胶切片放入 200μL 100%乙腈中收缩。

3.8.4 凝胶内消化

1. 使用前，用 50mM NH_4HCO_3 将 100μg/mL 胰蛋白酶原液稀释为 10μg/mL 胰蛋白酶工作液。

2. 每 1mm 凝胶片加 10μg/mL 胰蛋白酶工作液 10μL，使每片凝胶片充分浸没在胰蛋白酶工作液中。

3. 室温孵育 30 分钟。

4. 检查凝胶片是否仍然被胰蛋白酶溶液完全覆盖，如果没有，添加更多的胰蛋白酶工作液。

5. 37℃孵育过夜；静置。

3.8.5 从凝胶中提取肽

1. 将凝胶切片离心 10 秒，去除胰蛋白酶。

2. 将 50μL 0.5%甲酸溶液加入 30%乙腈肽提取液中，室温超声 2 分钟后，室温孵育 30 分钟。

3. 将上清液转移到 1.5mL 的干净试管中或 96 孔板中。

4. 重复步骤 3、4 两次，合并上清液。

5. 将混合后的上清液在快速真空干燥器中干燥。

3.8.6 质谱分析

1. 将肽溶解在 30μL 0.1%甲酸溶液中。

2. 采用 Easy–nLC 上耦联 Q Exactive 质谱仪，采用纳米滴 LC–MS/MS 对样品进行分析，在正极模式工作，并配备一个纳米光源。

3. 在 ReproSil C18 反相柱上（柱尺寸 1.5cm×50μm，自装柱），以 8μL/min^{-1} 的流速收集肽混合物。

4. 利用乙腈线性梯度从 0~80%［A=0.1%甲酸；B=80%（v/v）乙腈，0.1%甲酸］以 200nL/min^{-1} 的恒定流量分离肽段 70 或 120 分钟。

5. 将柱洗脱液直接喷入质谱仪的电喷雾电离（ESI）源中。

6. 以连续模式获得质谱；通过高能量碰撞离解（HCD），以数据依赖模式将肽片段化。

7. 对于数据分析，使用 Mascot 蒸馏器软件（Matrix 科技）、蛋白质组发现软件（Thermo）或 MaxQuant 等软件套件，对原始数据文件自动创建峰值列表。使用数据库搜索引擎［如 Mascot 或 Andromeda（MaxQuant）］，在包含所有人类蛋白质序列的 Uniprot fasta 数据库中搜索峰值列表。为了达到控制目的，将人类蛋白数据库与包含所有如 MERS 病毒蛋白序列的 fasta 数据库合并，并在内部服务器或多核桌面 PC 上执行数据库搜索分析。

8. 在 MERS–CoV–S1–Fc IP 样本中，人二肽基肽酶 4（DPP4 或 CD26）胰蛋白酶肽可特异性地被检测到。

3.9 人 DPP4 或相应受体的克隆和表达

3.9.1 人 DPP4 的 RNA 分离和 PCR 扩增

1. 从 Huh–7 细胞中提取总 RNA，按照 3.1 和 3.2 小节制备 cDNA。

2. 使用 3.3 小节所述的 PCR 方法，使用针对人 DPP4 的特异性引物或目标蛋白的基因序列,Pfu Ultra 融合 HS DNA 聚合酶扩增完整的人 DPP4 基因序列。

3.9.2 人 DPP4 的克隆和表达

1. 将完整的 DPP4 基因或目标基因克隆到 pcDNA 3.1(+)表达载体中,BamH1和NotI 为酶切位点(pcDNA-hDPP4 质粒)。

2. 通过序列分析检查载体序列的正确性。制备对病毒感染不敏感的细胞(如 Cos-7 细胞),用 DPP4 表达质粒转染细胞,PEI 转染 pcDNA-hDPP4(质粒 PEI 比 1:3)。

3. 转染 24 小时后，可以通过流式细胞仪(FACS)检测细胞表面 DPP4 的表达情况，并通过感染 MERS-CoV-EMC 易感细胞检测细胞的感染活性。

3.9.3 用流式细胞仪分析受体表达细胞

1. 转染 24 小时后(3.9.2 小节步骤2),用 PBS 洗涤细胞一次,加入 1mL EDTA 胰蛋白酶。

2. 37℃孵育约 5 分钟(直到细胞完全分离)。

3. 加入 1mL PBS,吸头上下吸液混合。

4. 将细胞悬液转移到新试管中,并添加 5mL PBS。

5. 400×离心 5 分钟。

6. 用 2mL PBS 重悬细胞,用细胞计数仪计数细胞。

7. 将 5×10^5 细胞置于 96 孔“v”形板中,并加入 S1-Fc 或 5μg/mL 抗蛋白抗体(如本例中的山羊抗 DPP4 多克隆抗体),或 50μL 不加入任何蛋白溶液作为对照。

8. 冰上孵育 30 分钟。

9. 用含 0.5% BSA 的 PBS 洗涤细胞 3次。

10. 根据步骤 7 中抗体来源的不同，分别添加 FITC 标记的山羊抗人 IgG 或 FITC 标记的兔抗山羊血清(5μg/mL),或任何其他标记的二抗。

11. 冰上孵育 30 分钟,PBS 洗涤 3 次。

12. 将细胞重悬于 190μL PBS 中。

13. 用流式细胞仪分析有无荧光的细胞(图 15.2)。

3.9.4 病毒感染实验

1. 在 Cos-7 细胞中转染 pcDNA-DPP4 质粒或含有研究基因的质粒,空白质粒作为阴性对照。

2. 转染 24 小时后，用 Cos-7 生长培养液清洗细胞，并将细胞与待检测病毒(如 MERS-CoV-EMC)孵育 1 小时。

3. 用含 1% FCS 的 Cos-7 生长培养液清洗细胞 2 次，以去除未结合的病毒,加入 3mL 新鲜培养液。

4. 在 37℃、5% CO_2 培养箱中培养细胞 24 小时。

5. 4%甲醛溶液固定细胞 10 分钟。

6. 用 PBS 洗涤细胞 3 次。

7. 加入 500μL 70%的乙醇,将细胞板在4℃保存。

8. 用 PBS 洗涤细胞 3 次。

9. 添加 200μL 10%山羊血清或步骤 14 中的二抗。

10. 37℃孵育 30 分钟。

11.清除 10%的山羊血清,加入 200μL 的特定病毒蛋白抗体，例如，对 SARS-CoV-EMC 有交叉反应的兔抗SARS-CoV nsp4(5μg/mL)抗体。

12. 37℃孵育 1 小时。

13. 用 PBS 洗涤细胞 3 次。

14. 加入 200μL(5μL/mL)FITC 耦联的山羊抗兔血清。

15. 37℃孵育 1 小时。

16. 用 PBS 洗涤细胞 3 次，用荧光显微镜分析(图 15.3)。

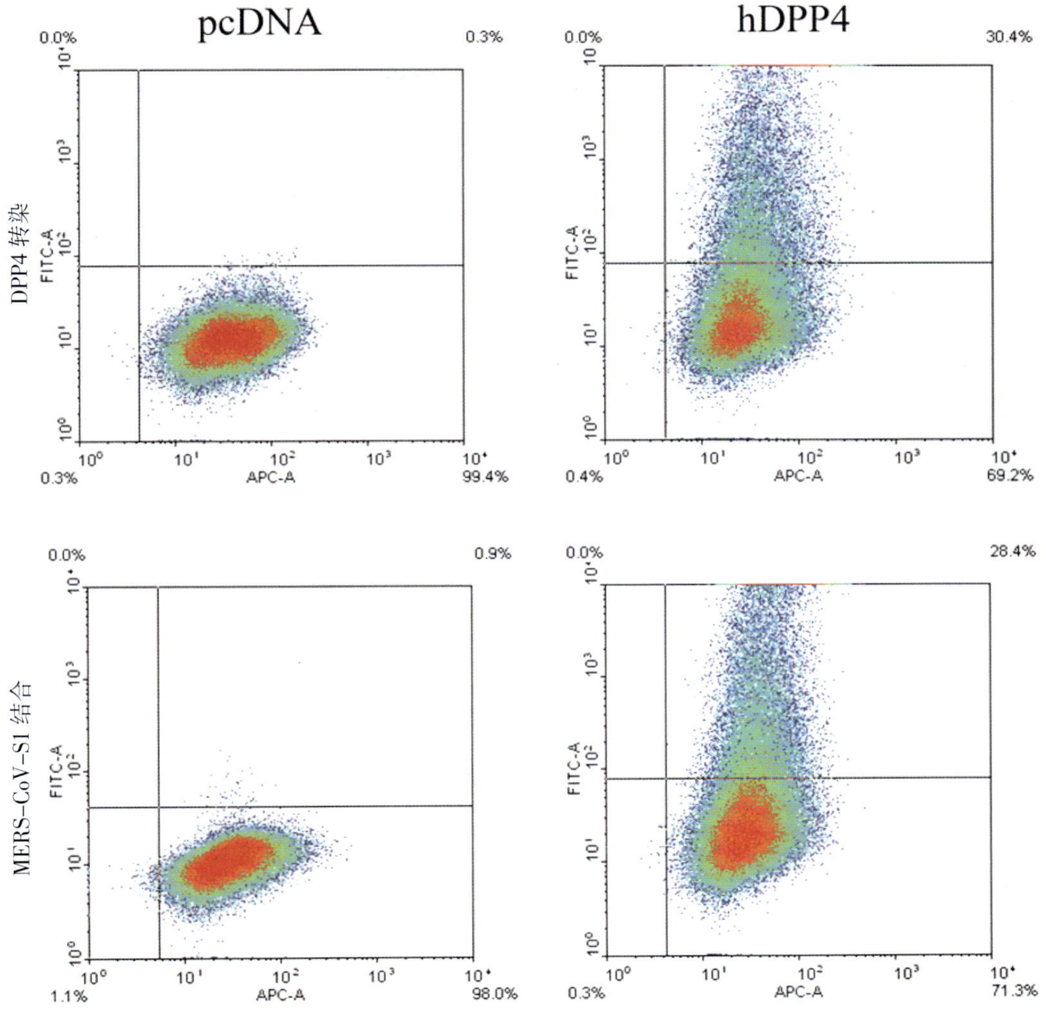

图 15.2　用流式细胞仪分析转染人 DPP4 质粒或空白质粒后，人 DPP4 的表达及 MERS-CoV-S1 蛋白与细胞的结合。图中显示了 DPP4 染色(上图)和 MERS-CoV-S1 蛋白结合(下图)。

4. 注释

1. 当使用其他公司生产的 RNA 提取试剂盒时，请参考相应制造商的说明书。

2. 可用于此反应体积的 RNA 量为 100 pg/μg RNA。如果使用更多的RNA(如 2μg)，应添加所需数量的溶剂。

3. 当使用 Pfu 以外的另一种聚合酶时，请参考相应说明书。

4. 最后添加连接酶。

5. 在处理琼脂珠时，建议将移液管尖端切掉，以避免造成琼脂珠破碎。

6. 在吸出培养液之前，取 100μL 微粒并于-20℃保存。

7. 预先清洗裂解液，当稍后在实验中

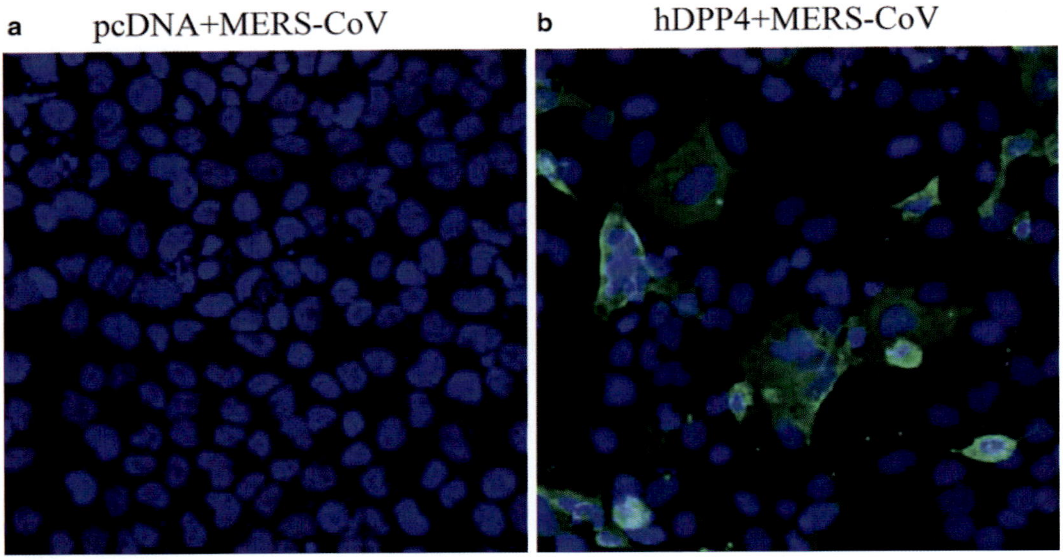

图 15.3 人 DPP4 作为功能性 MERS-CoV 受体的特征。将人 DPP4 质粒或对照质粒转染不敏感的 Cos-7 细胞,24 小时后将细胞感染 MERS-CoV-EMC。随后,细胞在感染 24 小时后被固定,并对其进行 MERS-CoV 染色。(a)空质粒转染细胞。(b)人 DPP4 质粒转染细胞。

使用时,将减少蛋白与琼脂糖的非特异性结合。

8. 确保所有用来运行凝胶的设备(托盘、盒子、盘子、吸头等)是干净的,并应把用于质谱凝胶的设备和实验室里的其他电泳设备分开。角蛋白污染物越多,最终获得蛋白质量越少。

9. 几个小时就够了。

10. 如果在运行凝胶之前已经将蛋白质烷基化,这些步骤可以跳过。

致谢

这项工作得到了荷兰科学研究组织(NWO; 编号:40-00812-98-13066)授予 BJB 和 BLH。病毒诊所生物科学部分采用了 SLS。

参考文献

1. Parrish CR, Holmes EC, Morens DM et al (2008) Cross-species virus transmission and the emergence of new epidemic diseases. Microbiol Mol Biol Rev 72:457–470
2. Drosten C, Günther S, Preiser W et al (2003) Identification of a novel coronavirus in patients with severe acute respiratory syndrome. N Engl J Med 348:1967–1976
3. Zaki AM, van Boheemen S, Bestebroer TM et al (2012) Isolation of a novel coronavirus from a man with pneumonia in Saudi Arabia. N Engl J Med 367:1814–1820
4. Dalgleish AG, Beverly PCL, Clapham PR et al (1984) The CD4 (T4) antigen is an essential component of the receptor for the AIDS retrovirus. Nature 312:763–767
5. Greve JM, Davis G, Meyer AM, Forte CP et al (1989) The major human rhinovirus receptor is ICAM-1. Cell 56:839–847
6. Bergelson JM, Shepley MP, Chan BMC et al (1992) Identification of the integrin VLA-2 as a receptor for echovirus 1. Science 255:1718–1720
7. Mendelsohn CL, Wimmer E, Racaniello VR

(1989) Cellular receptor for poliovirus: molecular cloning, nucleotide sequence, and expression of a new member of the immunoglobulin superfamily. Cell 56:855–865
8. Yeager CL, Ashmun RA, Williams RK et al (1992) Human aminopeptidase N is a receptor for human coronavirus 229E. Nature 357:420–422
9. Raj VS, Mou H, Smits SL et al (2013) Dipeptidyl peptidase 4 is a functional receptor for the emerging human coronavirus-EMC. Nature 495:251–254
10. Li W, Moore MJ, Vasilieva N et al (2003) Angiotensin-converting enzyme 2 is a functional receptor for the SARS coronavirus. Nature 426:450–454
11. Zeng Q, Langereis MA, van Vliet AL et al (2008) Structure of coronavirus hemagglutinin-esterase offers insight into corona and influenza virus evolution. Proc Natl Acad Sci U S A 105:9065–9069
12. van Boheemen S, de Graaf M, Lauber C et al (2012) Genomic characterization of a newly discovered coronavirus associated with acute respiratory distress syndrome in humans. MBio 3, e00473-12

第16章

单粒子示踪分析研究冠状病毒膜融合

Deirdre A. Costello, Susan Daniel

摘要

利用全内反射显微镜(TIRFM)对单个病毒颗粒与宿主细胞膜融合的单粒子示踪(SPT),是一种定量表征病毒-宿主细胞相互作用的强大技术。该技术最明显的突破就是可广泛应用于许多类型的包膜病毒(如冠状病毒),将非脂质受体(如蛋白质)整合到支撑脂质双层膜(SLB)中,用于监测膜融合,本章描述了一种将蛋白的病毒受体——猫氨肽酶N(fAPN),通过在质膜上表达fAPN的哺乳动物的细胞起泡,整合到SLB的方法。该受体与猫冠状病毒(FECV 1683)结合。本章还描述了如何在SLB平台上对FECV融合进行单粒子示踪法以获得融合动力学。

关键词:细胞起泡;单颗粒病毒融合;单颗粒示踪;支持性的脂质双层膜;微流体;融合动力学

1. 引言

定量研究病毒-宿主细胞相互作用和病毒进入动力学的一种通用方法是使用全内反射荧光显微镜(TIRFM)[1-3]结合微流体处理和液态支撑脂质双层膜(SLB)的单颗粒成像。使用这个平台有许多优点。首先,TIRFM成像方法允许一个人获得独特的单一粒子数据,用来区分人群中的个体,并可确定通常被整合方法覆盖的进入步骤的中间步骤的机制。其次,微流体处理能够独特地控制启动融合的时间顺序,如病毒结合、蛋白酶暴露和pH值下降。第三,支持性的脂质双层膜覆盖在微流体通道的壁上,起到宿主膜的模拟作用[4,5],它保持了脂质在双分子层中的流动性,同时它的平面结构消除了活细胞造成的许多实验的复杂性。这些特性便于研究病毒感染过程中的病毒-细胞相互作用和膜融合过程。该平台还可以收集定量数据,用于随机病毒融合事件的统计分析和膜融合动力学的测量。

运用SLB平台研究单病毒颗粒侵入的最大缺点是与之兼容的病毒范围有限。这种局限主要来源于可整合到SLB中受体的复杂性。因此,这个平台目前局限于对少数病毒的研究,如流感病毒[2,3,6]、辛德比斯病毒[3]和水疱性口炎病毒(VSV)[7],这些病毒都与容易整合到SLB中的特定脂质相互作用。然而,许多包膜病毒的受体,包括冠状病毒,都是膜蛋白。本章描述了一种将膜蛋白整合到支持性平面双层膜的方法,用于使用单一粒子示踪TIRFM研究冠状病毒的融合。在这里,重点研究的是一种最具特征的受体,即氨肽酶N(APN),它是许多冠状病毒属中的冠状病毒的受体[8-10]。

为了提供一些观点,本章总结了制备蛋白脂质体的标准程序,这些蛋白脂质体可用于形成支撑双层膜。通常用去垢剂溶解感兴趣的膜蛋白,将蛋白质加入小泡中,然后将其重构为一个小泡,称为蛋白脂质体[11]。当膜蛋白被溶解时,它们被从其天然的脂质环境中提取出来,疏水的跨膜结构域暴露在水相环境中。为了尽量减少这些不利的能量作用,蛋白质可能会重新折叠并导致错误折叠的蛋白质合并到蛋白脂质体中。上述重构过程导致形成双层膜中随机定向的蛋白质。这些非自然的改变对发病机制有重要影响:细胞膜上的蛋白质构象及其糖基化是控制宿主-病原体相互作用的关键。为了避免上述问题,我们研发了一种方法,即通过化学诱导细胞起泡,将具有功能的、酶活性的膜蛋白包埋在支持性双层膜中[12-15],从而创建包含质膜成分组成的蛋白脂质体[16,17]。

细胞起泡经化学诱导产生,其蛋白脂质体从来没有经过去垢剂的溶解,是研究病毒-宿主相互作用理想的仿生系统。首先用冠状病毒特有的受体蛋白(或任何感兴趣的蛋白)转染细胞,培养到融合,然后用化学方法诱导起泡。为了形成平面双层膜,首先将细胞泡吸附在玻璃表面,然后与宿主细胞的无蛋白脂质体一起孵育。脂质体在吸附气泡之间的空隙中破裂,导致吸附在表面的细胞泡破裂,形成单一的双层平面[16]。之前的实验[17]表明,在SLB平台由气泡形成的APN具有酶活性,定向正确,并能在膜融合前与CoV结合。值得注意的是,起泡过程适用于许多类型的细胞,我们已经成功表达了其他蛋白包括MERS-CoV的受体DPP4,并使用这种方法将它们成功整合到SLB中。

2. 实验材料

2.1 细胞培养、细胞起泡和蛋白脂质体制备

1. 巨质膜囊泡(GPMV)缓冲液:150mM NaCl,10mM HEPE,2mM 氯化钙。用盐酸(HCl)调节pH值至7.4。

2. 起泡缓冲液:GPMV缓冲液,2mM二硫苏糖醇(DTT),25mM甲醛。

3. 磷酸盐缓冲盐(PBS):137mM NaCl,2.7mM KCl,10mM $Na_2HPO_4 \cdot 2H_2O$,1.8mM KH_2PO_4。用盐酸调节到所需的pH值。

4. 生物纯级的氯仿和甲醇。

5. 1-油酰-2-棕榈酰-sn-甘油-3-磷酸胆碱(POPC)。

6. 1-油酰-2-棕榈酰-sn-甘油-3-磷酸乙醇胺(POPE)。

7. 1,2-二烯烃-sn-甘油-3-磷酸胆碱(DOPC)。

8. 胆固醇。

9. 鞘磷脂。

10. 俄勒冈绿DHPE。

11. 小仓鼠肾(BHK-21)细胞。

12. pCAGGS-fAPN(猫氨基肽酶N质粒,由科罗拉多大学教授Kathryn Holmes慷慨捐赠)。

13. 超声水浴锅。

14. Zetasizer Nano Z(马尔文)。

2.2 微流体建立、病毒标记和 SPT 分析

1. 玻璃罩(25mm×25mm;第 1.5 号)。

2. 过氧化氢(50%溶液)。

3. 硫酸。

4. 聚二甲基硅氧烷(PDMS)。

5. 透明胶带。

6. Tygon 微孔管(外径 0.06",内径0.02")。

7. 管接头(外径 0.025",内径 0.013",长 0.300")。

8. 1mL 平端皮下注射器。

9. 23 号规格的 luer stubs。

10. 注射器。

11. 猫肠冠病毒(FECV) 1683。

12.L-1-苯乙基氯甲基酮(TPCK)胰蛋白酶。

13. 亲脂性荧光团, 如十八烷基罗丹明 B 氯(R18), 1'-二十八烷基-3,3,3',3'-四甲基碳氰高氯酸盐(DiI),或十八烷基罗丹明(Rh110C18)(见注释 1)。

14. 磺胺达明 B(SRB)粉。

15. Lipex 挤出机,10mL(北方脂质公司)。

16. 50nm 和 100nm 的聚碳酸酯过滤器。

17. 陶瓷船。

18. 等离子清洗剂。

19. 反向蔡司 Axio 观察仪。Z1,配有 100×油物镜,数值孔径(NA)为 1.46,激光 TIRF 3 滑块(Carl Zeiss 公司)和双通道双视角成像系统(DV2,Photometrics)。

20. Semrock 74 HE GFP/mRFP 过滤器。

21. 电子倍率 CCD 相机(滨松ImagEM C9100-13,Bridgewater,美国新泽西州)。

22. 倍数放大需要的试剂(Carl Zeiss 公司)。

23. 图像处理软件如 Axiovision 和 Image J。

24. 数据分析软件如 Matlab。

3. 实验方法

3.1 细胞培养和起泡

1. 细胞接种:解冻 BHK-21 哺乳动物细胞,生长至融合。细胞传代和子代细胞培养,以 1.5 个细胞/mL 的密度在 10cm 培养皿中,在 37℃、5% CO_2 培养箱中培养 24 小时(见注释 2)。

2. 转染: 按照标准转染操作, 用 6μg 的 PCAGGS-fAPN 转染细胞, 在 37℃、5% CO_2 条件下培养至少 18 小时。

3. 起泡:用 6mL GPMV 缓冲液(每 10cm 培养皿)洗涤细胞。向每个培养皿中加入 4mL 起泡缓冲液。将培养皿在 37℃下轻轻摇动 1 小时或在室温下摇动 2 小时(见注释 3)。

4. 将培养皿放在倒置显微镜上,用明亮视野放大 100×观察溶液中漂浮的气泡。气泡看起来像漂浮的黑色小球体。

5. 为了确保最大限度地产生气泡,轻轻地拍打培养皿的边缘,以帮助任何未分离的气泡释放到上清液中。轻轻收集上清液到试管中。将试管置于冰上 15 分钟,以使脱落的细胞沉淀到底部。吸出液体,将剩余的 500μL 液体转移到新管中。

6. 用两个 1:1 体积的 GPMV 缓冲液透析细胞泡 24 小时,以去除 DTT 和 HCHO。

3.2 BHK 流式(BHKF)脂质体制备

1. 将适当数量的 POPC-POPC-鞘磷脂-甾醇-俄勒冈绿 DHPE 按 37.3:34.2:5.7:22.8:0.1 的比例混合,形成脂质体。选择这个比例是为了尽可能接近 BHK 细胞的脂质含量。在生物级氯仿中溶解清除鞘磷脂

以外的所有成分，然后混合在液闪瓶中。将鞘磷脂溶解在 4:1 比例配制的氯仿-甲醇混合物中。

2. 在高纯度氮气罐中吸出溶剂，然后在真空干燥器中放置过夜，以确保所有溶剂完全蒸发。用铝箔或黑布包裹干燥器，避免因光照引起脂质和荧光团降解。

3. 在干燥脂膜中加入 pH 值 7.4 的磷酸盐缓冲盐，在超声水浴中以最低设置参数重悬 20 分钟。最终脂质浓度应约为 2mg/mL。

4. 将脂质体通过 100nm 的聚碳酸酯过滤器过滤 5 次，然后通过 50nm 的聚碳酸酯过滤器过滤 2 次。脂质体的平均直径通常为 100nm，用动态光散射仪(Zetasizer Nano Z，马尔文)确定。

3.3 病毒标记

1. 病毒内部标记：在生物安全柜内操作，将一小瓶冠状病毒在冰上解冻。将 10μL 的 20mm SRB 染料加至 20μL 的冠状病毒中。将病毒/SRB 混合物孵育 16~20 小时(见注释 4)。

2. 在微离心管中用 250μL GPMV 缓冲液稀释 SRB 标记的冠状病毒。轻轻振荡 30 秒混匀。在病毒/缓冲液混合液中加入 2μL 的 TPCK-胰蛋白酶(2.5μg/mL)，再次涡旋振荡 30 秒。将管置于 37℃水浴或金属浴中 15 分钟。

3. 病毒膜标记：从水浴锅中去除胰蛋白酶处理过的病毒。加入亲脂性荧光团(如 R110C18)，超声水浴 1.5 小时，用 G-25 离心管以 3×1000g 的速度离心 2 分钟，去除未掺入的染料(见注释 5)。

3.4 微流控装置的制备

1. 将盖玻片放入陶瓷船中，然后将船放入玻璃烧杯中。穿戴适当的个人防护设备，在通风橱中操作，用量筒测量 43mL 过氧化氢(50%)，倒入烧杯，完全淹没载玻片。再加 100mL 硫酸到烧杯中。这种混合物通常被称为“piranha 溶液”，在最初的几分钟里反应非常剧烈。

2. 反应进行 10 分钟后，非常小心地加入约 50mL 去离子水。当反应淬灭时，烧杯上会产生一些气泡。

3. 一旦剧烈的气泡停止产生，戴上特氟纶手套拿起烧杯，非常小心地将烧杯中的剩余液体从烧杯中倒入专门用来装“piranha 废料”的化学废液瓶中。烧瓶中的液体刚好能覆盖载玻片。

4. 重复这一清洗步骤，直到用掉 500mL 去离子水，然后将烧杯转移到水槽中，用持续的去离子水冲洗约 15 分钟。

5. 微流控设备是使用聚二甲基硅氧烷(PDMS)在成型过程中形成的。在一个干净的塑料容器中以 10:1 的比例称出弹性体和交联剂(如使用 20g 弹性体和 2g 交联剂，制成 22g PDMS)。用刮刀搅拌均匀，但要小心不要把容器中的任何塑料刮到混合物中。

6. 彻底混合后，样品将会充气，在完全交联之前必须除去气泡。将塑料容器放入干净的干燥器中，置于真空状态。当气体逸出时，PDMS 混合物会迅速爬上容器的侧壁。周期性关闭真空阀门，允许压力缓慢均衡，以防止混合物沿着管壁外溢。当所有较大的气泡去除后，把容器放在真空下，直到混合物完全脱气。

7. 将 PDMS 混合物轻轻地倒在含有微流体通道的硅片模具上(见注释 6)。倒在硅片上的 PDMS 层不应超过 0.5 英寸厚(备注：1 英寸=2.54cm)。

8. 80℃下烘烤 3 小时。

9. 充分冷却后，将 PDMS 设备从模具中切出，用 23 号针头给通道开进出口的孔。

10. 先用水清洗设备,再用乙醇清洗,特别是清洗进出口,以去除打孔过程中产生的任何障碍物。

11. 彻底干燥设备,用透明胶带粘贴,清除任何灰尘或颗粒。

12. 将干燥的经“piranha 溶液”清洗过的载玻片和 PDMS 微流体装置放入等离子清洗机内。使用氧等离子体,最高设置为 600μm 压力,清洗约 25 秒。

13. 清洗完毕后,平衡清洗机腔内的压力,快速打开,立即将装置(通道侧朝下)置于载玻片上,尽可能放置在载玻片的中心处(即远离载玻片玻璃边缘)。用镊子轻轻按压装置,以确保与载玻片完全接触。

14. 于 80℃下烘烤 10 分钟。这一过程将使载玻片不可逆地牢牢粘合到 PDMS 装置上。如果没有,说明装置不够干净,应重复上述清洗步骤。

15. 让装置冷却 5 分钟。

16. 装置内每个通道切割 2 段 Tygon 软管:1×23cm(进口)和 1×30cm(出口)。

17. 使用一对钳子或镊子将金属管连接器分别插入进出口管的一端。将每个管的金属端插入微流体装置的进出口端口。注意不要用力过大, 否则会压碎盖玻片。不要插入管, 避免管接触到通道底部,防止液体在通道中自由流动。

18. 将进口管的另一端置于装有已过滤的 GPMV 缓冲液的小瓶中,将注射器/针头连接到出口管的末端。

3.5 显微镜检查和 SPT 检测

1. 用配有 α “Plan-Apochromat”100× Oil 蔡司物镜 Z1[数值孔径(NA)为 1.46]的全内置反射荧光显微镜(TIRF)进行膜融合分析观察,该显微镜配有激光 TIRF 3 滑块和双通道双视野成像系统,使得用一个 CCD 芯片可同时将两个发射信号分别成像进行观察,仪器上的两个激光器同时用于激发不同颜色的荧光,本实验中使用的是固态激光器激发的 561nm 和 488nm 激发波长, 用于激发红色和绿色荧光,激发光通过 Semrock 74 HE GFP/mRFP 滤光立方体进行波段过滤,然后与二向色镜结合,聚焦在物镜后孔径的外边缘。荧光发射信号通过 525/31nm 和 616/57nm 双波段发射过滤器过滤,然后发送到电子倍增 CCD 相机。

2. 将微流控装置的盖玻片,用 100×物镜观察,进行 TIRF 成像。

3. 将微流控装置用显微镜 10×物镜(或其他低倍物镜)观察。

4. 将注射器连接到注射泵上。将缓冲液以 100μL/min 的流速通过通道 2 分钟,以清除设备通道壁上残留的任何杂物。等待5 分钟, 然后将进样管转移到装有 BHK21-fAPN 气泡的小瓶中。

5. 检查进样管,确保没有气泡或空气塞形成。如果存在气泡,则以 50L/min 的速度反向运行注射泵,直到气泡被推回到缓冲液的小瓶中,然后将导管转移到含有细胞起泡的小瓶中。

6. 将稀释为 1:4(泡-GPWV)缓冲液带动细胞泡,以 30μL/min 的流速注入通道,持续 5 分钟(见注释 7)。

7. 让细胞泡在玻璃上孵育至少 30 分钟。

8.用 GPMV 缓冲液以 100μL/min 的流速清洗微通道 2 分钟。

9. 将 0.5mg/mL 的 BHKF 脂质体溶液以 100mg/min 的速度注入通道 2 分钟。

10. 将脂质体与细胞泡在通道中孵育至少 1 小时。用 GPMV 缓冲液重复上述清洗步骤。

11. 在 100×放大镜下检查双分子层。如果双分子层出现片状,可能需要进一步用BHKF 脂质体孵育(见注释 8)。

12. 在 pH 值 7.4 的 PBS 缓冲液中稀释 250μL 荧光标记的病毒。

13. 将稀释后的病毒溶液以 30μL/min 的速度流入微流控通道,持续 5 分钟。使病毒与膜结合至少 20 分钟。

14. 用缓冲液以 100μL/min 的流速冲洗通道中多余的病毒,持续 2 分钟。

15. 在通道中定位一个具有均匀双分子层区域和高密度结合病毒颗粒的绿色通道(见注释 9)。将相机视野切换到双视野模式,并打开红色激光器。此时结合有 SRB 和 R110C18 的病毒颗粒应该可以在绿色和红色通道中同时观察到。确保两个通道的调焦。

16. 一旦找到合适的位置，就关闭红色和绿色激光器，以避免不必要的光淬灭。小心地将通道的进口管从中性 PBS缓冲液切换到酸性 PBS 缓冲液(pH 值<5.5)。

17. 将酸性缓冲液以 100μL/min 的速度注入通道,持续 2 分钟,设置记录软件记录 4~5 分钟,设置相机最大曝光时间为 100ms。绿色通道中背景强度的下降表明酸性缓冲液已经到达通道。点状荧光病毒颗粒的荧光急剧增加标志着半融合出现,然后绿色荧光团扩散到支撑的双层中,从点状点辐射出去。红色通道中红色荧光强度的急剧下降标志着同一粒子中形成了孔隙。

3.6 成像处理和数据分析

1. 将图像顺序导入图像处理软件,如 Image J。

2. 通过示踪俄勒冈绿色强度,确定酸化发生的大致时间。

3. 从原始文件创建子叠加视频文件。将俄勒冈绿强度下降的时间设为子叠加视频的第一帧(时间为零)。对于仅对半融合进行监测的实验,在整个视频过程中应示踪每个融合粒子的强度。在同时监测半溶合和孔隙形成的实验中,只须识别和跟踪经历这两个过程的病毒粒子的强度。

4. 为了分析数据并获得融合动力学,需要将该数据导入 Matlab 等数据分析软件中,以确定每个融合粒子出现最大强度(半融合)或强度下降(孔隙形成)的时间。这些数据可以通过各种方式进行分析,以确定与融合过程相关的动力学参数。一种常用的方法是将数据绘制成累积分布,并与伽马分布[6]拟合。该方法可以求解动力学过程的步数和极限步数的速率常数。对于 pH 值敏感的融合，这些值会随着启动融合的缓冲液的 pH 值的变化而变化。

4. 注释

1. 可使用商品化的亲脂性荧光载体进行半融合实验,例如,来自 Invitrogen 的十八烷基罗丹明 B 氯化物(R18)或 1’-十八烷基-3,3,3’,3’-四甲基吲哚碳菁高氯酸盐(DiI)。Floyd 等[2]和 Costello 等[6]描述了 R110C18 的合成。

2. 细胞培养。细胞起泡并不局限于 BHK-21 细胞;可以使用多种细胞系。

3. 细胞起泡。在起泡过程中,有许多方法可以培养这些细胞。搅拌不是严格要求的,如果培养时间增加到 2 小时,可以在 37℃产生气泡。另一种非常有效的方法是将培养皿放在 37℃的水浴摇床/空气摇床中,孵育 1 小时。

4. 实验时间。微流控装置和 BHKF 脂质体可在实验前数天或数周制备,只要保存得当。“piranha 溶液”清洗过的盖玻片在清洗后 24 小时内不得使用。对于冠状病毒双重标记实验,在亲脂荧光团(如R110C18)的共标记之前，应与 SRB 孵育至少 16 小时。一旦病毒被标记,荧光探针将仅在几个小时内与病毒保持稳定的耦联。

5. 优化病毒标记。当合成了一批新的染液或处理新的病毒时,可能需要重新优化所需的 R110C18 量,确保在单个病毒颗粒水平上实现充分的淬灭。通常,为了优化染液浓度,应在荧光计中进行大量淬灭实验。用不同数量的染液与病毒孵育和过滤。将标记的病毒添加到比色皿中,并在所用染料的适当波长处取基线读数。若要检查病毒是否被淬灭,可加入 100μL 的 10%的 Triton-X 去垢剂溶液。荧光显著而快速的增加表明病毒在膜溶解之前就被淬灭了。一旦获得了整体淬灭浓度,微流体中的最佳淬灭条件应与荧光计数仪中的最佳淬灭条件接近。由于光漂白,可能需要进一步的优化。

6. 微流控大师。用于这些实验的微流控主硅晶片是在康奈尔大学的纳米设备(CNF)中设计的。每个通道被设计为135μm 宽和 70μm 深。

7. 细胞泡的浓度。本章中推荐的细胞泡与 GMPV 缓冲液的比例可能会发生变化。根据细胞泡的产率,这个比例可能需要改变,以优化微流体装置中的吸附。应该注意的是,在 BHKF 脂质体的孵育过程中,气泡完全饱和的通道会导致双层膜不流动,这可能是由于在吸附的细胞泡之间没有脂质体的空间。

8. BHKF 孵育。用于起泡孵育的BHKF 脂质体浓度建议为 0.5mg/mL;然而,浓度增加可以帮助双分子层更快地形成。根据被吸附的细胞泡的浓度,也可能需要将BHKF 的孵育时间从 1 小时增加到 2~3 小时。

9. 激光器的功率。光漂白可以极大地影响双标记病毒粒子的可视化。应尽可能确定最低的激光功率,通常通过反复实验,以避免光漂白,又可以使结合病毒粒子的强度在红色通道和绿色通道都高于背景噪声。在本实验中使用的蔡司显微镜,激光功率被调制到总强度的 20%可以使用。在这种模式下,红色通道和绿色通道的激光功率通常会降低到 5%~10%。这些值可能会因显微镜设置和使用的软件而有所不同。

致谢

感谢国家科学基金会(资助 CBET-1149452)和(资助 CBET-1263701)对这项工作的支持。部分实验是在纳米生物技术中心和康奈尔纳米实验室进行的,康奈尔纳米实验室是国家纳米基础设施网络的成员,该网络由国家科学基金会(拨款 ECS-0335765)支持。我们还要感谢我们的合作者,康奈尔大学兽医学院的 Gary R. Whittaker 教授和 Jean K. Millet 博士,感谢他们为这些研究提供了 FECV 以及他们在冠状病毒感染方面的专业知识。

参考文献

1. Axelrod D, Burghardt TP, Thompson NL (1984) Total internal reflection fluorescence. Ann Rev Biophys Bioeng 13:247–268
2. Floyd DL, Ragain JR, Skehel JJ et al (2008) Single-particle kinetics of influenza virus membrane fusion. Proc Natl Acad Sci USA 105:15382–15387
3. Wessels L, Elting MW, Scimeca D et al (2007) Rapid membrane fusion of individual virus particles with supported lipid bilayers. Biophys J 93:526–538
4. Brian AA, McConnell HM (1984) Allogeneic stimulation of cytotoxic T cells by supported planar membranes. Proc Natl Acad Sci USA 81:6159–6163, Epub 1984/10/01
5. Castellana ET, Cremer PS (2006) Solid supported lipid bilayers: from biophysical studies to sensor design. Surf Sci Rep 61(10): 429–444
6. Costello DA, Lee DW, Drewes J et al (2012) Influenza virus-membrane fusion triggered by proton uncaging for single particle studies of

fusion kinetics. Anal Chem 84:8480–8489
7. Matos PM, Marin M, Ahn B et al (2013) Anionic lipids are required for vesicular stomatitis virus g protein-mediated single particle fusion with supported lipid bilayers. J Biol Chem 288:12416–12425
8. Tresnan DB, Levis R, Holmes KV (1996) Feline aminopeptidase N serves as a receptor for feline, canine, porcine, and human coronaviruses in serogroup I. J Virol 70: 8669–8674
9. Tusell SM, Schittone SA, Holmes KV (2007) Mutational analysis of aminopeptidase n, a receptor for several group 1 coronaviruses, identifies key determinants of viral host range. J Virol 81:1261–1273
10. Yeager CL, Ashmun RA, Williams RK et al (1992) Human aminopeptidase N is a receptor for human coronavirus 229e. Nature 357:420–422
11. Ciancaglini P, Simão A, Bolean M et al (2012) Proteoliposomes in nanobiotechnology. Biophys Rev 4:67–81
12. Scott RE, Perkins RG, Zschunke MA, Hoerl BJ, Maercklein PB (1976) Plasma membrane vesiculation: a new technique for isolation of plasma membranes. Science 194:743–745
13. Holowka D, Baird B (1983) Structural studies on the membrane-bound immunoglobulin E-receptor complex. 1. Characterization of large plasma-membrane vesicles from rat basophilic leukemia-cells and insertion of amphipathic fluorescent-probes. Biochemistry 22(14): 3466–3474
14. Baumgart T, Hammond AT, Sengupta P, Hess ST, Holowka DA, Baird BA et al (2007) Large-scale fluid/fluid phase separation of proteins and lipids in giant plasma membrane vesicles. Proc Natl Acad Sci USA 104(9): 3165–3170
15. Sezgin E, Kaiser H-J, Baumgart T, Schwille P, Simons K, Levental I (2012) Elucidating membrane structure and protein behavior using giant plasma membrane vesicles. Nat Protoc 7(6):1042–1051
16. Costello DA, Hsia CY, Millet JK et al (2013) Membrane fusion-competent virus-like proteoliposomes and proteinaceous supported bilayers made directly from cell plasma membranes. Langmuir 29:6409–6419
17. Costello DA, Millet JK, Hsia CY et al (2013) Single particle assay of coronavirus membrane fusion with proteinaceous receptor-embedded supported bilayers. Biomaterials 34:7895–7904

第 5 部分

病毒与宿主相互作用研究

第17章

病毒与宿主的相互作用研究

Chee-Hing Yang, Hui-Chun Li, Cheng-Huei Hung, Shih-Yen Lo

摘要

为了解病毒复制及其致病的分子机制，有必要建立病毒-宿主-蛋白质之间的相互作用网络。而酵母双杂交系统是研究蛋白质-蛋白质相互作用的强有力的蛋白质组学方法。通常在使用酵母双杂交筛选系统鉴定出与靶病毒蛋白相互作用的特异性细胞因子后，采用免疫共沉淀法和共聚焦显微镜分析，来验证细胞中病毒与宿主蛋白的相互作用。其次，确定病毒生存所需的细胞因子或消除被病毒感染的细胞可以帮助科学家开发出更有效的抗病毒药物。本章总结了我们实验室中用于研究冠状病毒与宿主蛋白质相互作用的标准方法，其中包括酵母双杂交筛选、免疫共沉淀和免疫荧光显微镜分析。

关键词：蛋白质-蛋白质相互作用；病毒-宿主相互作用；人冠状病毒；酵母双杂交（Y2H）；免疫共沉淀；共聚焦显微镜分析

1. 引言

自 1898 年首次发现烟草花叶病毒以来，病毒与宿主间的相互作用一直被广泛研究。然而，由于实验工具的局限性，研究广泛相互作用网络的实验的较困难。随着蛋白质生物化学、核酸测序和一些高通量筛选系统的技术发展，这项研究有了很大进展。用于高通量分析蛋白质的相互作用的 3 种常用方法是酵母双杂交（Y2H）系统、亲和纯化技术和蛋白质芯片[1]。Y2H 在 1989 年首次被用于鉴定和分析酵母模型中的各种蛋白质-蛋白质相互作用[2]。基于 GAL4 的 Y2H 系统依赖由 DNA 结合域（BD）和转录激活域（AD）组成的 GAL4 转录激活系统，该系统中使用的酵母菌株含有多个营养素基因突变，如果不将这些营养素添加到培养基中，酵母细胞将无法生长。分别将诱饵和猎物质粒成功导入突变酵母菌株中，以提供酵母细胞生长所缺乏的营养，使酵母细胞能够存活。一个或多个报告基因将在 UAS-GAL4 启动子的控制下被克隆。如果 BD-诱饵融合蛋白与 AD-猎物融合蛋白相互作用，GAL4 激活子就会发挥功能并与 GAL-UAS 启动子区域结合，然后激活报告基因。因此，一个或多个报告基因的表达表明目标蛋白（诱饵）和其他蛋白（猎物）之间存在蛋白质-蛋白质相互作用。报告基因的激活为选择具有蛋白质相互作用的酵母克隆提供了一个平台。在这个系统中使用的大多数报告基因是突变营养基因的互补基因，如组氨酸，或催化变色反应的酶，如 LacZ。图 17.1 给出了酵母双杂交系统的示意图。Y2H 系统高通量筛选 cDNA 文库，为快速、全面地鉴定文库中可能与诱饵蛋白相互作用的蛋白质提供了一种快速、全面的方法。由于报告基因的激活，含有相互作用蛋白的酵母克隆将在缺乏营养的培养基中存活。

病毒-宿主相互作用的识别有助于了解病毒控制细胞功能得以生存的策略，或了解宿主如何控制和消灭病原体。已有多项研究使用 Y2H 技术研究病毒与宿主细胞之间的蛋白质-蛋白质相互作用[3-6]。以病毒蛋白为诱饵，筛选出一系列可建立相互作用的细胞蛋白，为进一步研究病毒与宿主之间的关系提供研究框架。然而，这种策略有几个局限性。首先，由于折叠特性，融合蛋白有时不会以自然形式折叠；其次，哺乳动物细胞中某些蛋白质的翻译后修饰在酵母系统中是不存在的，如果蛋白质之间的相互作用依赖于这些修饰，则会出现假阴性结果。在 Y2H 系统中，BD 融合蛋白和 AD 融合蛋白都必须靶向细胞核，因此，细胞外蛋白或细胞器靶向蛋白可能在该系统中不起作用。本章所描述的方法用于研究胞浆蛋白的蛋白质-蛋白质相互作用。研究膜蛋白之间相互作用的方法已经在前面描述过[7,8]，并且已使用该方法鉴定了许多细胞因子与不同的病毒蛋白之间的相互作用[9-11]，包括 SARS-CoV 核衣壳蛋白[12]。

为了获得更可靠的蛋白质-蛋白质相互作用的结果，应该进行进一步的实验来验证这些相互作用，例如，免疫共沉淀和共聚焦显微镜-分析。经 Y2H 筛选后，免疫共沉淀是一种常用的生化方法，用于验证被鉴定的猎物蛋白是否在细胞内与诱饵蛋白发生物理作用。图 17.2 显示了免疫共沉淀实验。将抗 X 蛋白(A)或 tag1 蛋白(B)的特异性抗体耦联到蛋白 A/G 珠上，如果 X 蛋白发生免疫沉淀，那么与 X 蛋白相互作用的 Y 蛋白应该与它一起沉淀。如果配对的蛋白质(X-Y)确实在细胞内相互作用，那么这两个蛋白质也应该在细胞内共定位。共聚焦显微镜分析用于验证两个相互作用的蛋白质是否有共定位。本章所述的免疫共沉淀和共聚焦显微镜分析方案已经用于实验室的数种蛋白质-蛋白质相互作用研究[9,11-16]。

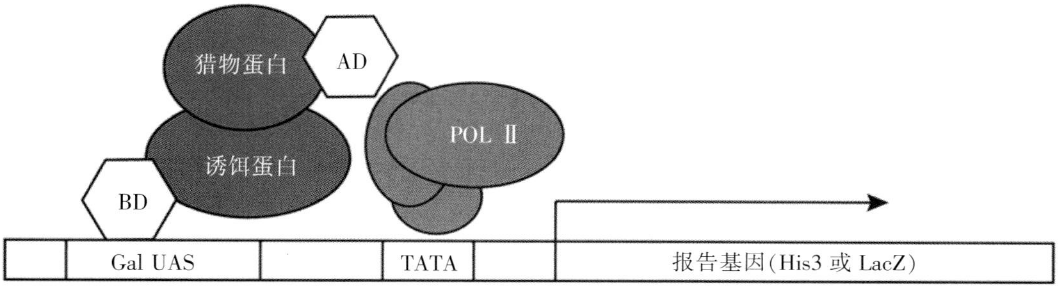

图 17.1　酵母双杂交系统示意图。融合到 GAL4 蛋白的 DNA 结合域(BD)的诱饵蛋白将与 GAL4 UAS 结合。如果 GAL4 激活结构域(AD)融合的靶蛋白能够与诱饵蛋白相互作用，则报告基因(如 LacZ 或 His 3)将被激活。

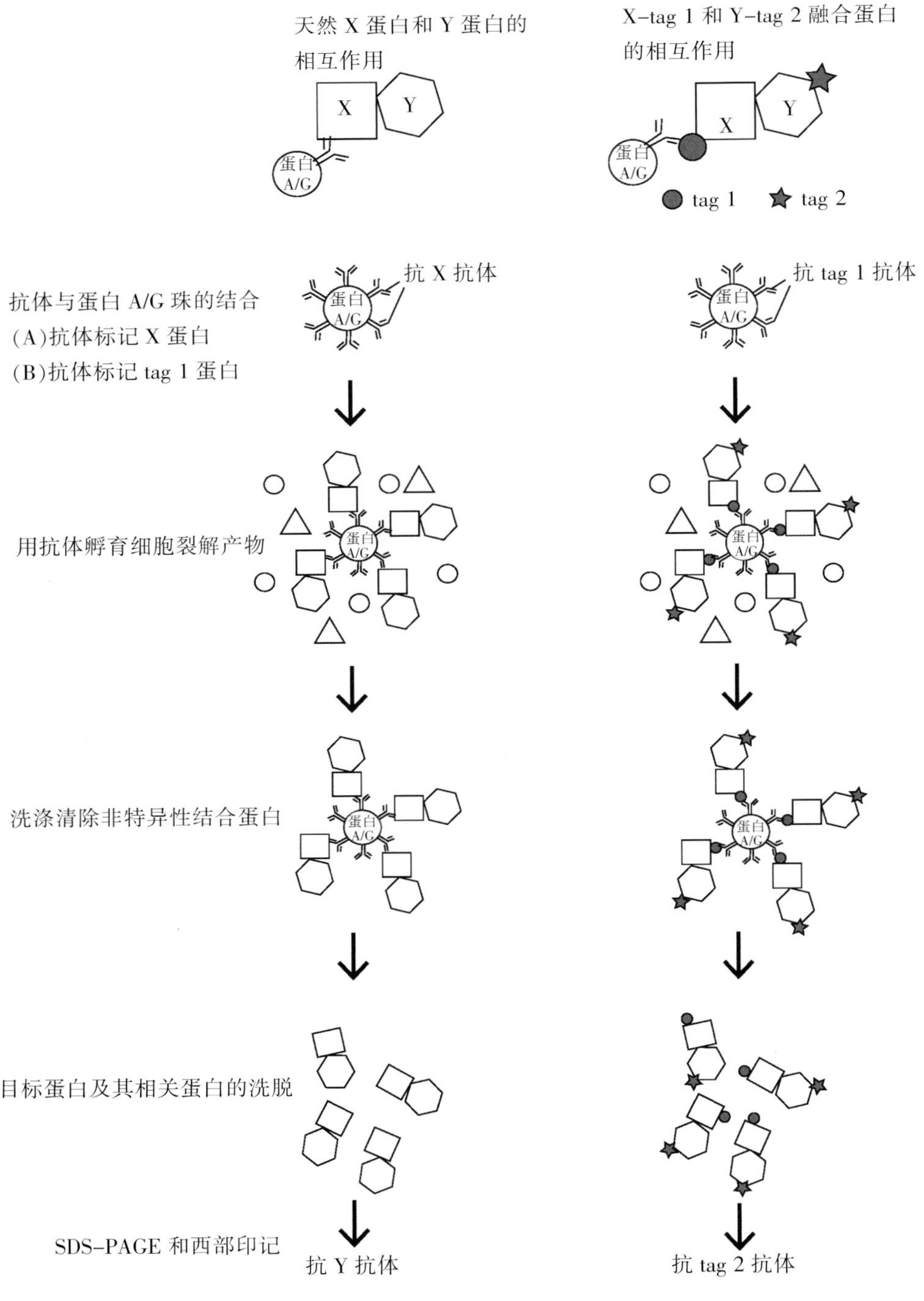

图 17.2 免疫共沉淀实验示意图。(a)在病毒感染 16~24 小时后，来自病毒感染细胞的裂解产物将被抗病毒 X 蛋白的抗体免疫沉淀。如果细胞蛋白 Y 与蛋白 X 相互作用，在存在蛋白 X 但不存在蛋白 Y 的情况下，其将与抗 X 抗体共免疫沉淀。(b)可在转染两个质粒 48 小时后进行检测并分别编码病毒 X-tag1 和细胞 Y-tag2 融合蛋白，来自转染细胞的裂解液将由针对 tag1 的抗体免疫沉淀。如果细胞蛋白 Y 与病毒蛋白 X 相互作用，在存在 Y-tag2 融合蛋白但不存在 X-tag1 融合蛋白的情况下，将被抗 tag1 抗体免疫共沉淀。

2. 实验材料

2.1 酵母菌株和载体

1. 酵母 YRG-2 菌株 Mata ura3-52 his3-200 ade2-101 lys2-801 trp1-901 leu2-3 112 gal4-542 gal80-538 LYS2::UAS_{GAL1}-$TATA_{GAL1}$-HIS3 URA3::$UAS_{GAL4\ 17mers}$(x3)-$TATA_{CYC1}$-lacZ。

2. pBD-GAL4 Cam 噬菌体载体(Agilent 科技)。

3. pAD-GAL4-2.1 Amp 噬菌体载体(Agilent 科技)。

4. pACT2(克隆技术)。

5. 基于文库的筛选，将组织特异性 cDNA 文库克隆到猎物载体 pACT2(克隆技术)中。

2.2 培养基和保存液

所有培养基都是用 ddH_2O 制备的。所有试剂都经过高压灭菌并在室温下储存。

1. 用于普通酵母生长的 YEPD 液体培养基:20g/L 蛋白胨,10g/L 酵母提取物,0.64g/L 色氨酸，加入葡萄糖至 2%(50mL 40%无菌原液)。

2. 用于普通酵母生长的 YEPD 琼脂:20g/L 蛋白胨,10g/L 酵母提取物,0.64g/L 色氨酸,2%琼脂,加入葡萄糖至 2%(50mL 40%无菌原液)。

3. YNP-选择培养基（选择营养突变体所必需的基本培养基）:3g/L 不含氨基酸和硫酸铵的酵母氮碱、10g/L 硫酸铵和 0.043g/L 肌醇，加 ddH_2O 至最终体积为 1L。通过添加不同的氨基酸或 3AT 制备不同的选择培养基或琼脂平板,如表 17.1 所列。添加到选择培养基中的氨基酸最终浓度为 0.4mM 尿嘧啶、3.34mM 亮氨酸、2mM 赖氨酸、0.26mM 组氨酸、0.6mM 腺嘌呤和 50mM 或 100mM 3AT。

4. 40%葡萄糖。

5. 200mM 肌醇。

6. 100mM 赖氨酸。

7. 100mM 亮氨酸。

8. 20mM 尿嘧啶。

9. 40mM 色氨酸。

10. 40mM 组氨酸。

11. 40mM 腺嘌呤。

12. 1M 3AT:3-氨基-1,2,4-三唑,用作 His3 基因产物的竞争性抑制剂。

2.3 酵母转化

1. 2mg/mL 鲑鱼精子载体 DNA，煮沸 10 分钟变性,转化前置于冰上。

表 17.1　不同选择培养基和琼脂平板的制备

	-W+G	-W-L+G	-W-L-H+G	-W-L-H+G+3AT	-W-H+G
尿嘧啶	√	√	√	√	√
亮氨酸	√				√
赖氨酸	√	√	√	√	√
组氨酸	√	√			
腺嘌呤	√	√	√	√	√
3AT				√	
葡萄糖	√	√	√	√	√

2. 50% PEG 3350，高压灭菌。

3. 10×LiOAc：1M 醋酸锂，用盐酸调至 pH 值 7.5，过滤灭菌。10×TE 缓冲液：0.1M Tris-HCl（pH 值 7.5），10mM EDTA，高压。

4. 1×TE/LiOAc：配制 10mL 溶液，加入 1mL 10×LiOAc、1mL 10×TE 和 8mL ddH_2O 稀释至 1×最终浓度。

5. 1×聚乙二醇/醋酸锂：制备 10mL 1×最终浓度工作液时，加入 1mL 10×聚乙二醇、1mL 10×醋酸锂和 8mL 50%聚乙二醇（最终浓度，40%）。

2.4 蛋白提取

1. 2M 醋酸锂（LiAc）。

2. 0.5M 氢氧化钠。

3. 5×LaemmLi 样品缓冲液：60mM Tris-HCl pH 值 6.8，10%甘油，2% SDS，5%β-巯基乙醇，0.01%溴酚蓝。

2.5 X-GAL 滤膜提升实验

1. Z 缓冲液：60mM Na_2HPO_4，40mM $Na_2HPO_4 \cdot H_2O$，10mM KCl，1mM $MgSO_4 \cdot 7H_2O$，用盐酸调节至 pH 值 7，高压灭菌，于室温保存。

2. X-GAL 储备液：20mg/mL 5-溴-4-氯-3-吲哚基-b-D-吡喃半乳糖苷，溶于 N，N-二甲基甲酰胺，于 20℃避光保存。

3. X-GAL 工作液：用 Z 缓冲液将 X-GAL 原液稀释至 0.2mg/mL。

4. 无菌滤纸。

5. 液氮。

6. Hybond-N 尼龙膜。

2.6 质粒 DNA 提取

1. 溶液Ⅰ：25mM Tris-HCl（pH 值 8），10mM 乙二胺四乙酸。

2. 溶液Ⅱ：1% SDS 和 0.2N NaOH。

3. 溶液Ⅲ：5mM 醋酸钾，用冰醋酸调至 pH 值 5.5。

4. 异丙醇。

5. 75%乙醇。

6. 感受态大肠杆菌。

7. LB Amp 琼脂：10g/L 胰蛋白胨，5g/L 酵母膏，10g/L 氯化钠。高压灭菌，当溶液冷却至 55℃，加入氨苄西林至最终浓度为 100g/mL。

2.7 细胞培养和质粒转染

1. Vero E6 细胞。

2. RPMI 1640，含 10%胎牛血清、2mM 左旋谷氨酰胺、100 单位/mL 青霉素和 0.1mg/mL 链霉素。

3. 胰蛋白酶-EDTA（0.25%），酚红。

4. 1× PBS：用 ddH_2O 稀释 10×PBS pH 值 7.4 至 1×左右。

5. 转染试剂：1mg/mL PET（聚乙烯亚胺线性 25kDa）。

2.8 免疫共沉淀（Co-IP）

1. 改良 RIPA 缓冲液：10mM Tris-HCl（pH 值 7.4），10mM EDTA，1% NP-40，0.1% SDS，150mM NaCl，0.5%脱氧氯化钠，溶于 ddH_2O。

2. 蛋白 A 磁性琼脂糖凝胶。

3. Co-IP 结合缓冲液（1×TBS）：50mM Tris-HCl（pH 值 7.5），150mM NaCl。

4. Co-IP 洗脱缓冲液：0.1M 甘氨酸-盐酸（pH 值 2.5）。

5. 5× LaemmLi 样品缓冲液：60mM Tris-HCl pH 值 6.8，10%甘油，2% SDS，5%β-巯基乙醇，0.01%溴酚蓝。

6. 抗 X 蛋白或 tag 1 的抗体（图 17.2）。

7. 20×TBS：500mM Tris，3mM NaCl，用HCl 调至 pH 值 7.0，加入 ddH_2O 至总体积1L。

8. 磁力架。

2.9 免疫荧光分析

1. 固定溶液:丙酮-甲醇(1:1)。

2. 封闭液:1%脱脂奶,0.02%皂苷,0.05% NaN_3 溶于 1×TBS。

3. 磷酸盐缓冲液。

4. 抗 X 蛋白和 Y 蛋白或 tag1 和 tag2 的一抗(图 17.2)。

5. 荧光染料耦联的抗 Fc 区二抗。

6. 4,6'-二脒基-2-苯基吲哚(DAPI):1000×DAPI 浓缩液,将 0.2mg DAPI 溶解在 1mL 二氯乙烷中,用 1×DAPI 染色(用 ddH_2O 稀释)。

7. 封固液:50%甘油加入 ddH_2O。

8. 盖玻片。

9. 载玻片。

10. 指甲油或者胶水。

11. 共聚焦显微镜。

3. 实验方法

3.1 酵母细胞的生长

1. 在试管中用 YEPD 或选择培养基培养酵母细胞(见注释 1)。

2. 在 30℃以 150~180rpm 的速度培养 16~18 小时。

3.2 BD-诱饵质粒转化酵母

1. 将冷冻保存的酵母细胞接种到 YEPD 平板上,在 30℃下培养,直到 3 天后出现菌落。酵母菌落的平板可在 4℃保存 1 个月。

2. 从平板上挑取一个或几个菌落到 3mL YEPD 液体培养基中,在 30℃下旋转培养过夜(16~18 小时)(见注释 2)。

3. 以 300g 离心 5 分钟。丢弃上清液,通过涡旋振荡将细胞沉淀重悬于 1mL H_2O 中。

4. 以 300g 离心 5 分钟,除去上清液,通过涡旋振荡将细胞沉淀重悬于 1mL H_2O 中。

5. 以 300g 离心 5 分钟。除去上清液,用 0.2mL 1×TE/LiOAc 重悬细胞沉淀。

6. 向重悬的细胞中加入 8μL 表达 BD-猎物融合基因的质粒 DNA 和 10μL 载体 DNA 并混匀(见注释 3)。

7. 向混合物中加入 600μL 1×聚乙二醇/LiOAc。

8. 室温下在旋转仪上混匀混合液 30 分钟。

9. 添加 10%DMSO(见注释 4)。

10. 将细胞在 42℃下热激 2 分钟,然后冰育 5 分钟。

11. 以 15 000g 离心 30 秒。弃去上清液,将细胞重悬于 200μL 1×TE 缓冲液中。

12. 取 100μL 放在-W+G 选择培养基上,将 100μL 放在-W-L+G 选择培养基上。

13. 将平板在 30℃培养 4~5 天。

3.3 BD-诱饵融合蛋白表达的检测

1. 将带有BD-诱饵融合蛋白的酵母细胞,在 30℃ 培养至 OD_{600}:1。

2. 以 15 000g 离心 1 分钟。除去上清液,并重悬于 0.2mL 2M LiOAc 中。

3. 冰育 5 分钟。

4. 以 15 000g 离心 1 分钟。除去上清液,重悬于 0.2mL 0.5mL NaOH 中。

5. 冰育 5 分钟。

6. 以 15 000g 离心 1 分钟。除去上清液,并重悬于 100μL 5×LaemmLi 样品缓冲液中。

7. 将样品在 95℃下煮沸 5 分钟,15 000g 离心 2 分钟,以去除细胞碎片。

8. 将上清液转移到新试管中,并在-80℃下储存样品(见注释 5)。

9. 使用抗半乳糖凝集素抗体，通过SDS-PAGE 和蛋白质印迹分析半乳糖凝集素-诱饵融合蛋白的表达。

3.4 诱饵蛋白的自激活实验

在进行文库筛选之前，重要的是确认在没有任何猎物蛋白存在的情况下，诱饵蛋白不会激活报告基因(见注释 6)。

1. 挑取单个携带 BD-诱饵融合蛋白的酵母细胞菌落，接种到-W-H+G 的选择培养皿中。-W-H+G 板不含色氨酸和组氨酸，用于筛选自激活的诱饵蛋白。

2. 将平皿在 30℃孵育 4~5 天。

3. 如果 BD-诱饵融合蛋白不具有自激活活性，酵母细胞将不会在-W-H+G 选择板上生长。而如果融合蛋白具有自激活活性，酵母细胞就会生长。将在-W-H+G 选择板上生长的酵母细胞接种到-W-H+G+3AT 平皿上，以证实 BD-诱饵融合蛋白确实具有自激活活性。

4. 不建议将具有自激活活性的 BD-诱饵融合蛋白用于进一步的文库筛选。采用删除图谱分析实验，删除具有自激活活性的域。

3.5 酵母转化文库筛选

1. 挑选一个或几个携带表达 BD-诱饵融合蛋白质粒的转化酵母菌落。接种到3mL-W+G 培养液中，在 30℃下旋转过夜培养(16~18 小时)。

2. 以 300g 离心 5 分钟。弃去上清液，涡旋振荡将细胞沉淀重悬于 1mL H_2O 中。

3. 以 300g 离心 5 分钟，除去上清液，涡旋振荡将细胞沉淀重悬于 1mL H_2O 中。

4. 以 300g 离心 5 分钟。弃去上清液，用 200μL 1× TE/LiOAc 重悬细胞沉淀。

5. 向重悬细胞中加入 8μL 表达 BD-猎物融合基因的质粒 DNA 和 10μL 载体 DNA 并混匀。

6. 向混合物中加入 600μL 1×PEG/LiOAc。

7. 室温下，在旋转器上旋转混合 30 分钟。

8. 将细胞在 42℃下热激活 2 分钟，然后冰育 5 分钟。

9. 以 15 000g 离心 30 秒。弃去上清液，将细胞重悬于 200μL 1× TE 缓冲液中。

10. 分别将 100μL 涂抹在一个-W-L+G 选择性培养皿上和一个-W-L-H+G 选择性培养皿上。

11. 将培养皿在 30℃孵育 4~5 天。

3.6 用 3AT 选择性培养基验证阳性双杂交克隆

1. 在-W-L-H+G 的基本培养板中加入 50mM 或 100mM 的 3AT，制备选择性培养板。

2. 将推测为阳性的酵母克隆转移到-W-L-H+G 50mM 3AT 或-W-L-H+G+100mM 3AT 的平板上。

3. 30℃培养箱中培养，观察 3 天后酵母菌落的生长(图 17.3)。

4. 只有阳性克隆才会产生组氨酸，使酵母细胞在选择性培养基上生长。3AT 作为 His3 基因产物(即咪唑甘油磷酸脱水酶)的竞争性抑制剂，是一种催化组氨酸生产的酶。组氨酸在酵母细胞中的高表达使细胞在含有高浓度 3AT 的培养基中存活生长(见注释 7)。

3.7 使用 X-GAL 滤膜提升实验验证阳性双杂交克隆

1. 在酵母菌落上放置一层无菌尼龙膜。

2. 取下尼龙膜，菌落面朝上放在罐中。

3. 将带有酵母细胞的尼龙膜放入液氮中 15 秒，然后在室温下解冻。

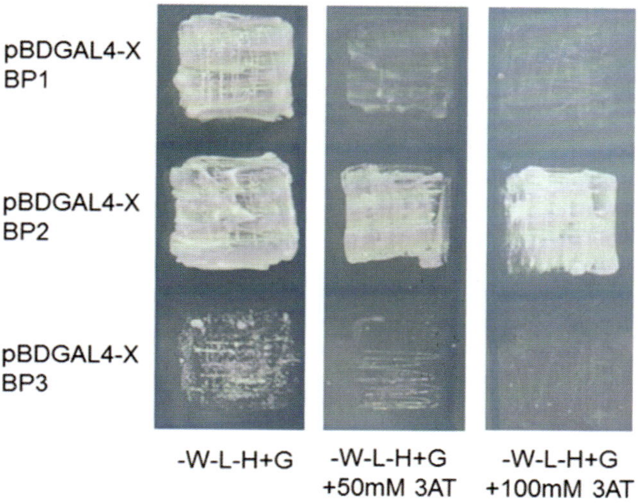

图 17.3　酵母菌在不同浓度 3AT 的选择板上生长。从-W-L-H+G 平板中筛选出 3 处不同的菌落，分别接种到 3AT(50mM 或 100mM)的选择板上。在含有 50mM 3AT 的平板上，BP1 和 BP2 酵母而非 BP3 酵母存活。因此，BP1 和 BP2 显示与 X 蛋白的相互作用强于 BP3。在 100mM 3AT 的平板中，BP2 与 X 蛋白的相互作用强于 BP1。BP3 被该筛选系统鉴定为假阳性。

4. 重复冻融步骤 3 次。

5. 用 4mL X-GAL 工作溶液润湿滤纸，并将尼龙膜放在润湿的滤纸上(防止其间出现气泡)。

6. 将滤纸在 37℃孵育 2.5 小时，直到菌落变蓝，但培养时间不能超过 5 小时。

3.8 拯救编码 AD-猎物融合蛋白的质粒

1. 挑选一个酵母菌落接种到 3mL -W-L-H+G 培养基中，在 30℃下旋转培养过夜(16~18 小时)。

2. 15 000g 离心 1 分钟，弃去上清液。

3. 将沉淀重悬在 200μL 溶液Ⅰ中。

4. 加入 100μL 溶液Ⅱ，上下颠倒试管 10 次轻轻混匀。

5. 室温孵育 3 分钟。

6. 加入 150μL 溶液Ⅲ，上下颠倒试管 10 次轻轻混匀。

7. 以 15 000g 离心 10 分钟，并将上清液转移到新管。

8. 加入 400μL 异丙醇沉淀 DNA，并在-20℃孵育 30 分钟。

9. 以 15 000g 离心 10 分钟，除去上清液，加入 1mL 75%乙醇。

10. 以 15 000g 离心 10 分钟，除去上清液。

11. 风干沉淀，加入 50μL 预热至 60℃的 ddH_2O 溶解质粒 DNA。

12. 根据使用说明书，将质粒转化到感受态大肠杆菌中，并将细菌涂抹于 LB-Amp 平板上培养。

13. 分离质粒 DNA 和插入区域序列，以鉴定相互作用蛋白。

3.9 免疫共沉淀分析

1.

(1)用病毒(M.O.I.>3)感染细胞，并培养 16~24 小时。

ⅰ. 将 7×10^5 个细胞接种在含 3mL 培

养液的 60mm 培养皿中。细胞密度应在病毒感染前达到60%~80%融合(通常需要16~24 小时)。

ⅱ. 吸出培养液,用 1×PBS 洗涤 3 次。

ⅲ. 将 3mL 含病毒的无血清培养液加入培养皿中。应使用超过 2.1×10^6pfu(斑块形成单位)的病毒(M.O.I.>3)来感染细胞。摇动平皿轻轻混匀,并在 37℃培养箱中培养。

ⅳ. 2 小时后,向培养液中加入最终浓度为 10%的血清。

ⅴ. 培养细胞 16~24 小时,以便进一步分析。

(2)将蛋白表达质粒转染细胞,培养 2 天。

ⅰ. 将 7×10^5 个细胞接种于已加入 3mL 培养基的 60mm 培养皿中。细胞密度应在转染前达到 60%~80%融合(通常需要 16~24 小时)。

ⅱ. 在 Eppendorf 管中用 300μL 无血清培养液稀释 4μg 质粒。

ⅲ. 加入 10μL 1mg/mL 的 PEI。涡旋振荡并在室温下孵育 15 分钟。

ⅳ. 弃细胞培养液,用 1×PBS 洗涤 3 次。

ⅴ. 加入 3mL 无血清培养液,预混 DNAPEI(步骤 ⅱ)。摇动轻轻混匀,并在 37℃孵育。

ⅵ. 2 小时后,向培养液中加入血清,使最终浓度为 10%。

ⅶ. 培养细胞 30~48 小时,以便进一步分析。

2. 来自上述(1)或(2)步骤的细胞,吸除培养液,室温下用 1×PBS 洗涤 3 次。然后,向细胞中加入 50μL 改良的 RIPA 缓冲液,冰育 5 分钟。

3. 将细胞刮入缓冲液中,以 15 000g 离心 10 分钟。

4. 将上清液移至新管中。

5. 将 80μL 蛋白 A 磁珠加入 1.5mL 微管中,将微管放入磁力架中,弃保存缓冲液。

6. 加入 0.5mL Co-IP 结合缓冲液以平衡磁珠,在磁力架上重悬弃缓冲液。

7. 平衡后,加入 0.6mL Co-IP 结合缓冲液,重悬磁珠。

8. 按照说明书(图 17.2 中的抗-X 或抗-tag1 抗体),向磁珠中添加适量稀释的抗体,并在室温下颠倒旋转混匀 1 小时。

9. 将微管放在磁力架上,弃上清液。

10. 用 1mL Co-IP 结合缓冲液洗涤磁珠 3 次。加入缓冲液后,室温下翻转 10 次将缓冲液与磁珠充分混合,使用磁力架移除缓冲液。

11. 将步骤 4 中的蛋白质样品添加到珠子中,并用 Co-IP 结合缓冲液稀释至总体积为 0.6mL(见注释 9)。

12. 在 4℃下,将蛋白质样品与磁珠颠倒混匀,孵育过夜。

13. 用 1mL 改良 RIPA 缓冲液洗涤磁珠 3 次。加入缓冲液后,在室温下通过翻转 10 次将缓冲液与磁珠充分混合,然后使用磁力架吸除缓冲液。

14. 使用磁力架去除上清液,加入 30μL Co-IP 洗脱缓冲液从磁珠中洗脱蛋白质。

15. 向洗脱的样品蛋白中加入 6μL 5× LaemmLi 样品缓冲液。

16. 将样品在 95℃下煮沸 5 分钟,并以 15 000g 离心 2 分钟。

17. 收集样品并进行 SDS-PAGE,然后使用标准方法进行蛋白质印迹。蛋白质印迹应使用抗 Y 蛋白或如图 17.2 所示的 tag2 特异性抗体(见注释 8 和注释 10)。

3.10 免疫荧光分析

1.

(1)用病毒(M.O.I.=0.01)感染细胞,培养 16~24 小时。

ⅰ. 将 $5×10^5$ 个细胞接种到放盖玻片的35mm 细胞培养皿中。细胞密度应在病毒感染前达到 60%~80%融合(通常需要 16~24 小时)。

ⅱ. 取出细胞培养基,用 1×PBS 洗涤细胞 3 次。

ⅲ. 加入 3mL 含病毒的无血清培养液。使用约 $5×10^3$pfu 的病毒(M.O.I.=0.01)来感染细胞。通过摇动轻轻混匀,在 37℃培养箱中培养。

ⅳ. 2 小时后,向培养液中加入血清,使最终浓度为 10%。

ⅴ. 37℃培养 16~24 小时,以便进一步分析。

(2)将蛋白表达质粒转染细胞,培养细胞 2 天。

ⅰ. 将 $5×10^5$ 个细胞接种到放盖玻片的 35mm 细胞培养皿中。细胞密度应在转染前达到 60%~80%融合(通常需要 16~24 小时)。

ⅱ. 在 Eppendorf 管中用 200μL 无血清培养液稀释 3μg 质粒。

ⅲ. 加入 7μL 1mg/mL 的 PEI,涡旋振荡,室温孵育 15 分钟。

ⅳ. 吸除细胞培养液,用 1×PBS 洗涤 3 次。

ⅴ. 向平皿中添加 3mL 无血清培养液和预混 DNA-PEI (步骤ⅱ)。摇动轻轻混匀,并在 37℃培养。

ⅵ. 2 小时后,向培养液中加入血清,使最终浓度为 10%。

ⅶ. 在 37℃培养细胞 30~48 小时,以便进一步分析。

2. 吸取培养液,在冰的 1×PBS 中轻轻冲洗细胞 2 次。

3. 将细胞在-20℃的固定液中孵育 10 分钟,固定细胞。

4. 吸出固定液,在盖玻片上加入 1mL 封闭液。孵育 15 分钟。

5. 吸除封闭液。

6. 按照使用说明书,用封闭液稀释一抗(如图 17.2 所示的抗-X 和抗-Y 或抗-tag1 和抗-tag2 抗体)。稀释的最终体积量应足以覆盖每个盖玻片(24 孔板为100μL)(见注释 11)。

7. 用封口膜密封培养皿,将细胞与抗体在 37℃孵育 30 分钟。

8. 室温下用 1mL 1×PBS 清洗盖玻片 3 次。

9. 按照使用说明书,用封闭液稀释与不同荧光染料结合的二抗。二抗应特异性识别一抗的 Fc 区。最终体积量应足以覆盖每个盖玻片(24 孔板为 100μL)。

10. 用封口膜密封培养皿,将细胞与抗体在 37℃孵育 30 分钟。

11. 室温下用 1mL 1×PBS 清洗盖玻片 3 次。

12. 按照使用说明书,在封闭液中稀释 DAPI,并加到盖玻片上,对细胞核进行染色。最终体积量应足以覆盖每个盖玻片(24 孔板为 100μL)。

13. 用封口膜密封培养皿,室温下 DAPI 溶液与细胞共孵育 15 分钟。

14. 为每个盖玻片准备一张显微镜载玻片。每张载玻片上添加一滴封固液。

15. 用镊子取出每个盖玻片,细胞面朝下放在封固液上。

16. 沿盖玻片边缘涂指甲油或胶水,将盖玻片粘合到载玻片上。

17. 在共聚焦显微镜下观察。

4. 注释

1. 酿酒酵母是科学研究中常用的单细胞真核生物。实验室使用的酵母菌株通常携带几种营养基因突变;因此,外源氨基酸的补充可以为酵母细胞的生存提供营养。Y2H 系统中最常用的两种培养基是完全培养基(YEPD)和选择培养基,完全培养基含有酵母生长的所有营养成分,选择培养基只含有添加到基本培养基中的几种选择性氨基酸。

2. 用于转化的酵母细胞应处于生长对数期。该阶段的转化效率优于生长平台期。

3. 所有实验应包括阳性和阴性质控品。

4. 加入 10%的 DMSO 将提高转化效率。

5. 当进行蛋白质印迹分析以验证蛋白质表达时,可在样品中加入蛋白酶抑制剂,以防止蛋白质样品的降解。

6. 在使用诱饵蛋白进行文库筛选之前,应测试自身活化活性,避免假阳性克隆。不需要测试猎物蛋白的自激活活性。

7. 在基于 GAL4 的双杂交系统中,LacZ 和 His 3 基因通常被用作报告系统来验证蛋白质-蛋白质相互作用。本实验中,3-氨基-1,2,4-三唑(3AT)作为 His3 基因产物的竞争性抑制剂被添加到选择培养板上。酵母在含有不同浓度 3AT 的平板中生长的结果如图 17.3 所示。X-GAL 滤膜器提升实验也用于双重确认实验,以避免假阳性克隆[10]。

8. 如果 Y 蛋白与 X 蛋白发生物理相互作用,那么无论 X 蛋白是否存在,Y 蛋白会被抗 X 抗体免疫共沉淀。为了避免抗 X 的交叉反应,应设置阴性对照,例如,不含 X 蛋白的细胞裂解物中的 Y 蛋白不会被抗 X 抗体沉淀。

9. 当进行 Co-IP 时(见 3.9 小节),9/10 的蛋白质样品用于免疫沉淀分析(步骤 12)。1/10 的蛋白质样品用作蛋白质印迹分析的输入对照。

10. 免疫沉淀后,免疫球蛋白的重链和轻链出现在蛋白质印迹分析的背景中是令人讨厌的,特别是当靶蛋白的大小接近重链或轻链时。使用交联剂,如二琥珀酸甘油酯,将抗体交联到蛋白 A/G 珠上,可以防止共洗脱免疫球蛋白的重链和轻链。或者使用商品化的免疫沉淀试剂盒如 EasyBlot(Geneex),提供了一种二抗,可与天然的、非还原形式的 IgG 发生特异性反应。这将减少抗体重链和轻链的干扰。

11. 如果针对两种蛋白质(或肽标签)的一抗来自同一动物物种,则有必要将荧光染料直接耦联到一种一抗上。首先,孵育另一个没有耦联荧光染料的一抗,然后孵育抗一抗的二抗。然后,将耦联荧光染料的一抗加入样品中进行孵育。

参考文献

1. Cho S, Park SG, Lee DH et al (2004) Protein-protein interaction networks: from interactions to networks. J Biochem Mol Biol 37:45–52
2. Fields S, Song O (1989) A novel genetic system to detect protein-protein interactions. Nature 340:245–246
3. McCraith S, Holtzman T, Moss B et al (2000) Genome-wide analysis of vaccinia virus protein-protein interactions. Proc Natl Acad Sci U S A 97:4879–4884
4. de Chassey B, Navratil V, Tafforeau L et al (2008) Hepatitis C virus infection protein network. Mol Syst Biol 4:230
5. Calderwood MA, Venkatesan K, Xing L et al (2007) Epstein-Barr virus and virus human protein interaction maps. Proc Natl Acad Sci U S A 104:7606–7611
6. Konig R, Zhou Y, Elleder D et al (2008) Global analysis of host-pathogen interactions that regulate early-stage HIV-1 replication. Cell 135:49–60
7. Snider J, Kittanakom S, Damjanovic D et al

(2010) Detecting interactions with membrane proteins using a membrane two-hybrid assay in yeast. Nat Protoc 5:1281–1293
8. Lentze N, Auerbach D (2008) Membrane-based yeast two-hybrid system to detect protein interactions. Curr Protoc Protein Sci. Chapter 19, Unit 19.17 (editorial board, John E Coligan et al)
9. Fang CP, Li ZC, Yang CH et al (2013) Hepatitis C virus non-structural protein 3 interacts with cytosolic 5′(3′)-deoxyribonucleotidase and partially inhibits its activity. PLoS One 8:e68736
10. Yang CH, Li HC, Jiang JG et al (2010) Enterovirus type 71 2A protease functions as a transcriptional activator in yeast. J Biomed Sci 17:65
11. Ma HC, Lin TW, Li H et al (2008) Hepatitis C virus ARFP/F protein interacts with cellular MM-1 protein and enhances the gene trans-activation activity of c-Myc. J Biomed Sci 15:417–425
12. Wei WY, Li HC, Chen CY et al (2012) SARS-CoV nucleocapsid protein interacts with cellular pyruvate kinase protein and inhibits its activity. Arch Virol 157:635–645
13. Chen SC, Lo SY, Ma HC et al (2009) Expression and membrane integration of SARS-CoV E protein and its interaction with M protein. Virus Genes 38:365–371
14. Hsieh YC, Li HC, Chen SC et al (2008) Interactions between M protein and other structural proteins of severe, acute respiratory syndrome-associated coronavirus. J Biomed Sci 15:707–717
15. Ma HC, Ku YY, Hsieh YC et al (2007) Characterization of the cleavage of signal peptide at the C-terminus of hepatitis C virus core protein by signal peptide peptidase. J Biomed Sci 14:31–41
16. Ma HC, Ke CH, Hsieh TY et al (2002) The first hydrophobic domain of the hepatitis C virus E1 protein is important for interaction with the capsid protein. J Gen Virol 83:3085–3092

第18章

现场验证的酵母双杂交方案用于识别冠状病毒－宿主蛋白－蛋白相互作用

Pierre-Olivier Vidalain, Yves Jacob, Marne C. Hagemeijer, Louis M. Jones, Grégory Neveu, Jean-Pierre Roussarie, Peter J. M. Rottier, Frédéric Tangy, Cornelis A. M. de Haan

摘要

在过去的20年里，酵母双杂交成为破译蛋白质–蛋白质相互作用网络的宝贵技术。在病毒学领域，它已被证明有助于识别病毒–宿主相互作用，并与病毒侵占细胞功能和免疫抑制机制有关。本章提供了一个酵母双杂交方案，该方案自2006年以来一直用于本实验室，已鉴定出300多种病毒蛋白质的细胞伴侣。我们的目标是研发一个强大而简单的管道，它可以最大限度地减少假阳性相互作用，同时可覆盖相当大的目标cDNA文库，并且只需要最少的设备。我们还讨论了促使我们做出技术选择和舍弃的原因。本章描述的方案已用于从小鼠脑cDNA文库中筛选小鼠肝炎病毒(MHV)的大多数非结构蛋白，该病毒是β–冠状病毒属的成员。

关键词：小鼠肝炎病毒；宿主–病原体相互作用；酵母双杂交；相互作用组学；蛋白质组学

1. 引言

酵母双杂交系统(Y2H)最早由Fields和Song[1]于1989年开发，并迅速成为检测蛋白质–蛋白质相互作用的流行技术[2]。虽然该系统已经延伸出多种功能，但本质上它是一种基于蛋白质相互作用介导的功能转录因子重建的互补分析方法。事实上，许多转录因子(如GAL4)表现出一种DNA结合结构域(DB)组织模块化，可以反式激活结构域(AD)分离[3,4]。在Y2H系统中，第一个目标蛋白质与DB融合，第二个蛋白质与AD融合。当在酵母中共同表达时，这两种分别被称为“诱饵”和“猎物”的杂交蛋白质，如果它们相互发生物理作用，就会重组形成一个功能性转录因子。这激活了一组报告基因，包括选择性标志物。例如，依赖于相互作用的报告基因 His3 使得酵母能够在组氨酸缺失的合成培养基上生长。这提供了一个系统来共同表达感兴趣的诱饵和一整套猎物蛋白质，然后选择表达相互作用成对蛋白质的 His3 阳性酵母菌落。

将 cDNA 文库克隆到 AD 序列框中，可在酵母细胞中成功表达诱饵蛋白集合。然而，对于像人类这样的复杂生物来说，这种文库的复杂性通常在 500 万个独立克隆的范围内，这就增加了对像肌动蛋白这样的管家蛋白的强烈富集性。这意味着，在进行 Y2H 筛选时，必须获得数倍以上的酵母转化体，才能覆盖所有可能的诱饵–猎物组合，并探测代表性不足的猎物蛋白。这很难通过标准的酵母转化来实现，并且需要制备大量的 AD–cDNA 质粒。通过利用单倍体 Mat–a 和 Mat–α 酵母进行杂合形成二倍体细胞，这种局限性已得到了部分克服[5]。相反，交配型的单倍体酵母用 DB 质粒和 AD–cDNA 文库预转化，然后杂合获得大量共表达诱饵和猎物蛋白的二倍体。在这种实验设置下，可以很容易地产生多达 5000 万个二倍体，相当于原始 AD–cDNA 文库原始容量的 10 倍。除了酵母杂合的技术优势外，现在还可能通过汇集数千个来源于大量全长开放阅读框(如人类开放阅读框[6–8])的猎物质粒来生成标准化文库。捕食质粒在这种文库中以等摩尔浓度存在，因此酵母转化或酵母杂合全覆盖更容易获得。然而，只有全长的猎物蛋白质可从这种标准化的文库中表达，因为分离的蛋白质结构域通常在 Y2H 系统中更好地相互作用，这可能是未检测到相互作用的原因(如假阴性；见后文)。这与 AD–cDNA 文库形成对比，该文库通常编码全长蛋白质，但也编码由细胞 mRNA 构建文库时随机启动和反转录过早停止产生的蛋白质片段。

虽然在过去 10 年中已经开发了多种蛋白质–蛋白质相互作用分析[9]，但 Y2H系统通常是首选的，因为它不需要技术上具有挑战性的蛋白质纯化步骤，并且适合高通量筛选[10–12]。事实上，Y2H 系统利用酵母遗传能力的优势来剖析复杂的问题，并通过与生化筛选的相反方式进行高通量遗传筛选。更重要的是，这种分析本质上提供了二元蛋白质–蛋白质相互作用的信息，与通过质谱进行的蛋白质复合物分析相反，质谱并不区分直接和间接的伴侣分子。然而，在进行筛选时，必须考虑 Y2H 系统的技术限制。与通常的想法相反，Y2H 筛选在生成高质量的数据集时，会产生相对较低的假阳性相互作用数据。这意味着要正确评估每个诱饵构建体在酵母的自反式激活水平，并在筛选时，用含有竞争性 His3 基因产物抑制剂的选择性培养基滴定该活性。另一个重要的点是须消除卫星捕获质粒，它经常污染阳性酵母菌落，可通过在选择性培养基上连续传代实现[13]。最后，确定筛选出仅由一个或两个阳性酵母菌落支持的 Y2H 相互作用，对于丰富高质量相互作用的数据集至关重要[7]。当遵循这些建议时，约80%由 Y2H 识别的相互作用在另一个实验系统中被正确地重新测试[7,14,15]。虽然这在生物物理水平上验证了 Y2H 数据，但这并不意味着已识别的相互作用是生物学相关的，并参与特定的生物学过程。这一点必须牢记在心，因为功能验证可能是一项艰巨的任务，并且是这种交互映射方法的真正瓶颈。

事实上，未检测到的相互作用或假阴性更成问题。这项检测的灵敏度估计为 20%~30%，这意味着 Y2H 最多只能检测到阳性对照组 1/4 的相互作用[16]。错误折叠、定位错误、表达水平差或缺乏对被标记和被迫进入酵母细胞核的诱饵和猎物蛋白质的适当翻译后修饰，都可造成这种检测的高假阴性率。此外，即使这两种杂交蛋白正确地相互作用，空间限制通常会阻止驱动报道基因表达的功能性转录因子的形成。某种程度上，这可以通过使用分离的蛋白质结构域、不同的 Y2H 系统以及交换诱饵和猎物蛋白质两端的 DB 和 AD 标记来避免[17,18]。除了检测的敏感性之外，猎物文库的不完整性，以及异构体的多样性，通常是假阴性的主要来源。这就是为什么须筛选不同组织中构建数个AD-cDNA 文库，有利于尽可能覆盖蛋白质组的复杂性[19,20]。最后，如上所述，尽管使用酵母杂合实验产生了数百万个二倍体酵母，但还是很难完全探究文库的复杂性[14]。

在过去 10 年里，Y2H 被广泛应用于研究病毒-宿主相互作用图谱。不同研究小组的主要目标是解决文献中信息的缺乏，获得病毒感染网络的蛋白质组图谱[21，22]。到目前为止，SARS-冠状病毒(SARS-CoV)是冠状病毒科中唯一一个由 Y2H 系统研究与宿主因子相互作用的成员[23]。已识别出132 种 SARS-CoV 宿主相互作用(仅部分披露)，广泛的文献挖掘还检索出另外 27 种 SARS-CoV-宿主相互作用的列表。特别是，该文章还鉴定了 nsp1 与亲免疫蛋白和钙加压素家族的几个成员的相互作用，这导致了 SARS 对环孢素 A 的敏感性。最近，用刺突糖蛋白(S)的 C 端结构域进行的 Y2H 筛查，将 Ezrin 鉴定为 SARS-CoV 的限制因子[24]。

自 2005 年以来，巴斯德研究所的实验室建立并运行了一个技术平台，专门用于筛选病毒-宿主相互作用图谱。Y2H 技术是工具和技术的结合，受到 Yves Jacob[25] 和 Mark Vidal[10]研究的极大启发。本章详述了自主研发的 Y2H 方案(图 18.1)，并给出了用小鼠肝炎病毒(MHV，A59 株)的结构和非结构蛋白筛选获得的结果。MHV 是β-冠状病毒属的冠状病毒科，类似于 SARS-CoV，编码 8 种结构蛋白和 16 种非结构蛋白，这些蛋白的生物学活性尚不清楚。在这次筛选中，重点关注那些已知或有可能参与 RNA 复制和转录的病毒蛋白；nsp 1~16(除了非常小的 nsp11)和核衣壳蛋白 n。非常大的 nsp3 被分为大小近似的 3 个部分(nsp3a、3b 和 3c)。总共有 15 个 MHV 全长蛋白或分离的结构域(包括 nsp3a 和 3b)被用作筛选小鼠脑 cDNA 文库的诱饵蛋白，因为 nsp3c、nsp6 和 nsp12 片段不能在 Y2H 载体中克隆，所以没有进行相应的筛选。总共回收了 1410 个阳性酵母菌落，并通过 PCR 分析和测序鉴定了潜在的相互作用因子。获得了 1096 个阳性酵母菌落的高质量序列，并使用统计标准筛选检索到的相互作用，以生成高质量数据集。共发现 39 种新的在文献中未报道的相互作用(表 18.1)。有趣的是，nsp2被发现与 3 种 MARK 蛋白（微管结合调节激酶)相互作用，表明在微管组装中起作用，这与 Pfefferle 等的报道相符，该报道 SARS-CoV 的 ORF9b 和 nsp13 与 MARK2 和 MARK3 结合[23]。此外，nsp7 被发现与富含谷氨酰胺的四三肽重复蛋白 α(SGTA)结合，类似于 SARS-CoV 的ORF7a[26]。

2. 实验材料

2.1 酵母菌株、质粒和培养基

1. 酵母菌株 AH109(MATA，trp1-901，leu2-3，112，ura3-52，His3-200，GAL4，GAL80，LYS2：：$GAL1_{UAS}$-$GAL1_{TATA}$-His3，$GAL2_{UAS}$-$GAL2_{TATA}$-ADE2，URA3：：MEL1 UAS-$MEL1_{TATA}$-lacZ)(克隆科技)。

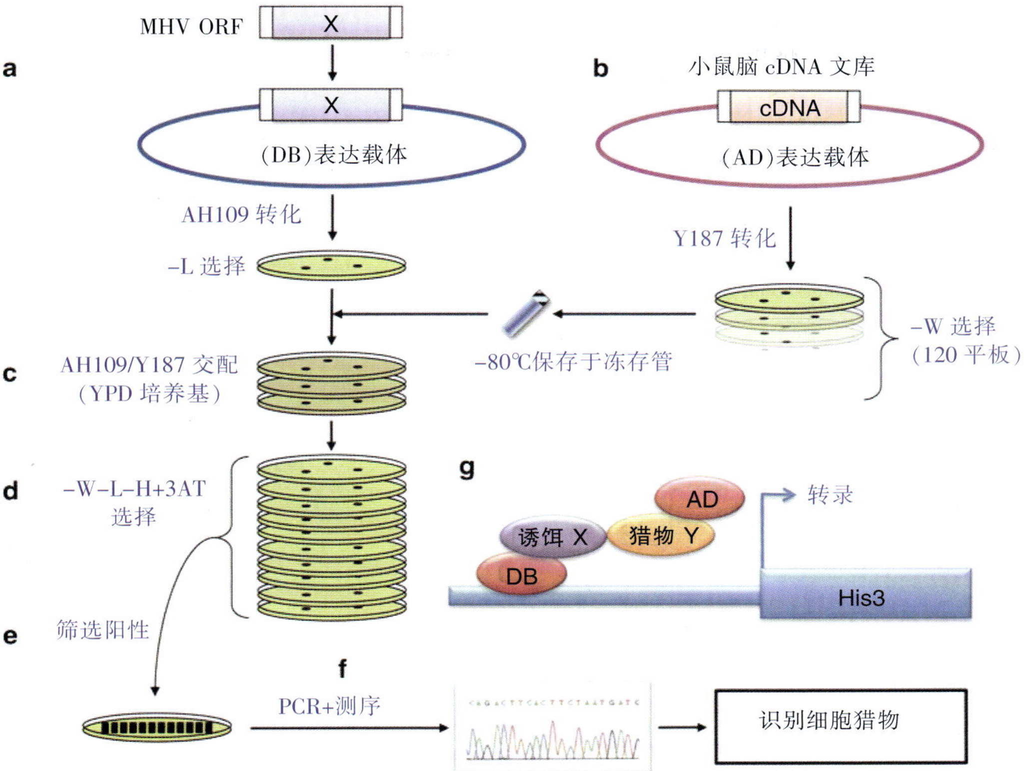

图 18.1　酵母双杂交筛选流程概述。AH109 酵母菌株中诱饵结构的克隆和转化见左上角(a)。Y187 酵母的猎物 AD–cDNA 的克隆与转化文库见右上角(b)。图下方依次显示了酵母交配(c),在选择性培养基上生长(d),阳性选择(e),相应的靶蛋白基因扩增和测序(f)。还给出了 DB–X 诱饵蛋白与 AD–Y 靶蛋白相互作用激活 His3 报告基因的原理图(g)。

2. 酵母菌株 Y187(MATα,ura3–52,His3–200,ade2–101,trp1–901,leu2–3,112,gal4,met–,GAL80,URA3::$GAL1_{UAS}GAL1_{TATA}$–lacZ)(克隆科技)。两个单倍体菌株 AH109 和 Y187 是相反的杂合型,这使得能够通过杂合进行文库筛选。

3. pDEST32(生命科技)或 pPC97–GW(由 Vidal 博士提供)酵母双杂交载体,含有与 GAL4DB 框架中感兴趣的病毒蛋白相对应的序列。

4. 小鼠脑 cDNA 文库克隆到酵母双杂交载体 pPC86(生命科技),或类似载体中。

5. 非选择性培养基(YPD)琼脂平板:1%酵母提取物(w/v),2%蛋白胨(w/v),100mg/L 腺嘌呤半硫酸盐,2%葡萄糖(w/v),2%琼脂(w/v)(见注释 1)。于 4℃保存。

6. 液体 YPD 培养基:1%酵母提取物(w/v),2%蛋白胨(w/v),100mg/L 腺嘌呤半硫酸盐,2%葡萄糖(w/v)(见注释 1)。可于室温保存。

7. 氨基酸粉:L–丙氨酸 10g、L–精氨酸10g、L–天冬氨酸 10g、L–天冬酰胺 10g、L–半胱氨酸 10g、L–谷氨酸 10g、L–谷氨酰

表 18.1 Y2H 鉴定的 MHV-宿主蛋白-蛋白相互作用矩阵

相互作用基因ID	基因名称	N	nsp1	nsp2	nsp3a	nsp3b	nsp4	nsp5	nsp7	nsp8	nsp9	nsp10	nsp13	nsp14	nsp15	nsp16
29392	Rilpl1															63
64181	Rab3ip															33
46204	Pnma2															22
5417	Mprip													14		17
20776	Fbf1													20		10
32267	Usp28															3
71650	Ganab														20	
3573	Homer3													77		
19856	Fam184a													6		
38170	Pde4dip													4		
34602	Mon2													3		
42156	Dzip1													3		
42766	Trim46													3		
28249	Sdcbp											175				
39197	Adk										12					
68329	Htra2										6					
20375	Rufy1										4					
25855	Prkar1b									43						
4937	Sgta								150							
32405	Pias1								23							
976	Heatr6								3							
37259	Dzank1							35								
46818	Ddit4l							18								
52539	Magi3							17								
34354	Mtmr3							6								
4931	Apba3							5								
55128	Cgrrf1							5								
29312	Klhl8							4								
8348	Ubc					5										
31788	Kifc3					5										
23353	Centg3					4										
64351	mt-Co1					3										
28367	Txn1				28											
24969	Mark2			29												
26620	Mark1			26												
7411	Mark3			16												
37443	Ccdc21			6												
由少于 3 个阳性酵母菌落支持的相互作用的数量		10	0	2	52	31	2	6	1	3	0	2	2	18	5	19

注:第 1 列和第 2 列分别对应于相互作用的细胞蛋白质 EnSemb1 的基因编号和规范的基因名称。第 3~16 列为指定的 MHV 蛋白提供了每种细胞蛋白获得的阳性酵母菌落数量。最后一行对应的是少于 3 个阳性酵母菌落支持的相互作用的数量,如 3.8 小节步骤 6 所述。

胺 10g、L-甘氨酸 10g、L-异亮氨酸 10g、L-赖氨酸 10g、L-蛋氨酸 10g、L-苯丙氨酸 10g、L-脯氨酸 10g、L-丝氨酸 10g、L-苏氨酸 10g、L-缬氨酸 10g、腺嘌呤半硫酸盐 10g。在研钵中仔细搅拌和研磨。可于室温保存。

8. 100mM L-亮氨酸缺陷型溶液，0.22μm 过滤器灭菌，于室温保存。

9. 40mM 左旋色氨酸缺陷型溶液，0.22μm 过滤器灭菌，于 4℃在黑暗中保存。

10. 20mM 尿嘧啶缺陷型溶液，0.22μm 过滤器灭菌，于室温保存。

11. 100mM L-组氨酸缺陷型溶液，0.22μm 过滤器灭菌，于室温保存。

12. 3-氨基三唑粉末(3AT)。

13. 培养皿。

2.2 酵母转化试剂

1. TE/LiAc 溶液：10mM Tris-HCl(pH 值 8.0)，1mM 乙二胺四乙酸，100mM 乙酸锂(见注释 2)。

2. TE/LiAc/PEG 溶液：10mM Tris-HCl(pH 值 8.0)，1mM EDTA，100mM 乙酸锂，35.2%聚乙二醇(PEG 3350)(见注释 2)。

3. 10mg/mL 鲑鱼精子 DNA，在水中煮沸 10 分钟变性，然后置于冰上冷冻。

4. 甘油。

5. 冷冻管。

6. 玻璃涂布棒，使用前高压灭菌。

2.3 从阳性酵母菌落中用 PCR 扩增 AD-cDNA

1. 酵母溶壁酶 20T。

2. La Taq PCR 试剂盒(Takara)或同类产品(见注释 3)。

3. pPC 86：正向引物(5'-GACGGACCAACTGCGTTA-3')和反向引物 pPC 86-Rev(5'-ACCAACCTCTGGCGAA-3')。

4. 96 孔电子凝胶(生命科技)或 1%琼脂糖凝胶。

3. 实验方法

酵母培养物应在生物安全二级柜中操作，以避免污染。然而，酵母培养物可以在普通的实验台上操作，这取决于实验室空间的空气质量。

3.1 选择性培养基琼脂平板的制备

1. 配制基础培养基：0.29%氨基酸粉(w/v)，0.38%酵母氮基(不含氨基酸和硫酸铵)(w/v)，1.12%硫酸铵(w/v)，用 NaOH 调节 pH 值至 5.9。

2. 4%的琼脂原液。

3. 两种溶液均高压灭菌(见注释 1)。

4. 用 40%葡萄糖溶液加到基础培养基，至最终浓度为 4%。

5. 将基础培养基和琼脂以 1:1 的比例混合。

6. 加入 8mL/L 适当的氨基酸缺陷型溶液和 3AT(见注释 4)。如添加尿嘧啶、组氨酸和色氨酸，配制为亮氨酸缺陷合成培养基(-L 培养基)。

7. 倒入 15cm 的培养皿中，干燥 3~4 天，于 4℃保存。

3.2 酵母培养物中 cDNA 文库的建立

首次在酵母菌株 Y187 中建立了酵母双杂交载体 pPC86 克隆的小鼠脑 cDNA 文库(见注释 5)。

1. 将 OD_{600}=0.007 的新鲜酵母培养物接种到 500mL 非选择性 YPD 培养基。

2. 在 30℃的摇床中生长过夜。

3. 测定 OD_{600} 值。当 OD_{600} 达到 0.4~0.5 时，收获培养物。

4. 将细胞在 10×50mL 离心管中以

750g 离心 5 分钟。弃去上清液,将酵母沉淀重悬于 40mL 水中。

5. 以 750g 离心细胞 5 分钟。丢弃上清液,并将酵母沉淀重悬于 40mL TE/LiAc中。

6. 以 750g 离心细胞 5 分钟。弃去上清液,将 10 个管中的酵母沉淀共溶于5mL TE/LiAc 中。

7. 向感受态酵母中加入 500μL 热变性载体 DNA 和 150μg cDNA 文库,仔细混匀。

8. 将 250μL 该制剂分装于 20 支 2mL 试管中,然后加入 1.6mL 的 TE/LiAc/PEG。

9. 轻轻摇动试管混匀,并在 30℃孵育 45 分钟。

10. 在 42℃下热激活 20 分钟。

11. 以 750g 离心 5 分钟。丢弃上清液,用水冲洗试管,不要重新悬浮沉淀。

12. 以 750g 离心 5 分钟。弃去上清液,将沉淀重悬于 1mL 水中。将 25 个转化反应汇集在一个 50mL 试管中。

13. 用玻璃涂布棒将 200μL 酵母涂在 125 个 15cm-W 琼脂培养皿上。

14. 在水中稀释 1/100 倍和 1/1000 倍,并涂在两个 15cm-W 琼脂培养皿上,以确定转化效率。

15. 在 30℃培养 3 天。计算酵母转化子总数(见注释 6)。

16. 向每个平皿中加入 5mL YPD 培养液,并使用如 Pasteur 移液管将细胞刮入培养液中。收集培养液到 2L 的三角烧瓶中。

17. 加入甘油获得 20%(w/v)溶液,并测定最终 OD 值。计算一次双杂交筛选所需的酵母悬浮液体积。

18. 在冷冻管中分装酵母双杂交筛选文库,于-80℃保存。

3.3 携带诱饵构建体的酵母转化子表达与 GAL4-DB 融合的病毒蛋白

1. 在 100mL 烧瓶中,用 50mL 非选择性 YPD 培养液培养在室温下保存的 YPD 培养皿上的 AH109 酵母细胞。

2. 30℃的摇床中生长过夜。

3. 测定 OD_{600} 值。按照 1mL 的 5OD 值溶液足够进行 10 次转化,来计算酵母培养物体积。

4. 以 750g 离心细胞 5 分钟。丢弃上清液,每个转化子用>500μL 的水重悬酵母细胞。

5. 以 750g 离心细胞 5 分钟。丢弃上清液,每个转化子用>100μL TE/LiAc 溶液重悬酵母细胞。

6. 以 750g 离心细胞 5 分钟。丢弃上清液,每个转化子用 20L TE/LiAc 溶液重悬酵母细胞。

7. 加入 2μL 热变性载体 DNA 和 50~250μg GAL4-DB 质粒。

8. 加入 120μL TE/LiAc/PEG,轻轻振荡试管混匀。

9. 30℃孵育 45 分钟。

10. 42℃热激活 15 分钟。

11. 以 750g 离心细胞 5 分钟。弃去上清液,重悬酵母细胞沉淀于 20μL 水中。

12. 涂布 10μL 于-L 琼脂培养皿上。

13. 30℃培养细胞 3 天。

3.4 通过 GAL4-DB 诱饵构建体测试 His3报告基因的反式激活

筛选之前,确定每一个融合到 GAL4-DB 的病毒诱饵蛋白的 His3 报告基因的基础反式激活活性(见注释 7)。

1. 用接种环,从 3.3 小节步骤 13 中挑取一小块转化酵母。

2. 用 1mL 水稀释,用-L 和-L-H 琼脂

培养皿上涂布 10μL。水分蒸发后，剩下的酵母层应该几乎透明，几乎看不到（如果没有，应增加酵母稀释度，重复涂布）。

3. 30℃培养 5 天。

4. 观察培养皿。如果与-L 平皿相比，在-L-H 琼脂培养皿上没有观察到酵母生长，则在 L-W-H 平皿上进行筛选。

5. 如果在-L-H 平皿上观察到酵母生长，则重复上述步骤，将酵母铺在添加了浓度不断增加的 3AT 的-L-H 培养皿上（见注释 7）。

6. 确定阻止酵母生长的 3AT 最低浓度。然后，制备含有特定 3-AT 浓度的-L-W-H 平皿以进行筛选。

3.5 酵母杂合和阳性酵母菌落的选择

1. 在 100mL 液体培养液中，用 50mL YPD 培养基培养新鲜的表达目标诱饵蛋白的 AH109 酵母菌落（见注释 8）。

2. 30℃摇床生长过夜。

3. 测定 OD_{600} 值，应在 2~6 的范围内。以 V=72/OD 为标准，计算进行筛选所需的 AH109 酵母培养物的体积（见注释 9）。

4. 溶解携带 cDNA 文库的 Y187 酵母，并加到含有 10mL 新鲜 YPD 培养基的 50mL 试管中。

5. 30℃摇床中孵育 10 分钟。

6. 将带有诱饵蛋白的 AH109 酵母加到携带 cDNA 文库 Y187 酵母中。倒置混匀。

7. 750g 离心 5 分钟。弃去上清液，将沉淀重悬于 1.5mL YPD 培养基中。

8. 用涂布棒将 500μL 涂在 3 个 YPD 板上。

9. 30℃孵育 4.5 小时，让酵母杂合（见注释 10）。

10. 向每个 YPD 平板中加入 8mL 水，用细胞刮刀（Pasteur）重新悬浮酵母细胞。

11. 重复相同的步骤，至少再次清洗 3 个 YPD 板，并将酵母悬浮液收集到一个 50mL 试管中。

12. 以 750g 离心 5 分钟。弃去上清液，将沉淀重悬于 6mL 水中。

13. 取 4μL 酵母悬浮液，用水稀释 1/10 000，用于测定杂合效率。

14. 使用涂布棒，将 500μL 酵母悬浮液涂在 12 个含特定浓度 3AT（见 3.4 小节步骤 6）的-L-W-H 平板上。此外，将500μL 1/10 000 稀释液涂在-L-W 平板上。

15. 30℃培养 6 天。

16. 为了测定杂合效率，在-L-W 平板上计数酵母菌落，×10 000×12，得到筛选获得的二倍体总数（见注释 11）。

3.6 相互作用分子的鉴定

1. 用无菌牙签或吸头从 12 个筛选平板中挑取阳性酵母菌落，涂布在含有特定 3AT 浓度的新鲜-L-W-H 平板上（3.4 小节步骤 6），以保持对 His3 报告基因的选择压力。最好在培养皿下放置网格纸，有助于以标准的 96 孔格式组织阳性酵母菌落。

2. 30℃培养 3~4 天（见注释 12）。

3. 为了消除卫星 AD-cDNA 质粒的污染，可通过 3 周内每 3~4 天在新鲜的选择性培养基上培养纯化阳性菌落。可通过多通道移液器上的钝端吸头来挑选菌落或者用自动化的培养平台实现，如图 18.2a 所示。

3.7 阳性菌落的 PCR 鉴定

1. 用水配制 2.5mg/mL 20T 酵母溶壁酶，并在 96 孔 PCR 板中每孔分装 50μL。

2. 挑取每个阳性菌落克隆，重悬在含有 20T 酵母溶壁酶的 96 孔 PCR 板的一个孔中。

3. 37℃孵育 5 分钟，然后 95℃孵育5 分钟，使酶失活。

4. 根据说明书，使用 pPC86-For 和 pPC86-Rev 引物和 LaTaq 或类似聚合酶进行 PCR 反应(见注释 3 和注释 13):94℃、1 分钟;98℃、10 秒;68℃、5 分钟,35 个循环,随后 72℃、10 分钟。

5. 在 1%琼脂糖凝胶上分析 PCR 产物,例如 96 孔 E-凝胶(图 18.2b)。

6. 用 pPC86 正向引物对 PCR 产物进行测序(见注释 13)。

3.8 数据分析

1. 分析测序数据并生成准确的序列文件。

2. 切掉质粒序列。

3. 用 BLAST 比对在 EMBL 的小鼠基因和蛋白质序列数据库,并确定对应于每个猎物序列的宿主蛋白质。

4. 建立一个三栏 Excel 电子表格,包括每个阳性酵母菌落的序列标识和相应的诱饵-猎物蛋白质名称。

5. 使用 Excel 的数据透视表功能建立一个交互矩阵，显示每个诱饵-猎物组合的阳性酵母菌落数。

6. 使用 Excel 的数据筛选功能，去掉少于 3 个阳性酵母菌落支持的相互作用。从最终数据库中消除大多数技术性误报

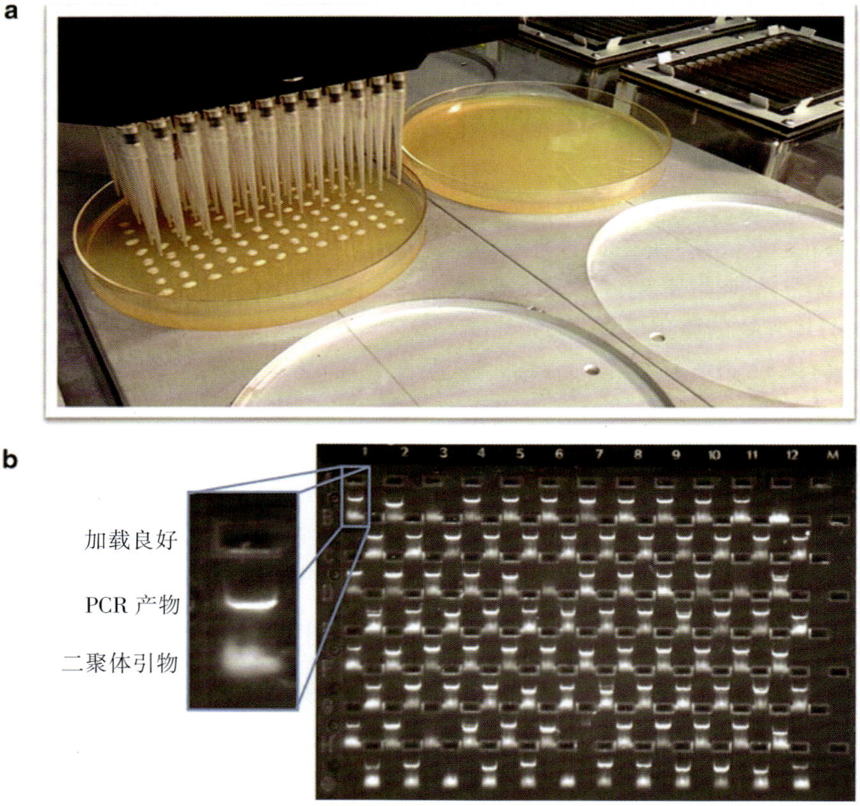

图 18.2 阳性酵母菌落的筛选和复制培养。(a)使用 TECAN 平台对阳性酵母菌落以 96 孔形式排列的自动复制平板。请注意 15cm 培养皿的定制支架,适配标准的 96 孔板支架。酵母菌落由 96 多通道臂(MCA)只需简单的点触从母盘复制到子盘,无需吸入或涂抹。(b)从阳性酵母菌落中扩增出与 AD-cDNA 对应的 PCR 产物,并在 96 孔 E-凝胶上进行分析。

这个步骤是非常重要的。表 18.1 提供了筛选 MHV 蛋白获得的最终结果的示例。

7. 对鉴定的蛋白质进行进一步分析。例如,使用 STRING 数据库(检索相互作用基因/蛋白质的搜索工具)确定小鼠和其他生物体蛋白,确定表 18.1(图 18.3)中列出的蛋白质之间的已知相互作用数据。按照说明操作在 STRING 网站(http://string-db.org/)上传蛋白质 ID 等。

4. 注释

1. 制作琼脂平板时,培养基和琼脂应分开高压灭菌,以避免加热时发生化学反应。葡萄糖溶液不应高压灭菌,通过 0.22μm 过滤器过滤灭菌,并在培养基高压灭菌后加入。

2. 虽然 Tris-EDTA、乙酸锂和 PEG 溶液在室温下保存,但每次使用前应制备新鲜的 TE-LiAc 和 TE-LiAc-PEG 溶液。

3. 测试了十几种 PCR 酶,仅 Takara 的 La Taq 酶的扩增效果最好。然而,其他未经测试的聚合酶也可能是合适的。

4. 分别使用亮氨酸(-L)或色氨酸(-W)缺陷的合成培养基分别培养 GAL4-DB 和 GAL4-AD 质粒的酵母转化子。亮氨酸和色氨酸缺陷培养基用于选择共表达 GAL4-DB 和 GAL4-AD 质粒的酵母转化子。最后,使用亮氨酸、色氨酸和组氨酸缺陷(-L-W-H)的合成培养基选择培养 GAL4-DB 和 GAL4-AD 共表达质粒以及双杂交报告基因 His3 的激活酵母转化子。可以加入适量的 3AT 以增加筛选的严格性(见注释7)。

5. 酵母中的高转化效率可能难以实现。在进行大规模转化之前,应在小规模上测试上述实验步骤。

6. 为了获得良好的覆盖率,通常认为酵母转化子的总数应相当于 cDNA 文库原始多样性的 3 倍。

7. 当在 AH109 酵母中与 GAL4-DB 融合表达时,大量诱饵蛋白反式激活 His3 报告基因,诱饵蛋白中带有酸性和脯氨酸残基的氨基酸片段通常与反式激活有关[27]。然而,反式激活水平应通过实验来确定,因为还涉及其他定义不明确的参数。3AT 是 His3 酶的竞争性抑制剂,当诱饵蛋白单独是反式激活剂时,可用于滴定酵母的生长。浓度为 5mM、10nM 和 20mM 通常就足够了,但也可以增加到 200mM。

8. 本章中使用的诱饵载体除了自主复制序列外,还含有酵母着丝粒序列(CEN)。因此,当在非选择性 YPD 培养基上生长时,它们可在酵母中保持几代,酵母也可以在选择性-L 培养基上生长,但情况不同。当使用含有 2 个复制起点的质粒时,酵母转化子必须永久保存在选择性培养基上,否则诱饵质粒将很快丢失。

9. 将用诱饵编码质粒转化的AH109 酵母与用 AD-cDNA 文库转化的 Y187 酵母细胞,以最终 1.2 的比例混合来进行筛选。据 Soellick 等报道,2.5 的比例可以提高杂合效率[28]。

10. 4.5 小时足以实现酵母杂合,但培养时间不应过长。数小时后,二倍体酵母细胞开始分裂,二倍体的数量和阳性酵母菌落也增加。为了提高杂合效率,酵母可以重新悬浮,然后涂布在 YCM 培养基上(1%酵母提取物,1%细菌蛋白胨,2%葡萄糖,调整 pH 值至 4.5)[28]。

11. 使用这种方案,杂合效率通常接近 4000~8000 万二倍体,这是小鼠 cDNA 文库原始多样性的 8~16 倍。然而,根据经验发现,当二倍体的数量超过 cDNA 文库原始多样性的 40 倍时,达到饱和。因此,每当需要达到饱和时,应该重复 3~4 次

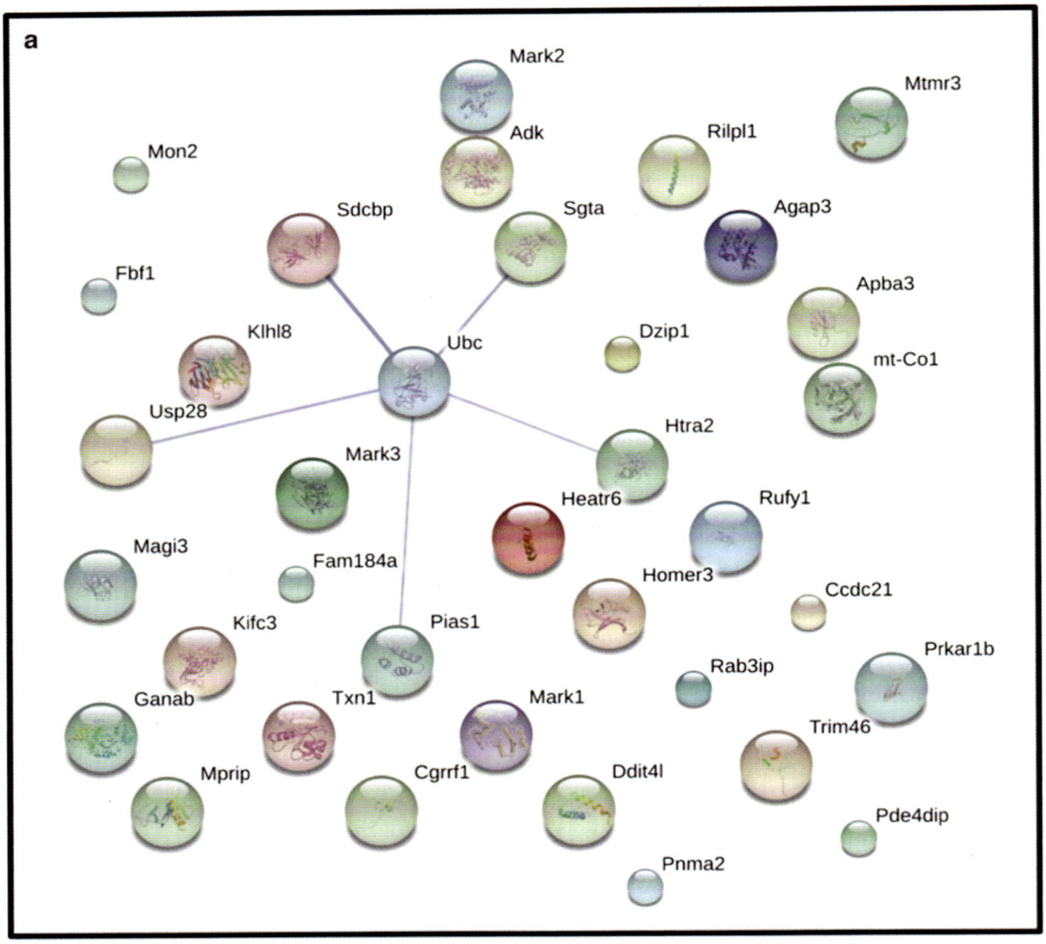

图 18.3 不同筛选中识别的所有相互作用的宿主蛋白 STRING 分析的置信图示,并列于表 18.1[29]。使用小家鼠(a)或智人(b)作为输入生物体,发现与 MHV 蛋白相互作用的宿主蛋白的 STRING 分析的置信观点。

筛选。

12. 阳性酵母菌落的数量高度依赖于筛选的实验设计，事实上，很大一部分 Y2H 筛选没有产生阳性菌落。在这种情况下,应使用原始诱饵蛋白的分离域进行筛选，通过将 DB 和 AD 标签交换到诱饵和猎物蛋白的末端,并使用其他猎物文库或替代Y2H 系统[17,18]。

13. 用 PCR 扩增酵母中的低拷贝质粒如 pPC86 时,可能具有一定难度。此外,扩增成功率主要取决于捕食蛋白对应的 AD-cDNA 的核苷酸组成和长度。因此,PCR 的成功率在每轮筛选之间有很大的差异，加上扩增产物的不特异和质量差,显著减少了 AD-cDNA 可用序列。本书所述的 MHV 筛选中,78%的阳性酵母菌落获得了高质量序列。

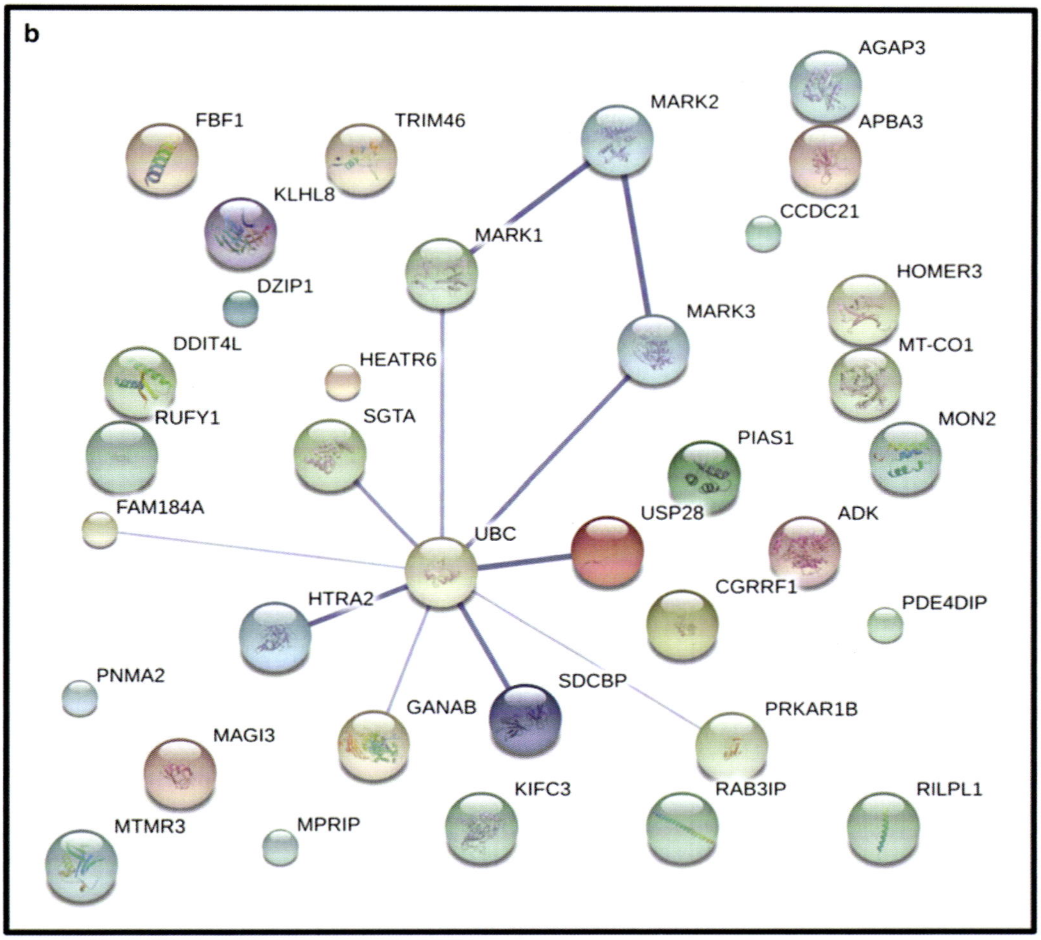

图 18.3(续)

致谢

这项工作得到了 Pasteur 研究所和 CNRS(国家科学研究中心)的支持。

参考文献

1. Fields S, Song O (1989) A novel genetic system to detect protein-protein interactions. Nature 340:245–246
2. Uetz P (2012) Editorial for “The Yeast two-hybrid system”. Methods 58:315–316
3. Fischer JA, Giniger E, Maniatis T et al (1988) GAL4 activates transcription in Drosophila. Nature 332:853–856
4. Keegan L, Gill G, Ptashne M (1986) Separation of DNA binding from the transcription-activating function of a eukaryotic regulatory protein. Science 231:699–704
5. Fromont-Racine M, Rain JC, Legrain P (2002) Building protein-protein networks by two-hybrid mating strategy. Methods Enzymol 350:513–524
6. Rual JF, Hirozane-Kishikawa T, Hao T et al (2004) Human ORFeome version 1.1: a platform for reverse proteomics. Genome Res 14:2128–2135
7. Li S, Armstrong CM, Bertin N et al (2004) A map of the interactome network of the metazoan C. elegans. Science 303:540–543
8. Maier RH, Maier CJ, Onder K (2011) Construction of improved yeast two-hybrid libraries. Methods Mol Biol 729:71–84

9. Stynen B, Tournu H, Tavernier J et al (2012) Diversity in genetic in vivo methods for protein-protein interaction studies: from the yeast two-hybrid system to the mammalian split-luciferase system. MMBR 76:331–382
10. Walhout AJ, Vidal M (2001) High-throughput yeast two-hybrid assays for large-scale protein interaction mapping. Methods 24:297–306
11. Mohr K, Koegl M (2012) High-throughput yeast two-hybrid screening of complex cDNA libraries. Methods Mol Biol 812:89–102
12. Roberts GG 3rd, Parrish JR, Mangiola BA et al (2012) High-throughput yeast two-hybrid screening. Methods Mol Biol 812:39–61
13. Vidalain PO, Boxem M, Ge H et al (2004) Increasing specificity in high-throughput yeast two-hybrid experiments. Methods 32:363–370
14. Venkatesan K, Rual JF, Vazquez A et al (2009) An empirical framework for binary interactome mapping. Nat Methods 6:83–90
15. Bourai M, Lucas-Hourani M, Gad HH et al (2012) Mapping of Chikungunya virus interactions with host proteins identified nsP2 as a highly connected viral component. J Virol 86:3121–3134
16. Braun P, Tasan M, Dreze M et al (2009) An experimentally derived confidence score for binary protein-protein interactions. Nat Methods 6:91–97
17. Boxem M, Maliga Z, Klitgord N et al (2008) A protein domain-based interactome network for C. elegans early embryogenesis. Cell 134:534–545
18. Caufield JH, Sakhawalkar N, Uetz P (2012) A comparison and optimization of yeast two-hybrid systems. Methods 58:317–324
19. Kim MS, Pinto SM, Getnet D et al (2014) A draft map of the human proteome. Nature 509:575–581
20. Wilhelm M, Schlegl J, Hahne H et al (2014) Mass-spectrometry-based draft of the human proteome. Nature 509:582–587
21. Vidalain PO, Tangy F (2010) Virus-host protein interactions in RNA viruses. Microbes Infect 12:1134–1143
22. Friedel CC, Haas J (2011) Virus-host interactomes and global models of virus-infected cells. Trends Microbiol 19:501–508
23. Pfefferle S, Schopf J, Kogl M et al (2011) The SARS-coronavirus-host interactome: identification of cyclophilins as target for pan-coronavirus inhibitors. PLoS Pathog 7: e1002331
24. Millet JK, Kien F, Cheung CY et al (2012) Ezrin interacts with the SARS coronavirus Spike protein and restrains infection at the entry stage. PLoS One 7:e49566
25. Muller M, Cassonnet P, Favre M et al (2013) A comparative approach to characterize the landscape of host-pathogen protein-protein interactions. J Vis Exp. doi:10.3791/50404
26. Fielding BC, Gunalan V, Tan TH et al (2006) Severe acute respiratory syndrome coronavirus protein 7a interacts with hSGT. Biochem Biophys Res Commun 343:1201–1208
27. Titz B, Thomas S, Rajagopala SV et al (2006) Transcriptional activators in yeast. Nucleic Acids Res 34:955–967
28. Soellick TR, Uhrig JF (2001) Development of an optimized interaction-mating protocol for large-scale yeast two-hybrid analyses. Genome Biol 2:RESEARCH0052
29. Jensen LJ, Kuhn M, Stark M et al (2009) STRING 8—a global view on proteins and their functional interactions in 630 organisms. Nucleic Acids Res 37:D412–D416

第19章

应用高度特异和规模性的核糖核酸干扰(RNAi)方法研究冠状病毒感染中宿主细胞蛋白的功能作用

Jean Kaoru Millet, Béatrice Nal

摘要

自20世纪90年代被发现以来,RNA干扰(RNAi)技术已被证明在阐明细胞甚至整个生物体中蛋白质的功能方面极其有用。尤其是这种序列的特异性和强大的功能丧失方法极大地简化了对病毒生命周期中宿主细胞因子作用的研究。本章详细介绍了我们开发并用于特异性敲除Ezrin表达的RNAi方法,Ezrin是一种肌动蛋白结合蛋白,通过酵母双杂交筛选鉴定,可与严重急性呼吸综合征冠状病毒(SARS-CoV)的刺突蛋白(S)相互作用。RNAi方法可用于研究Ezrin的作用,特别是在SARS-CoV感染进入阶段的作用。

关键词:核糖核酸干扰(RNAi);小干扰核糖核酸(siRNA);Ezrin;严重急性呼吸综合征冠状病毒(SARS-CoV);病毒-宿主相互作用

1. 引言

RNA干扰(RNAi)的发现代表了分子和细胞生物学领域的一次量子级飞跃[1,2]。RNAi技术是一种强大的科研工具,被广泛用于研究特定蛋白质在体外或体内的生物学功能。尤其是RNAi已成功用于病毒学中研究特定宿主蛋白在病毒生命周期和复制中的作用。向细胞中引入小干扰核糖核酸(siRNA),即一种20~25个核苷酸的短双链RNA,对靶mRNA具有序列特异性,并允许基因的序列特异性降解,是一种特异性下调蛋白质表达并研究其功能的相对快速、简单和可调的方法[3]。在本研究中,siRNA已经被证明在验证酵母双杂交系统筛选确定的细胞蛋白质功能性方面非常有用,如流感和冠状病毒结构蛋白的细胞结合蛋白的功能验证等[4,5]。本章描述了一种有效敲除细胞肌动蛋白结合蛋白Ezrin的蛋白表达并测量敲除效率的方法。该方法已成功用于研究Ezrin蛋白在严重急性呼吸综合征冠状病毒(SARS-CoV)感染宿主细胞过程中的作用[5]。虽然这里描述的方法是Ezrin表达的特异性下调,但它可以很容易地被修饰和调整,用来研究病毒感染期间其他细胞蛋白的功能。本章所描述的方法学形成了很多实验的基础,如 siRNA 文库筛选(见注释 1),用这种方法可研究参与病毒组装和释放的宿主细胞因子[6]。

2. 实验材料

2.1 siRNA 组件

1. 1× siRNA 缓冲液:60mM KCl,0.2mM 氯化镁,6mM HEPES, 使用 2mM KOH 调节 pH 值至 7.5。

2. 用 1× siRNA 缓冲液配制的 20μm Ezrin 特异性 siRNA(表 19.1,见注释 2~4)。

3. 用 1× siRNA 缓冲液配制的 20μm 非特异性 siRNA,作为阴性对照。

4. DharmaFECT 1 转染试剂(GE Dharmacon)或同等产品。

2.2 细胞培养组分

1. HeLa-F5 细胞(见注释 5)。

2. 96 孔细胞培养处理板(见注释 6)。

3. 磷酸盐缓冲液(PBS)。

4. DMEM 高葡萄糖 Glutamax(生命科技)或同等产品。

5. DMEM C:DMEM,10% 胎牛血清(FBS),100U/mL 青霉素,100μg/mL 链霉素。使用前将溶液采用 0.22μm 过滤器除菌过滤,4℃保存。

6. DMEM-T: DMEM,10% FBS(见注释 7)。

7. 聚苯乙烯管。

2.3 蛋白质印迹组分

1. 裂解缓冲液:RLT 缓冲液(Qiagen),分离蛋白质和核酸。

2. 蛋白质样品上样缓冲液(LDS 样品缓冲液):106mM Tris-HCl,141mM Tris 基底,2%十二烷基硫酸锂(LDS),10%甘油,0.51mM EDTA,0.22mM SERVA 蓝 G250,0.175mM 酚红。

3. 样品还原剂(10 倍):500mM 二硫苏糖醇(DTT)。

4. 蛋白质电泳用聚丙烯酰胺凝胶:Novex Bis-Tris 4%~12%梯度凝胶,10 孔。

5. 凝胶电泳缓冲液(NuPAGE MOPS SDS 电泳缓冲液):50mM MOPS,50mM Tris 基底,0.1% SDS,1mM EDTA。

6. 蛋白质 Marker:Novex Sharp 预染标准色蛋白质(生命科技),或同等产品。

7. 电泳和印迹仪:X 细胞超锁迷你细胞电泳系统(生命科技),或同等产品。

8. 转移缓冲液(NuPAGE 转移缓冲液):25mM bicine,25mM Bis-Tris(游离碱),1mM EDTA,10%乙醇。

表 19.1 用于敲除 Ezrin 蛋白的 siRNA 的正向序列

siRNA duplex	正向序列(5′~3′)	核苷酸
1	GCUCAAAGAUAAUGCUAUGUU	21
2	GGCAACAGCUGGAAACAGAUU	21
3	CAAGAAGGCACCUGACUUUUU	21
4	GAUCAGGUGGUAAAGACUAUU	21

注:该序列设计基于 VILZ 或 EZR 基因序列(NCBI 登录号:NM-003379)。将 siRNA 双链以等摩尔混合的形式用于转染。

9. 滤纸。

10. PVDF 膜。

11. 吸水海绵垫。

12. Tris-缓冲液(10×TBS):200mM Tris 基底,1.5M NaCl,用 12N HCl 调至 pH 值7.6。

13. TBST:TBS,0.1%Tween-20(见注释 8)。

14. 封闭液:TBST 5%牛奶。

15. 兔抗 Erzin 多克隆抗体(感谢法国居里研究所 Monique Arpin 博士的慷慨赠予)。

16. 小鼠抗甘油醛-3-磷酸脱氢酶单克隆抗体(GAPDH)。

17. 辣根过氧化物酶(HRP)耦联羊抗兔抗体。

18. HRP 耦联兔抗小鼠 IgG。

19. 化学发光增强(ECL)剂。

20. 能够读取化学发光信号的 Gel Doc 系统, 例如,Bio-Rad Gel Doc XR 系统。或者,也可以用 X 线片上代替膜,曝光时间可能从几秒钟到几分钟不等。

21. 用 Image J 或类似软件进行条带定量测定。

3. 实验方法

除有特殊说明,以下步骤均应在二级生物安全柜中进行。下面描述了转染一组特定的 siRNA(靶向 Ezrin 或非靶向siRNA)的实验步骤。由于 siRNA 比较脆弱,所以要尽可能保存在冰上。经过 siRNA 处理的细胞随后会被病毒感染,在所有步骤中应小心确保被处理的细胞处于最佳状态,并尽可能评估其活性(见注释 9)。

3.1 siRNA 转染 (针对每种类型的 siRNA)

1. 在 96 孔板的每孔中接种 $3.6×10^3$ 个细胞。37℃培养 16~18 小时。

2. 用 1× siRNA 缓冲液将 siRNA 原液稀释 1/10 至 2μm。

3. 将 2μm siRNA 溶液与无血清 DMEM 混合, 以 1:1 的比例获得 1μM 溶液。在 siRNA 对照实验中,用 DMEM 代替 siRNA 溶液。

4. 用吸头上下轻轻混匀,室温下孵育 5 分钟。

5. 用 DMEM 稀释至 1/50Dharma FECT1 转染试剂。

6. 室温下孵育 5 分钟。

7. 将转染剂-DMEM 溶液加到 siRNA DMEM 溶液中, 以 1:1 的比例将 siRNA-DMEM 溶液与转染剂-DMEM 溶液混合。

8. 室温孵育 20 分钟。

9. 用 DMEM-T 溶液对 siRNA 转染试剂与混合液稀释 5 倍。

10. 从孔中吸出培养液。

11. 每孔加入 100μL 转染混合物。

12. 在 37℃细胞培养箱中培养 48 小时。

13. 定期在显微镜下观察转染细胞的细胞毒性或细胞形态学变化。

14. 可选: 重复 siRNA 转染以提高敲除效率,并再培养 48 小时(见注释 10)。在显微镜下观察细胞毒性或细胞形态学变化(图 19.1)。

3.2 siRNA 敲除效率的测量

任何 siRNA 转染实验的一个关键步骤是评估这种处理诱导的表达敲除水平。下述实验步骤描述了通过使用蛋白质印迹方法测量 Ezrin 蛋白表达的降低, 来评估siRNA 敲除效率(见注释 11)。

1. 每孔中加入 100μL 裂解缓冲液来裂解细胞 (见注释 12), 室温下孵育平板 15 分钟。吸头上下移液,操作时要缓慢,确保裂解完成。

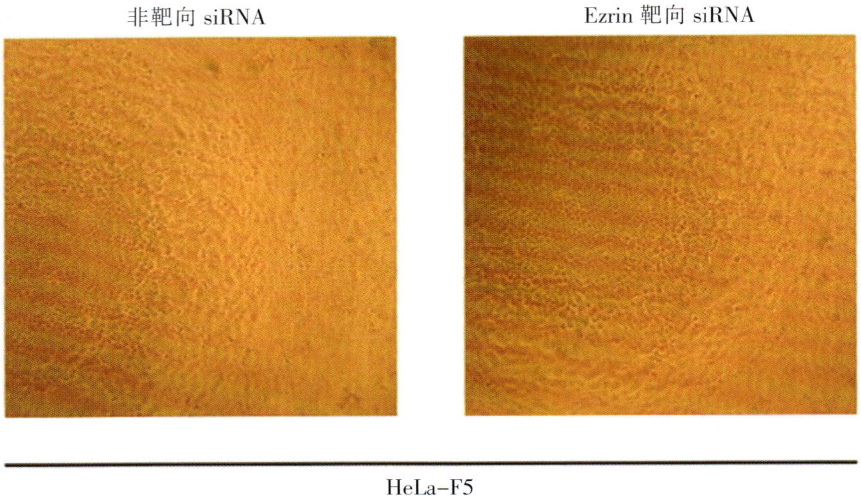

图 19.1 siRNA 转染后的细胞形态和密度。将 3.6×10^3 HeLa-F5 细胞接种于 96 孔板的孔中。用非靶向 siRNa 或 Ezrin 靶向 siRNA 转染细胞,在 37℃细胞培养箱中培养 48 小时。然后进行第二轮 siRNA 转染,在 37℃细胞培养箱中培养 48 小时。在 10×物镜的倒置显微镜下观察细胞,并拍摄具有代表性视野的照片。

2. 每个样品中加入 40μL 4×上样缓冲液、16μL 10×DTT 和 4μL H_2O。

3. 将样品在 95℃下煮沸 5 分钟。

4. 在冰上冷却样品,快速离心,使冷凝物下降。此时,样品可以电泳分析,或保存于 20℃下备后续分析。

5. 将预制的 Bis-Tris 聚丙烯酰胺凝胶置于电泳仪中(见注释 13)。

6. 用 1×电泳缓冲液填满电泳仪。

7. 在每个通道中上样 10μL 分子量标志物和 10μL 样品。

8. 200V,恒定电压进行 45~60 分钟。

9. 将 Whatman 纸和 PVDF 膜切割成凝胶尺寸。

10. PVDF 膜在 100%乙醇中脱水 1 分钟。

11. 将膜浸入 H_2O 中水合 5 分钟,然后在 1×转移缓冲液中浸润 5 分钟。

12. 将印迹纸和海绵垫浸泡在 1×转移缓冲液中至少 5 分钟。

13. 取出凝胶,将凝胶浸入 1×转移缓冲液中。

14. 从下到上放置 2 片海绵垫、3 片滤纸、凝胶、PVDF 膜。用滚轴如吸头轻轻滚出气泡。连续叠加 3 片滤纸和 2 片海绵垫。

15. 将上述堆叠物放入转移仪,填充 1×转移缓冲液,170mA,恒流转印 1~2 小时。

16. 取出转印膜,放入 TBST 溶液中。

17. 室温下在封闭液中封闭膜 1 小时。

18. 用封闭液稀释制备一抗:兔抗 Ezrin 多克隆抗体:1/1000;山羊抗GAPDH:1/10 000。

19. 在 50kDa 处将膜切割。将上半部分与抗 Ezrin 抗体,下半部分与抗GAPDH 抗体溶液分别孵育 1 小时。

20. 用 TBST 洗 3 次膜,每次 10 分钟。

21. 用封闭液稀释制备二抗:HRP 山羊抗兔 IgG 1/1000;HRP 兔抗山羊IgG 1/1000。

22. 将膜在相应的二抗溶液中孵育 45 分钟。

23. 用 TBST 洗 3 次膜,每次 10 分钟。

24. 以 1:1 的比例混合 ECL 溶液,并向膜表面添加 1~2mL 混合溶液。

25. 孵育 1 分钟,去除多余水分,使用 Gel 成像或胶片和显影剂对条带进行分析(图 19.2)。

26. 使用 Image J 的凝胶分析模块或类似软件进行条带定量分析。GAPDH(管家蛋白)条带作为上样对照。与 GAPDH 带相对强度(I_{GAPDH})进行比较,标化 Ezrin 条带的相对强度(I_{ezrin})。

$$\frac{I_{Ezrin}}{I_{GAPDH}}$$

27. 与非靶向对照相比,通过 siRNA 处理 Ezrin 蛋白表达敲除的百分比,通过以下等式计算(KD,以%表示,表 19.2):

$$KD=\left[1-\frac{\left(\frac{I_{Ezrin}}{I_{GAPDH}}\right)_{Ezrin\ siRNA\ lane}}{\left(\frac{I_{Ezrin}}{I_{GAPDH}}\right)_{non\text{-}targeting\ siRNA\ lane}}\right]\times 100$$

4. 注释

1. 这里描述的方法侧重于敲除单个细胞基因 Ezrin 的表达,以揭示其在 SARS-CoV 感染中的功能作用。这种方法形成了大规模功能分析的基础,因为它可以很容易地扩大规模,进行基于 siRNA 的功能筛选,以确定病毒复制周期中涉及的宿主基因。这种基于 siRNA 的筛选方法已在本实验室成功研发,通过 siRNA 文库筛选, 获得 122 个细胞基因参与膜转运,揭示了其功能与登革热病毒组装和释放功能相关[6]。

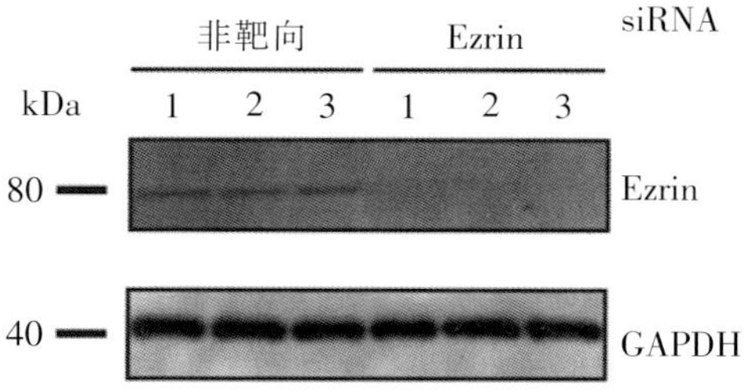

图 19.2 siRNA 转染诱导的 Ezrin 蛋白表达下调的评估。3.6×10³ 个 HeLa-F5 细胞接种于 96 孔板的每孔中。用非靶向的或 Ezrin 靶向的 siRNA 转染细胞 2 次。在每种条件下,从 1 个孔中分离细胞,用免疫印迹法分析 Ezrin 和 GAPDH 管家蛋白的含量。这里的免疫印迹法显示了 3 个独立的非靶向或 Ezrin 靶向 siRNA 的复制。

2. siRNA 应特别小心处理,因为 RNA 分子很容易被 RNA 酶降解。操作时应使用手套和无核糖核酸酶的移液器吸头。装有 siRNA 的试管应尽可能置于冰上保存。将单链抗体于 20℃分装储存,以避免多次反复冻融。

3. 这里使用的 Ezrin siRNA 是 4 个 siRNA 双链体的等摩尔混合。这有助于高效地敲除表达,因为它增加了与靶基因序列结合和随后沉默的概率。然而,重要的是要注意,单个的 siRNA 也可以用来抑制特定的基因表达。这种替代方法的优点是可以最大限度地降低混合 siRNA 的潜在非靶向效应。已验证了个体 siRNA 处理对 Ezrin 蛋白沉默的作用, 使用个体 siRNA 双链体沉默膜联蛋白 A6,以研究其在流感病毒感染中的功能作用[4]。进行 siRNA 研究的另一个考虑因素是在密切相关的蛋白质家族中发现功能倍增的可能性。在我们实验室的另一项登革热病毒研究中发现, 虽然单独沉默密切相关的小 GTPases Arf4 或 Arf5 对细胞分泌登革热病毒的影响最小,但这两种 GTPase 的联合沉默,使登革热病毒分泌显著减少[7]。

4. siRNA 以 100nM 的最终浓度用于细胞转染。这个浓度被确定为 siRNA 敲除效率和细胞生存力之间的最佳选择,通过先前的优化实验测试了升高的 siRNA 浓度。由于最佳 siRNA 浓度因所用细胞类型

表 19.2 siRNA 转染后的敲除分析

		条带强度	敲除(%)	平均敲除	标准差(%)
Ezrin 靶向 siRNA 1	I_{Ezrin}	254			
	I_{GAPDH}	26582	95.2		
非靶向 siRNA 1	I_{Ezrin}	4602			
	I_{GAPDH}	23119			
Ezrin 靶向 siRNA 2	I_{Ezrin}	265			
	I_{GAPDH}	22011	93.7	95.0	1.2
非靶向 siRNA 2	I_{Ezrin}	4433			
	I_{GAPDH}	23098			
Ezrin 靶向 siRNA 3	I_{Ezrin}	196			
	I_{GAPDH}	18857	96.0		
非靶向 siRNA 3	I_{Ezrin}	5042			
	I_{GAPDH}	19165			

注:用非靶向或 Ezrin 靶向的 siRNA 转染 HeLa-F5 细胞 2 次,用免疫印迹法检测其蛋白含量。条带密度用 Image J 软件分析,计算敲除效率(KD)。

和目标基因而异,建议在做任何siRNA 分析之前应进行 siRNA 浓度优化预实验。

5. 选择 siRNA 转染的细胞系是建立和优化检测的重要步骤。本实验选择了 HeLa-F5 细胞,因为它高表达 ACE-2,一种 SARS-CoV 受体,并且对由 SARS-CoV-S 介导的病毒进入敏感。此外,我们对包括 HeLa-F5 在内的一组细胞系进行了初步的 siRNA 转染,发现这些细胞可被有效转染,并在 siRNA 处理后 Ezrin 蛋白表达水平显著降低。

6. 在本文所述的实验中,siRNA 转染和随后的测定在 96 孔细胞培养平板中进行。根据使用 siRNA 处理的细胞量,可以使用更大的培养板。在这种情况下,细胞的数量和所用试剂的体积必须按比例增加。

7. 避免在转染培养基(DMEM-T)中添加青霉素/链霉素是很重要的,因为基于脂质的转染试剂,如 DharmaFECT 1,可增加细胞膜的渗透性。如果转染试剂中有抗生素,细胞吸收抗生素的风险更大,细胞毒性可能更高,转染效率更低。

8. Tween-20 是一种黏性溶液。为确保向 TBS 缓冲液中添加正确体积的Tween-20,应将 1000μL 移液管吸头尖端切成平端,轻轻吸出 Tween-20 并添加到 TBS 缓冲液中。轻轻上下吸动,然后加入搅拌子,用吸头搅动溶液约 30 分钟,或直到Tween-20 完全溶解。

9. siRNA 转染程序包括多个吸取上清液和向细胞中加入溶液的步骤。为了避免细胞解离,应注意缩短细胞没有培养基的时间,一般不超过几分钟。此外,添加新培养基时,溶液不应直接加至细胞上,而应沿着管壁加入。培养基应尽可能在 37℃ 预热,因为冷溶液很容易解离细胞。我们进行了常规的细胞活力测定,以确定 siRNA 处理后的细胞毒性效应,处理后使用台盼蓝排除法测定。

10. 第一次转染后 48 小时，是否重复 siRNA 转染步骤取决于几个参数，包括 48 小时后的敲除效率、靶向 mRNA 的转换或蛋白质产物的半衰期。通过一系列实验发现，敲除 Ezrin 的最佳条件是进行 2 次连续的 siRNA 转染，且间隔 48 小时。

11. 如果没有感兴趣的蛋白抗体，一种替代方法是使用特异性引物进行 RT-PCR 分析，检测相应的信使 RNA 水平。

12. 在 HeLa-F5 细胞经过两次连续的 siRNA 转染后，使用 siRNA 效率对照板评估敲除的质量。从 96 孔板的一个孔中的 Ezrin 或 GAPDH（“看家蛋白”）蛋白含量就可做蛋白质印迹检测。

13. 预制 Bis-Tris 聚丙烯酰胺凝胶电泳(PAGE)系统的一种替代方法是使用实验室自制凝胶。这可以适合不同蛋白分子检测配置不同的聚丙烯酰胺凝胶百分比浓度。8%~12%聚丙烯酰胺分离凝胶[8%、10%或 12%丙烯酰胺-双丙烯酰胺，400mM Tris-HCl pH 值 8.8，0.1% SDS，0.04%过硫酸铵(APS)，最后添加 0.07%四甲基乙二胺(TEMED)，ddH_2O]和 4%聚丙烯酰胺堆积凝胶(4%丙烯酰胺-双丙烯酰胺，100mM Tris-HCl pH 值 6.8，0.1% SDS，0.06% APS，最后添加 0.1% TEMED，ddH_2O)，再按照标准的蛋白质印迹程序配置电泳、上样和转印缓冲液。

参考文献

1. Napoli C, Lemieux C, Jorgensen R (1990) Introduction of a chimeric chalcone synthase gene into petunia results in reversible co-suppression of homologous genes in trans. Plant Cell 2:279–289
2. Fire A, Xu S, Montgomery MK et al (1998) Potent and specific genetic interference by double-stranded RNA in Caenorhabditis elegans. Nature 391:806–811
3. Sen GL, Blau HM (2006) A brief history of RNAi: the silence of the genes. FASEB J 20:1293–1299
4. Ma H, Kien F, Manière M et al (2012) Human annexin A6 interacts with influenza A virus protein M2 and negatively modulates infection. J Virol 86:1789–1801
5. Millet JK, Kien F, Cheung C-Y et al (2012) Ezrin interacts with the SARS coronavirus spike protein and restrains infection at the entry stage. PLoS One 7:e49566
6. Wang PG, Kudelko M, Lo J et al (2009) Efficient assembly and secretion of recombinant subviral particles of the four dengue serotypes using native prM and E proteins. PLoS One 4:e8325
7. Kudelko M, Brault JB, Kwok K et al (2012) Class II ADP-ribosylation factors are required for efficient secretion of dengue viruses. J Biol Chem 287:767–777

第20章

猫传染性腹膜炎病毒感染的转录组分析

Parvaneh Mehrbod, Mohammad Syamsul Reza Harun, Ahmad Naqib Shuid, Abdul Rahman Omar

摘要

猫传染性腹膜炎(FIP)是一种致命的系统性疾病,由FIP病毒(FIPV)引起,目前没有有效的疫苗或治疗方法,病毒的毒力决定因素和发病机制也没有完全了解。本章描述了使用Illumina下一代测序方法对从感染FIPV的Crandell Rees猫肾(CRFK)细胞中提取的RNA进行测序。基于猫科动物2X注释的鸟枪法参考基因组,使用CLC生物基因组工作台来制作对照细胞和感染细胞图谱。卡氏Z检验统计分析用于分析来自感染的CRFK细胞的差异表达基因。RT-qPCR反应还用于对健康猫和确诊FIP感染猫的CRFK细胞和外周血单个核细胞(PBMC)中的选定基因,进行转录分析。

关键词:FIPV;CRFK;外周血单个核细胞(PBMC);转录组;卡氏Z检验;RT-qPCR;基因表达

1. 引言

在RNA测序中使用下一代测序方法有助于理解和定义病原体感染期间细胞反应的表达谱。这种方法已被证明有助于解释各种病毒的发病机制[1,2],包括猫免疫缺陷病毒(FIV)[3,4]。此外,随着可获得全基因组序列的模式生物数量激增,使得宿主转录组分析成为阐明病毒发病机制和宿主对病毒感染反应的很有价值的工具。猫传染性腹膜炎病毒(FIPV)被认为是猫传染性腹膜炎(FIP)的病原体。了解FIPV病发病的分子基础将为设计有效的治疗方法和研发高效疫苗提供有价值的信息。可将重点聚焦于破坏病毒毒力因子或研发新疫苗甚至设计基因疗法。为此,使用全基因组鸟枪法(WGS)获得完整1.9X猫基因组,为病原体感染后猫宿主反应的生物信息学分析提供了有价值的信息。此外,猫的基因组片段在NCBI上使用兆位字节(MegaBLAST)与6种哺乳动物(人、黑猩猩、小鼠、大鼠、狗和牛)的基因组序列进行对比、定位和注释[5]。本章以FIPV感染的猫细胞培养物为例,描述了转录组分析步骤。具体而言,用 Illumina 下一代测序技术对感染 FIPV 株 79~1146 后 3 小时的 CRFK 细胞基因进行测序,用 CLC 生物基因组工作台分析生成的数据,并与猫科动物 1.9X 注释的鸟枪参考基因组进行比较。卡氏 Z 检验[6]显著表达的基因,错误发现率(FDR)<0.05,>1.99 和<-1.99 倍变化的基因被认为是进一步分析的对象。

2. 实验材料

2.1 RNA 提取和下一代测序

1. CRFK 细胞系。
2. 病毒株:FIPV 79~1146。
3. 维持培养液:基本必需培养液,10%胎牛血清,200μM 非必需氨基酸,200 单位/mL 青霉素,200μg/mL 链霉素,0.5μg/mL 抗真菌素。
4. PBS 缓冲液,不含钙和镁。
5. TrypLE™ 表达溶液或 0.25%胰蛋白酶,0.02% EDTA 溶于 PBS 中。
6. RNase AWAY(生命科技)或同等产品。
7. RNeasy 迷你试剂盒(Qiagen)或同等产品。
8. 紫外/可见分光光度计。
9. Illumina 安捷伦 RNA 6000 Nano 试剂盒。
10. 安捷伦 2100 生物分析仪。
11. 末端配对测序制备试剂盒(Illumina)或同等产品。

2.2 通过 RT-PCR 验证结果

1. QiaAmp 病毒 RNA 迷你提取试剂盒(Qiagen)或同等产品。
2. RNeasy 试剂盒(Qiagen)。
3. Nase AWAY。
4. 荧光定量 PCR 仪[如 CFX 96 实时 PCR 反应仪(Bio-Rad)]。
5. RNeasy miniplus 试剂盒(Qiagen)或同等产品。
6. Nano Drop 纳米光度计或分光光度计。
7. SensiFAST™ SYBR NO-ROX 一步试剂盒(Bioline 公司)。
8. 研究基因和参考基因的特异性引物序列。
9. BD Vacutainer (BD) EDTA-K2 管。
10. Ficoll-Paque Plus。

3. 实验方法

3.1 FIPV 感染细胞的转录组分析

应用该技术优势,可在一个实验中同时研究病毒基因组和相对应宿主细胞的转录组分析。图 20.1 展示了转录组分析的实验流程。

3.1.1 细胞感染

1. 将 CRFK 细胞接种到 75cm² 烧瓶中,在 37℃、5% CO_2 培养箱中培养,直到细胞达到 60%~70%的融合。
2. 吸除培养液,用 D-PBS 洗涤细胞。
3. 以 2mL 感染系数(MOI)为 2 的病毒感染细胞, 以 2mL 的 D-PBS 作为阴性对照, 并在 37℃、5% CO_2 培养箱中培养 1 小时以使病毒吸附。重复实验 2 瓶,一瓶用于RNA 提取,另一瓶用于 CPE 观察。
4. 加入 10mL 含 10% FBS 的维持培养液,培养 3 小时。
5. 然后吸除接种液, 用 D-PBS 洗涤细胞。
6. 加入 2mL TrypLE,孵育 1~2 分钟,直到细胞分离。

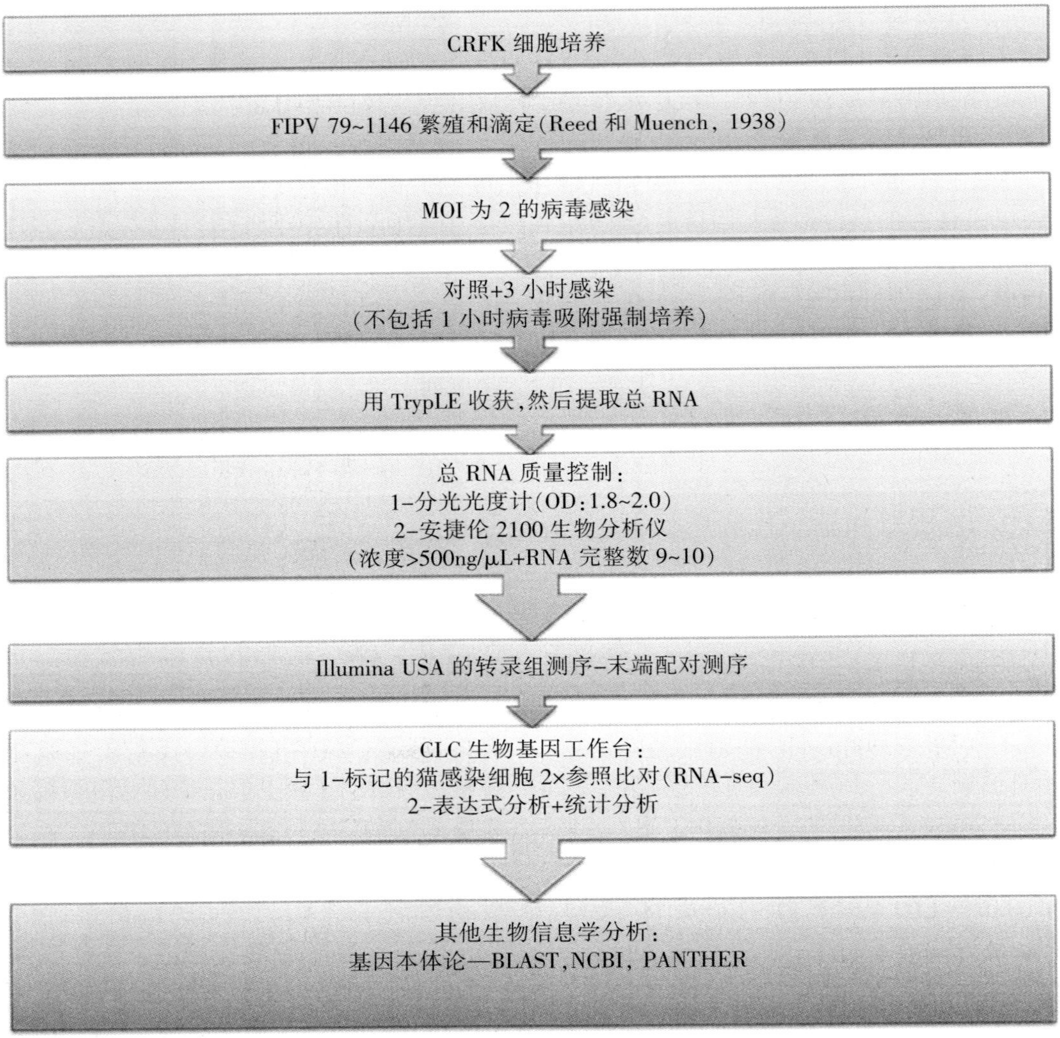
CRFK 细胞培养
FIPV 79~1146 繁殖和滴定(Reed 和 Muench，1938)
MOI 为 2 的病毒感染
对照+3 小时感染
(不包括 1 小时病毒吸附强制培养)
用 TrypLE 收获,然后提取总 RNA
总 RNA 质量控制:
1-分光光度计(OD:1.8~2.0)
2-安捷伦 2100 生物分析仪
(浓度>500ng/μL+RNA 完整数 9~10)
Illumina USA 的转录组测序-末端配对测序
CLC 生物基因工作台:
与 1-标记的猫感染细胞 2×参照比对(RNA-seq)
2-表达式分析+统计分析
其他生物信息学分析:
基因本体论—BLAST,NCBI，PANTHER

图 20.1 FIPV 79~1146 感染 CRFK 细胞的转录组分析实验流程。

7. 将细胞转移到离心管中，以 120g 离心 5 分钟沉淀细胞,弃去上清液。

8. 加入 10mL D-PBS,重复离心,去除残留的培养基和胰蛋白酶，消除对 RNA 产量减少的影响。

9. 弃去上清液,将细胞沉淀储存于-80℃。

3.1.2 感染细胞的 RNA 纯化

使用 RNeasy 试剂盒来提取和纯化 RNA(见注释 1),其他RNA 提取试剂盒也可能适用。

1. 用 RNase AWAY 喷洒所有吸头、手套、工作区和其他实验所用物品,去除任何RNase 和 DNA 污染。

2. 根据使用说明书，使用 RNeasy 试剂盒提取 RNA。

3. 将洗脱的 RNA(500μL)等分到 3 个不同的试管中,以避免样品的反复解冻和冷冻,影响 RNA 的质量。

4. 使用两个试管,通过分光光度计和 Illumina 安捷伦 2100 生物分析仪测定两个管中的 RNA 量，并将第三个试管储存于-80℃后续测序。

3.1.3 总 RNA 量分析

1. 通过在紫外/可见分光光度计中测量 260nm 和 280nm 处的吸光度,确定提取的 RNA 量。

2. 吸光度比值(A260/A280)为 1.8~2.0 的样品,用 Illumina 安捷伦 2100 生物分析仪进行进一步分析，确定 RNA 的质量和数量。

3. 为了确保转录组样品测序数据的高质量和多数量,用安捷伦 6000 Nano 试剂盒与安捷伦 2100 生物分析仪一起对提取的总 RNA 进行质量和数量分析(见注释2)。

4. 依次上样：引物-凝胶-染料混合物,RNA 6000 Nano 标记、加梯和样品制备。

5. 振荡芯片，插入安捷伦 2100 生物分析仪。根据说明书推荐的方法检测芯片。分析运行是否成功,样品是否正确制备,样品是否成功加入上样孔中(见注释3)。

3.1.4 末端配对测序样品制备

根据说明书进行操作。

1. 将基因组 DNA 片段降解为小于 800bp 的基因片段。

2. 对 DNA 片段进行末端修复，生成 5'-磷酸化平端。

3. 在 3'末端加上一个“A”,形成 3'-dA 突出端。

4. 将适配器连接到 DNA 片段的末端。

5. 去除未连接的适配器，纯化连接产物。

6. PCR 扩增经过适配器修饰的 DNA 片段。

7. 获取基因组 DNA 文库。

3.1.5 CLC 生物基因组工作台(GWB)软件分析

图 20.2 显示了由 CLC 生物 GWB 软件进行的原始数据分析的工作流程,以及为每个步骤的参数设置。除非另有说明,原始数据分析的设置均基于 CLC 生物操作手册(见注释 4)。

1. 对剪切的原始序列,按照图 20.2 所示的设置进行 RNA 序列分析。参数设置如下:质量微调限制=0.01,模糊度微调最大值=2，适配器微调=Illumina 适配器,微调两端。参考序列图谱-Feliscatus 2X,最小长度分数和最小相似性分数=0.9，最大点击/读取次数=1,生物类型=真核生物,配对设置=默认。

2. 每百万分之一转录本中选择每千碱基的读数作为表达值进行比对(见注释5)。

3. 完成后,对 3 小时感染(Cv3)结果进行表达谱分析,作为质量控制。

4. 随后,根据 CLC 生物支持推荐的统计学分析软件对 Cv3 表达分析进行统计学分析。

5. 根据图 20.2 所示的标准,确定最终 Cv3 表达分析结果的上调基因和下调基因。上调=比例倍数变化>1.99,下调基因=比例倍数变化<-1.99。

3.1.6 基本局部校准搜索工具(BLAST)

1. 一旦获得数据，将原始数据（约 17.3GB)导入 CLC GWB 生物软件。使用图 20.2 中的设置,通过质量修正、模糊度微调和适配器剪切将原始数据整理为序列阅读子。该程序使用了修改的 Mott 微调算法(见使用说明书)(见注释 6)。

2. 使用 GWB 基因中心的内置 BLAST 程序,对上调和下调的基因序列进行BLAST。

将原始数据导入 CLC 生物 GWB 软件
Illumina Pipeline 1.5 及更高版本

原始数据修剪
质量微调限值=0.01，模糊微调最大值=2，适配器微调=Illumina 适配器，微调，两股

RNA 序列分析
映射注释参考–猫 2×，最小长度分数和最小相似分数=0.9，最大命中数/读数=1，类型=真核生物
配对设置=系统默认值

表达分析：RNA 序列控制对 RNA 序列感染
两组比较–不成对
表达式值=RPKM

表达分析结果：质量控制 & 统计分析
质量控制散点图和箱线图
统计–卡氏 Z 检验，控制组作为感染组的参照，FDR 校正 *P* 值<0.05

表达分析：基因选择
FDR 校正 *P* 值<0.05
上调–比例倍数变化>1.99
下调–比例倍数变化<–1.99

图 20.2 CLC 生物 GWB 软件分析的工作流程和设置。

3. 基于 BLAST 结果，选择与比对序列具有最低 e 值、最高分数和最低差距百分比的序列作为同源基因序列。

4. 总结，选择 BLAST：对 DNA 序列、数据库和参考 mRNA 序列或核苷酸集合(NR)数据库进行分析。电子分析也是生物信息学分析的一部分，它能够通过整合生物信息学数据库中的可用数据来分析不同基因的相互作用(见注释7)。

3.2 通过实时 RT–qPCR 分析结果

3.2.1 实时 RT–qPCR 分析 FIPV 感染的 CRFK 细胞

1. 为了验证转录组结果，使用实时 RT–qPCR 分析目标基因(如 A3H、PD–1 和 PD–L1 基因)的表达谱。

2. 将 CRFK 细胞接种到 6 孔细胞培养板中，在37℃、5% CO_2 培养箱中培养，直到 60%~70%融合。

3. 用 D–PBS 洗涤细胞 1 次，然后用 1mL MOI 为 2 的 FIPV 菌株 79~1146 感染细胞，或用 1mL D–PBS 作为阴性对照。

4. 将细胞在 37℃、5% CO_2 培养箱中培养。

5. 根据使用说明书，使用 QiaAmp 病毒 RNA 迷你试剂盒从细胞中提取病毒 RNA。

6. 为感兴趣基因设计特异性引物，用于 qPCR，如表 20.1。

表 20.1 RT-qPCR 引物序列

靶向	登录号	序列 5'-3'	参考文献
GAPDH	NM 001009307	F:AGTATGATTCCACCCACGGCA R:GATCTCGCTCCTGGAAGATGGT	[7]
YWHAZ	EF 458621	F:ACAAAGACAGCACGCTAATAATGC R:CTTCAGCTTCATCTCCTTGGGTAT	[9]
PD-1	EU 295528	F:GAGAACGCCACCTTCGTC R:TGGGCTCTCATAGATCTGCGT	[10]
PD-L1	EU 246348	F:CGATCACAGTGTCCAAGGACC R:TCCGCTTATAGTCAGCACCG	[10]
A3H	EF 173020	F:ACCCACAATGAATCCACTACAG R:AGGCAGTCTTTGTGAATTAGGG	[11]

注:F,前列引物;R,反向引物。

7. 使用 SensiFast SYBR No-ROX 一步法实时荧光定量试剂盒和 qPCR 进行 RT-qPCR。20μL 的反应混合物包含 10μL 2×SensiFAST SYBR No-ROX 一步法混合物、0.5μL 正向和反向引物（GADPH、PD-L1 和 A3H 为 5nM,PD-1 为 3nM,YWHAZ 为 10nM)、0.2μL RT、0.4μL 糖核酸酶抑制剂、2.4μL H_2O 和 6μL RNA。

8. RT-qPCR 反应条件如下:45℃,10 分钟;95℃,2 分钟;95℃,5 秒；然后 57℃(YWHZ)、58℃(PD-L1)、59℃(GAPDH)、64℃(A3H)和 65℃(PD-1),20 秒,35 个循环;最后,72℃,5 秒(表 20.2)。所有反应的解离曲线为一个周期，并进行熔化曲线分析。

9. 用 2ΔΔCT 方法分析 3 次重复实验产生的数据,使用 Bio-Rad CFX 进行分析并选择合适的参考基因，如 GAPDH 和(或)YWHAZ。

3.2.2 对确诊 FIP 猫的外周血单个核细胞进行实时 RT-qPCR 分析

除了 FIPV 感染的细胞培养外，猫外周血单个核细胞(PBMC)可用于分析转录组结果,为体内比较提供有价值的结果。

1. 选择 5 只健康猫和感染的猫。根据国际公认指南和动物护理和使用委员会的建议进行样品采集。

2. 抽取 2~5mL 猫血，于 4℃保存在 BD 真空 EDTA-K2 试管中。

3. 根据使用说明书,使用 Ficoll-Paque™ Plus 方法分离 PBMC。

4. 按照使用说明书，使用 RNeasy 迷你提取试剂盒从 PBMC 中分离总 RNA。

5. 使用 NanoDrop 测量和评估 RNA 的数量和纯度。

6. 保存于-80℃下，或立即用于实时 RT-qPCR 分析,如 3.2.1 小节的步骤 6~9。

4. 注释

1. 清洗步骤是为了去除会抑制解离剂作用的微量血清、钙和镁。

2. http://www.chem.agilent.com/Library/usermanuals/Public/G2938-90034_RNA 6000 nano_KG.pdf。

3. RNA 成功制备的第一个特征是电泳图谱包含 3 个峰，一个峰代表标记峰，

表 20.2 一步法 RT-qPCR 扩增程序

编号	步骤	温度(℃)	时间
1	反转录	48	45min
2	初始变性	94	2min
3	变性	94	15s
4	热处理	64	15s
5	延展	72	15s
6	重复步骤 3~5,共 35 个循环		
7	最终扩展	72	5min

而其他两个峰是 18S 和 28S 核糖体峰。缺少 1 个或 2 个核糖体峰表明样品制备不良或样品移液技术不佳;第二个特征是完整的电泳梯形图,一个完整的梯形电泳图谱必须有一个标记峰和 6 个 RNA 峰。

4. Illumina 和 SOLiD 等常见高通量测序供应商使用的适配器是预先设计好的,可通过软件获得。移除适配器序列可增加原始序列的特异性,减少错误匹配。

5. 基于 Mortazavi 等在 2008 年描述的方法[7]、CLC 生物手册、CLC 生物教程和 CLC 生物支持服务的建议中描述的方法进行表达分析。

6. 简而言之, 高质量剪切值允许低 Phred 质量分数或低质量的碱基包含在序列中。模糊性剪切是根据模糊核苷酸的存在来修剪序列末端,模糊核苷酸通常表示为 N,使序列更具特异性。

7. 其他生物信息学分析:真核生物中的一个基因通常受其系统中其他基因和蛋白质的调控。表达的基因之间以及表达的基因与其他基因之间的相互作用可以通过计算机或电子分析来阐明。电子分析是生物信息学分析的一部分,能够通过将数据与生物信息学数据库中的可用数据相集成来实现这一点。这种整合使研究人员能够做出准确的预测,并设计实验来验证假设。计算机分析的主要目的是基因本体,它被定义为阐明基因的相关途径、分子功能、生物过程、细胞成分和蛋白质产物的过程[8]。

用于分析基因同一性和基因相互作用的生物信息学数据库是通过进化关系分类系统进行蛋白质分析, 或简称为 PANTHER(http://www.pantherdb.org/)。它是一个独特的资源,根据基因的功能对基因进行分类,使用已发表的科学实验证据和进化关系来预测功能,即使在没有直接实验证据的情况下也是如此,它是基因本体论参考基因组项目(http://www.GeneOntology.org/go.refGenome.shtmL#curation)的一部分。

PANTHER 为数据解释提供了基因表达分析工具。多个基因列表将被映射到 PANTHER 分子功能、生物过程和细胞成分类别以及生物途径。基因表达数据的解释是通过比较给定列表中的基因,并将该列表与参考列表进行统计比较,以寻找所代表的功能类别的不足和过度。链接 http://www.pantherdb.org/tips/tips_binomial.JSP 详细介绍了采用的逐步方法和所采用的统计检验。对于统计分析,选择<0.05 的截止值作为有统计学意义的 P 值。

致谢

感谢 UPM 兽医学院病毒学实验室和 UPM 生物科学研究所疫苗和免疫治疗实验室的工作人员。本项目由马来西亚高等教育部基础研究项目 01-11-08-6390FR 资助。资金来源未对本研究产生影响。

参考文献

1. Nanda S, Havert MB, Calderón GM et al (2008) Hepatic transcriptome analysis of hepatitis C virus infection in chimpanzees defines unique gene expression patterns associated with viral clearance. PLoS One 3:e3442
2. Assarsson E, Greenbaum JA, Sundström M et al (2008) Kinetic analysis of a complete poxvirus transcriptome an immediate early class of gene. Proc Natl Acad Sci U S A 105: 2140–2145
3. Dowling RJ, Bienzle D (2005) Gene-expression changes induced by Feline immunodeficiency virus infection differ in epithelial cells and lymphocytes. J Gen Virol 86: 2239–2248
4. Ertl R, Birzele F, Hildebrandt T et al (2011) Viral transcriptome analysis of feline immunodeficiency virus infected cells using second generation sequencing technology. Vet Immunol Immunopathol 143:314–324
5. Zhang Z, Schwartz S, Wagner L et al (2000) A greedy algorithm for aligning DNA sequences. J Comput Biol 7:203–214
6. Kal AJ, Van Zonneveld AJ, Benes V et al (1999) Dynamics of gene expression revealed by comparison of serial analysis of gene expression transcript profiles from yeast grown on two different carbon sources. Mol Biol Cell 10:1859–1872
7. Mortazavi A, Williams BA, McCue K et al (2008) Mapping and quantifying mammalian transcriptomes by RNA-Seq. Nat Methods 5:621–628
8. Ashburner M, Ball CA, Blake J et al (2000) Gene ontology: tool for the unification of biology. The Gene Ontology Consortium. Nat Genet 25:25–29
9. Livak K, Schmittgen TD (2001) Analysis of relative gene expression data using real-time quantitative PCR and the 2(–Delta Delta C(T)) method. Methods 25:402–408
10. Li MM, Emerman M (2011) Polymorphism in human APOBEC3H affects a phenotype dominant for subcellular localization and antiviral activity. J Virol 85:8197–8207
11. Harun MSR, Choong OK, Selvarajah GT et al (2013) Transcriptional profiling of feline infectious peritonitis virus infection in CRFK cells and in PBMCs from FIP diagnosed cats. Virol J 10:329

第21章

禽细胞中干扰素信号的定量

Joeri Kint, Maria Forlenza

摘要

Ⅰ型干扰素(IFN)反应的激活是抵抗入侵病原体(如病毒)的基本防御机制。本章描述了实时定量 PCR 分析基因表达,以及通过生物测定定量生物活性干扰素蛋白来定量鸡干扰素应答激活的两种方案。

关键词:干扰素;生物测定;鸡;实时定量 PCR

1. 引言

Ⅰ型干扰素反应(IFN 反应)是针对病毒免疫反应的重要部分。干扰素 α 和干扰素 β(IFNα 和 IFNβ)是典型的Ⅰ型干扰素,可由大多数动物细胞产生。干扰素 α/β 的产生是由模式识别受体的刺激引起的,如 Toll 样受体(TLR)或 Rig-Ⅰ样受体。产生后,INFα 和 IFNβ 迅速分泌到细胞外区室,在那里它们与普遍表达的干扰素受体结合。IFN 与受体的结合激活了 JAK/STAT 信号通路,促进了由 STAT1、STAT2 和 IRF9 组成的 ISGF3 转录复合物的形成。在细胞核中,ISGF3 复合物诱导数百个 IFN 刺激基因(ISG)的转录[1]。这些基因中的许多编码蛋白质,在不同阶段干扰病毒的复制周期(见参考文献 2)。IFN 反应是一种有效的抗病毒机制,因此,大多数病毒已被进化选择来对抗它,冠状病毒也不例外(Zhong 等[3]综述)。

本章描述了两种方案来量化干扰素反应的激活。我们发现这些方案对于研究病毒是否以及如何抵消鸡细胞中的干扰素反应很有用。第一个方案描述了如何量化使用实时定量聚合酶链反应(RT-qPCR)对干扰素和干扰素刺激基因进行转录水平的干扰素反应。第二个方案描述了使用报告细胞系定量生物活性Ⅰ型干扰素蛋白(干扰素 α 和干扰素 β)。这种生物测定可用于定量病毒感染后分泌的干扰素,当与干扰素 α 和干扰素 β 的转录分析结合时,这些测定可提供鸡干扰素反应激活的完整图像。

1.1 鸡 IFN 相关基因转录的定量

与大多数哺乳动物细胞系相似,大多数鸡细胞中干扰素反应的激活以 IFNβ 的上调为特征。像人类基因组一样,鸡基因组只编码一个 IFNβ 基因拷贝,而至少存在 10 种 IFNα 亚型[4,5]。与哺乳动物相似,鸡 IFNα 的产生主要由单核细胞介导;其他细胞主要在病毒感染时产生干扰素 β[6]。因为禽冠状病毒主要在上皮细胞中复制，我们通过定量 IFNβ 来监测Ⅰ型干扰素反应的激活。与哺乳动物细胞类似，IFNβ 在 TLR 或 Rig-Ⅰ样受体（RLR）激活时上调，但对 IFN 刺激无反应。伴随着 IFNβ，许多 ISG 也被上调，表明术语"干扰素刺激基因"有些误导[7]。研究 ISG 的表达可能是有用的，因此本章提供了一个用于实时定量聚合酶链反应（RT-QPcR；表 21.1）[8-10]。每个实验室都有自己常用的 RNA 分离、cDNA 合成和实时聚合酶链反应方法，本章简要描述了我们实验室使用的方法。关于 RT-qPCR 技术和理论背景的详细概述，请参考 Forlenza 等[11]的文章。

1.2 用生物测定法定量测定鸡Ⅰ型 IFN 蛋白

鸡干扰素生物测定法是在 P. Staeheli 教授的实验室中研发的[12]。它基于鹌鹑细胞系（CEC-32），该细胞系在诱导型鸡 Mx 启动子的下游含有荧光素酶基因。用Ⅰ型干扰素刺激这些细胞可诱导 Mx 启动子的激活和随后荧光素酶的产生。荧光素酶可使用市售荧光素酶检测试剂盒定量测定。这里提供了一个使用生物测定法测量 IFN 浓度的实验方案。

2. 实验材料

2.1 禽类细胞的 RNA 分离、cDNA 合成和 RT-qPCR

1. 细胞和病毒。
2. RNeasy 迷你试剂盒（QIAgen）。
3. 无 RNase 的 DNase 组（QIAgen）。
4. 生物分析仪（安捷伦科技公司）或琼脂糖凝胶电泳设备。
5. 分光光度计（NanoDrop 或同类仪器）。
6. DNaseⅠ，扩增级别。
7. 反转录酶（Invitrogen Superscript ®Ⅲ 或同等产品）。
8. PCR 仪（用于 cDNA 合成）。
9. 无核酸酶水。
10. 荧光素酶 mRNA。
11. 随机六聚体。
12. 2×SYBR ® GreenⅠ混合溶液。
13. 定量 PCR 仪（QiAgen 转子-基因Q 或同等产品）。
14. 引物（表 21.1）。

2.2 用生物测定法定量测定鸡Ⅰ型 IFN 蛋白

1. 培养液：DMEM，10%FCS，100U/mL 青霉素，100μg/mL 链霉素。
2. DMEM，1% FCS，100U/mL 青霉素，100μg/mL 链霉素。
3. CEC-32 鸡 IFN 报告细胞，在 96 孔培养板中生长至 70%~90%融合（由 P. Staeheli 提供，见注释 1）。
4. 重组鸡干扰素 α（chIFNα；Labome）。
5. 多通道移液器（8×200μL）。
6. 荧光素酶检测缓冲液（Promega Bright-Glo™ 或同等产品）。
7. 荧光光度计。

3. 实验方法

3.1 禽类细胞的 RNA 分离、cDNA 合成和 RT-qPCR

1. 在 24 孔细胞培养板中感染或处理细胞（见注释 2）。
2. 在分离 RNA 之前，加入 350μL 含 1ng/份荧光素酶样品的 RLT 缓冲液来裂解细胞（见注释 3）。

表 21.1 鸡特异性实时 qPCR 引物,包括用于设计引物的序列的登录号

基因	感觉	序列(5′~3′)	登录号	参考文献
IFNβ	FW	GCTCTCACCACCACCIICIC	ENSGALT00000039477	
	RV	GCTGCTTCTTGTCCTTGCT		
IFNα	FW	ATCCTGCTGCTCACGCTCCTTCT	XM_004937096	8
	RV	GGTGTTGCTGGTGTCCAGGATG		
IRF43	FW	CAGTGCTTCTCCAGCTCAAA	NM_205372	
	RV	TGCATGTGGTATTGCTCGAT		
IRF1	FW	CAGGAAGTGGAGGTGGAGAA	EMSGALG00000006785	
	RV	TGGTAGATGTCGTTGGTGCT		
TLR7	FW	TTCTGGCCACAGATGTGACC	NM_001011688	8
	RV	CCTTCAACTTGGCAGTGCAG		
TLR3	FW	TCAGTACATTTGTAACACCCCGCC	NM_001011691	8
	RV	GGCGTCATAATCAAACACTCC		
MDA5	FW	TTGTCTGGTGTTGCCTCTTCCT	GU570144	
	RV	TGGGCCATACGGTGTAGACT		
Mx	FW	CACGGCCTCTTCTACGACA	ENSGALT00000025999	
	RV	TGGGCCATACGGTGTAGACT		
OAS	FW	CACGGCCTCTTCTACGACA	NM_205041	9
	RV	TGGGCCATACGGTGTAGACT		
IL8	FW	TTGGAAGCCACTTCAGTCAGAC	NM_205498	9
	RV	GGAGCAGGAGGAATTACCAGTT		
PKR	FW	CCTCTGCTGGCCTTACTGTCA	NM_204487	10
	RV	AAGAGAGGCAGAAGGAATAATTTGC		
ADAR	FW	TGTTTGTGATGGCTGTTGAG	AF403114	
	RV	AGATGTGAAGTCCGTGTTG		
ISG12	FW	TAAGGGATGGATGGCGAAG	NM_001002856	
	RV	GCAGTATCTTTATTGTTCTCAC		
MHC-I	FW	CTTCATTGCCTTCGACAAAG	NM_001031338	9
	RV	GCCACTCCACGCAGGT		
IMAR2	FW	GCTTGTGTTCGTCAGCATT	ENSGALT000036778	9
	RV	TTCGCAATCTTCCAGTTGT		
荧光素酶	FW	TGTTGGGCGCGTTATTTATC	X653116	
	RV	AGGCTGCGAAATGTTCATACT		

3. 使用RNase 迷你试剂盒分离纯化总 RNA，包括用无RNase 的 DNA 过柱进行处理。

4. 用 1%琼脂糖凝胶或使用生物分析仪检测 RNA 的完整性。

5. 用分光光度计(NanoDrop 或同类仪器)测定 RNA 浓度。

6. 在 cDNA 合成之前，使用 DNase Ⅰ进行第二次 DNase 消化步骤。

7. 根据使用说明书,使用反转录酶和随机六聚体将 0.5~1μg 总 RNA 反转录成 cDNA。孵育步骤在 PCR 仪或水浴锅中进行。

8. 合成 cDNA 后,样品在无核酸酶水中以 1:50 比例稀释,然后进行 qPCR 分析。

9. 每个样品准备一份含有 7μL 2× SYBR Green Ⅰ混合物和 2μL 引物(2.1μM 正向和反向引物)的反应混合液。

10. 将 9μL 混合液和 5μL 稀释后的 cDNA 加到 PCR 管中混匀。

11. 进行 RT-qPCR 35~40 个循环，60℃退火温度,20 秒延伸时间。

12. 用 qPCR 机器相关的软件计算循环阈值和扩增效率,如 Rotor 基因 6000。

13. 使用公式 1,使用每个引物对的平均反应效率和样品与对照在时间点 0 小时的循环阈值(C_t)偏差,计算目标基因的相对表达率(见注释 4)。

$$R_{Ifn\beta}=\frac{E_{Ifn\beta}^{[Ct_{Ifn\beta(calibrator)}-Ct_{Ifn\beta(sample)}]}}{E_{GAPDH}^{[Ct_{GAPDHB(calibrator)}-Ct_{GAPDH(sample)}]}} \quad (1)$$

其中：

R=目标基因相对于对照品的倍数变化

Calibrator=时间点 0(零)的对照细胞

E=该组引物的平均扩增效率

C_t=循环阈值

3.2 用生物测定法定量测定鸡Ⅰ型 IFN 蛋白

1. 如果样品含有病毒,在检测前,56℃加热灭活 30 分钟,使冠状病毒灭活,但保留Ⅰ型 IFN 的生物活性(见注释 5)。

2. 在 96 孔板中加入 50μL 激活培养液/孔。

3. 将 50μL chIFNα 标准品(50U/mL)或测试样品添加到第一行（加样前先涡旋振荡)。

4. 使用多通道移液器在平板中进行两倍梯度稀释(图 21.1,见注释 6)。

5. 吸出 96 孔板中培养的 CEC-32 细胞培养液(见注释 7)。

6. 将平板中的样品和标准品稀释液加到 CEC-32 细胞中(见注释 8)。

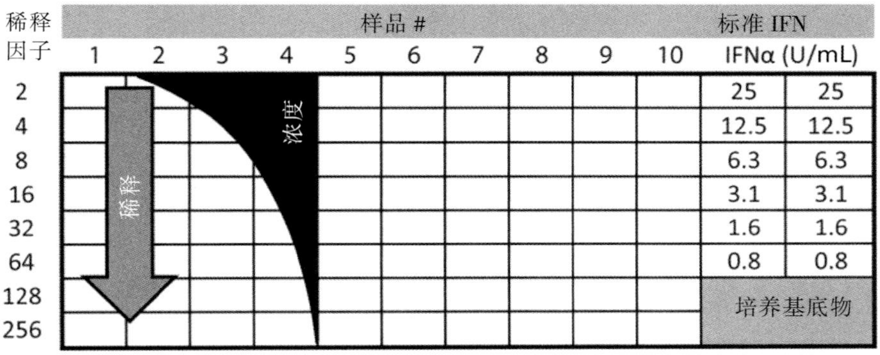

图 21.1　容纳 10 个样品和干扰素标准品的 96 孔板的布局。

7. 在37℃、5% CO_2 培养箱中培养6小时。

8. 根据使用说明书，使用萤火虫荧光素酶检测试剂盒，检测荧光素酶的活性。

3.3 根据荧光值数据计算IFN浓度

计算原始样品中干扰素的单位，其计算流程见图21.2。

1. 将光度计的测量值制成电子表格（微软Excel或同类软件）。

2. 计算背景发光的平均值，并从所有孔中减去该值（图21.2，点A）。

3. 计算用稀释的干扰素标准孵育孔的平均值，并绘制为散点图。该图是标准曲线（B）。

4. 仅使用标准曲线线性范围内的数据（通常为1~12.5或1~6U/mL）制作新表。

5. 通过这些数据点绘制一条线性趋势线，并在图表（C）上以方程显示。

6. 接下来，选择所有落在标准曲线线性范围内的发光值（此处为2~12U/mL）。

7. 使用标准曲线（D）中的等式计算每个孔中的干扰素浓度。

8. 乘以稀释因子，得到未稀释样品中干扰素的浓度（E）。

9. 最后，计算线性范围内孔的平均干扰素浓度（通常每个样品有两三个孔）。该值对应于原始样品（F）中Ⅰ型干扰素的最终浓度。

4. 注释

1. 有关CEC-32鸡干扰素报告细胞构建的更多细节，见参考文献12。

2. 为了获得足够的RNA量，24孔板的每个孔应包含约 $3×10^5$ 个禽类细胞。

3. 为了标准化，通常使用看家基因，如GAPDH。建议通过进行稳定性分析来确保选择的参考基因在每个实验的条件下是稳定的。当参考基因的基因水平在试验过程中不稳定时，例如，在病毒长期感染期间，可使用外部参考基因进行标准化。可使用荧光素酶作为外部参考基因，在RNA分离和细胞裂解之前，它作为mRNA（市售）添加到RLT裂解缓冲液（1ng/份样品）中。这确保外部参考RNA和宿主RNA在cDNA合成之前受到相同的处理。

4. 为了计算IBV总RNA的折叠变化，计算Ct偏差与固定的Ct值（例如，Ct=30）的比值，因为在所有实验中用作对照的未感染细胞中均不存在IBV。

5. 含有干扰素的样品可在4℃下保存过夜。在-20℃下保存可确保更长时间（超过数月）的稳定性。一次冻融循环可使样品的IFN活性降低40%。为避免样品反复冻融，应避免对同一样品进行两次测量。因此，应确保样品至少一个稀释度落在标准曲线的线性范围内。

6. 为了选择合适的稀释度，建议进行预实验。采用2倍梯度稀释（例如，2~1024倍稀释），或者使用10倍梯度稀释。本实验中禽类细胞产生的IFN很少超过5000U/mL，因此，最多1000倍的预稀释就足够了。

7. 将96孔板倒置在一堆纸巾上轻轻拍打，即可轻松地去除培养液。无须考虑感染的问题，细胞只需要再培养6小时。

8. 务必不要让CEC-32细胞干燥！确保在几分钟内将样本转移到细胞中。细胞层的干燥会降低发光，从而影响检测。当将稀释的样品转移到含有CEC-32细胞的96孔板时，从最低浓度开始转移，逐步提高稀释度。这样，相同的吸头可用于多次移液。不要忘记在阴性对照品中添加培养液。

光度计的原始发光值

样品 #	1	2	3	4	5	6	7	8	9	10	标准 IFN	
	245	262	2508	2831	3671	3523	3699	5650	5208	4804	2994	3145
	278	241	1111	1437	2406	2073	2325	5124	4238	3708	2079	2474
	314	232	624	661	1162	1671	1258	4437	3141	2206	1233	1324
	249	222	391	404	565	458	538	3007	1795	1037	548	687
	248	190	317	304	328	247	267	1770	775	481	267	389
	266	207	304	367	242	192	230	862	380	242	209	234
	382	193	266	220	231	170	176	406	237	172	153	140
	262	217	330	219	234	186	142	247	158	211	157	148

减去平均背景值= 149.5

A

标准 IFN		平均	U/mL
2845	2996	2920	25
1930	2325	2127	12.5
1084	1175	1129	6.3
399	538	468	3.1
118	240	179	1.6
60	85	72	0.8

B

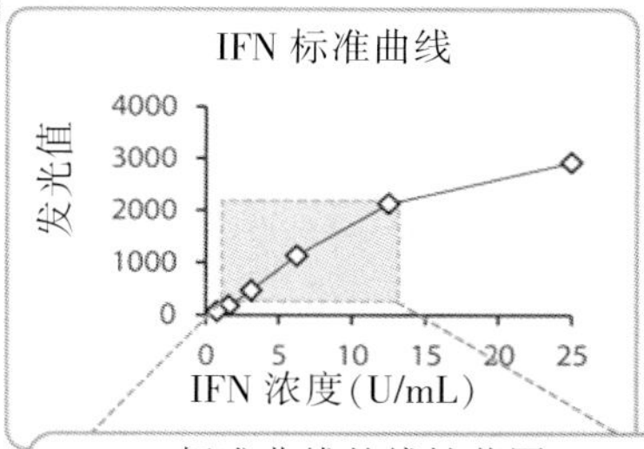

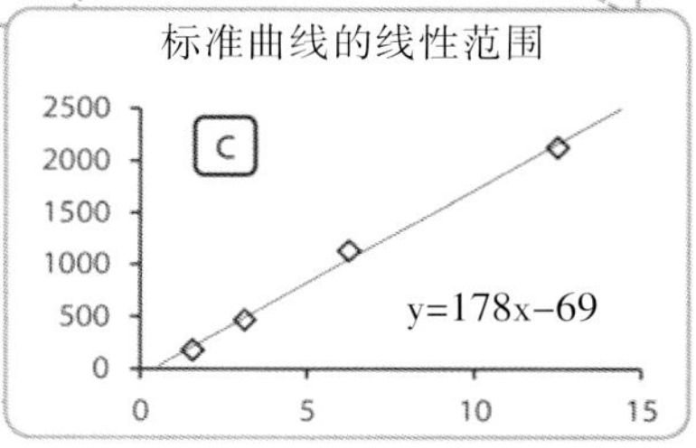

原始发光值(RLU)减去背景值

96	113	2359	2682	3522	3374	3550	5501	5059	4655
129	92	962	1288	2257	1924	2176	4975	4089	3559
165	83	475	512	1013	1522	1109	4288	2992	2057
100	73	242	255	416	309	389	2858	1646	888
99	41	168	155	179	98	118	1621	626	332
117	58	155	218	93	43	81	713	231	93
233	44	117	71	82	21	27	257	88	23
113	68	181	70	85	37	-8	98	9	62

D $\text{IFN(U/mL)}=\frac{\text{RLU}+69}{178}$

孔中的 IFN 浓度(U/mL)

										dil (1:X)
1	1	14	15	20	19	20	31	29	26	2
1	1	6	8	13	11	13	28	23	20	4
1	1	3	3	6	9	7	24	17	12	8
1	1	2	2	3	2	3	16	10	5	16
1	1	1	1	1	1	1	9	4	2	32
1	1	1	2	1	1	1	4	2	1	64
2	1	1	1	1	1	1	2	1	1	128
1	1	1	1	1	1	0	1	0	1	256

E

原始样品中的 IFN 浓度(U/mL)

	2	2	27	31	40	39	41	62	57	53
	4	4	23	30	52	45	50	113	93	81
	10	7	24	26	49	71	53	195	137	95
	15	13	28	29	43	34	41	263	154	86
	30	20	42	40	44	30	33	303	125	72
	67	45	80	103	58	40	54	280	107	58
	216	81	133	100	108	64	69	234	112	66
	261	196	358	199	220	151	88	239	111	187
一般	≤1	≤1	25	28	46	50	47	272	129	84

U/mL F

图 21.2 根据光度计读数计算原始样品中 IFN 浓度的流程。

致谢

我们要感谢 Peter Staeheli 提供了 CEC-32 鸡 I 型干扰素报告细胞系。

参考文献

1. Rusinova I, Forster S, Yu S et al (2013) Interferome v2.0: an updated database of annotated interferon-regulated genes. Nucleic Acids Res 41:D1040–D1046
2. Ivashkiv LB, Donlin LT (2014) Regulation of type I interferon responses. Nat Rev Immunol 14:36–49
3. Zhong Y, Tan YW, Liu DX (2012) Recent progress in studies of arterivirus- and coronavirus-host interactions. Viruses 4:980–1010
4. Sick C, Schultz U, Staeheli P (1996) A family of genes coding for two serologically distinct chicken interferons. J Biol Chem 271:7635–7639
5. Sekellick MJ, Ferrandino AF, Hopkins DA et al (1994) Chicken interferon gene: cloning, expression, and analysis. J Interferon Res 14:71–79
6. Sick C, Schultz U, Munster U et al (1998) Promoter structures and differential responses to viral and nonviral inducers of chicken type I interferon genes. J Biol Chem 273:9749–9754
7. Sen GC, Sarkar SN (2007) The interferon-stimulated genes: targets of direct signaling by interferons, double-stranded RNA, and viruses. Curr Top Microbiol Immunol 316:233–250
8. Villanueva AI, Kulkarni RR, Sharif S (2011) Synthetic double-stranded RNA oligonucleotides are immunostimulatory for chicken spleen cells. Dev Comp Immunol 35:28–34
9. Li YP, Handberg KJ, Juul-Madsen HR et al (2007) Transcriptional profiles of chicken embryo cell cultures following infection with infectious bursal disease virus. Arch Virol 152:463–478
10. Daviet S, Van Borm S, Habyarimana A et al (2009) Induction of Mx and PKR failed to protect chickens from H5N1 infection. Viral Immunol 22:467–472
11. Forlenza M, Kaiser T, Savelkoul HF et al (2012) The use of real-time quantitative PCR for the analysis of cytokine mRNA levels. Methods Mol Biol 820:7–23
12. Schwarz H, Harlin O, Ohnemus A et al (2004) Synthesis of IFN-beta by virus-infected chicken embryo cells demonstrated with specific antisera and a new bioassay. J Interferon Cytokine Res 24:179–184

第22章

冠状病毒复制结构的动力学研究

Marne C. Hagemeijer, Cornelis A.M. de Haan

摘要

冠状病毒(CoV)具有特殊的膜室,是由连接到回旋膜(所谓的复制结构)的双膜囊泡组成的复制结构,病毒RNA在此合成。这些位点含有CoV复制-转录复合物(RTC):由16种非结构蛋白(nsps)、CoV核衣壳蛋白(N)和推测的宿主蛋白组成的多蛋白复合物。为了成功地建立功能性膜结合的RTC,所有的病毒和宿主成分都需要在病毒感染过程中进行正确的时空组织。然而,很少有研究涉及细胞外覆盖区域细胞(亚单位)的形成和功能,以及活细胞中复制结构的动态过程。本章描述了几种对CoV感染细胞进行延时成像和研究CoV复制结构(亚单位)动力学的方案。所描述的方法不限于CoV感染的细胞,也适用于其他病毒感染或未感染的细胞。

关键词:冠状病毒;非结构蛋白;活细胞成像;复制-转录复合物;动力学;光淬灭后的荧光恢复;光淬灭中的荧光损失

1. 引言

冠状病毒(CoV)的复制结构是令人印象深刻的多组分组装体,由不少于16种病毒复制酶蛋白[非结构蛋白(nsps)[1-11]、核衣壳蛋白(N)[10,12-15]、未知数量的宿主蛋白和内质网(ER)衍生的双膜囊泡和卷曲膜的复杂网络组成[2,4,9,16]。过去的几十年里,人们对这些"复制细胞器"进行了大量详细的研究,得到大量关于它们的组成、形态和在病毒生命周期中的功能的令人兴奋的信息。但不幸的是,复制结构自身以及活细胞中个体(膜)相关成分的形成和功能的实时时空动态行为是最容易被忽视的领域之一,这可能是无意的。

为了研究CoV复制结构和(或)复制相关蛋白的形成和功能的动态过程,需要用一种非侵入性的方法观察它们在活细胞中的状态。表达与荧光蛋白(FP)融合的复制酶蛋白的重组CoV是在其天然环境中进行这种实时成像研究的极好工具。这些荧光融合蛋白可以在感染细胞前、转染表达质粒后表达,如果需要,也可以与表达融合于FP的宿主蛋白的质粒结合,使用共聚焦激光扫描显微镜(CLSM)活细胞成像技术来研究复制结构及其相关组分的实时动力学。一旦细胞被有重组FP表达的CoV感染,就可以简单地在自然或干扰条件下随时间跟踪复制结构或其成分的变化,从而获得关于复制结构及其相关成分的形成和行为有价值的时空信息(见图 22.1,MHV-nsp2GFP 感染的 LR7 细胞的延时实验的例子)。或者,选择 FP 库(或一部分)进行不可逆的光淬灭,并且可以跟踪剩余的未淬灭蛋白质的时间命运[17-19]。从后面的测量中可以提取参数,这些参数反映了(缺乏)移动性[光淬灭后的荧光恢复(FRAP)]或不同膜室之间的(非)连续性[光淬灭中的荧光损失(FLIP)]。图 22.2 和图 22.3 分别说明了 FRAP 和 FLIP 方法的原理,典型的荧光强度图可从图 22.4 所示这些类型的活细胞成像实验中获得。

在本章中,我们描述了①建立 CoV 感染细胞的延时成像实验以研究复制结构活动性的一般方案;②分别研究复制结构和(或)相关蛋白质的动力学和连续性的 2 种光淬灭方法(FRAP 和 FLIP);③如何分析定量动力学数据以获得活细胞中所研究的结构/蛋白质的动力学行为的不同参数。

尽管本章所描述的活细胞成像方案使用的是 CoV 感染的细胞,这些方法亦可容易地应用于其他病毒感染或未感染的细胞。

2. 实验材料

1. 小鼠 LR7 成纤维细胞。
2. 细胞培养液:DMEM,10%胎牛血清(FBS),100IU/mL 青霉素,100μg/mL 链霉素。
3. 成像介质:不含酚红的 DMEM,10%胎牛血清和 25mM HEPES,pH 值 7.4。
4. 表达病毒 FP 标记蛋白的重组MHV,或野生型 MHV-A59。
5. 共焦激光扫描显微镜 (CLSM),配置有加热台或恒温恒湿环境室。
6. 活细胞成像集群:2 孔或 4 孔实验室Tek 载玻片或 35mm MatTek 玻璃底培养皿(#1.5 厚度)。
7. 质粒 DNA 和转染试剂(如 FuGENE 6 或脂质体 2000),用于在感染前用(病毒或宿主)报告质粒(共)转染细胞。

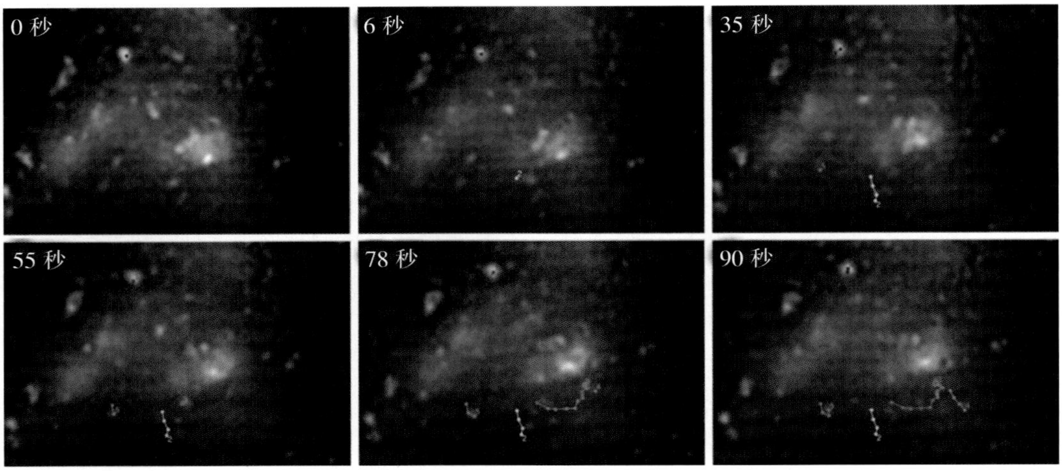

图 22.1 LR7 细胞中 MHV-nsp2GFP 的延时成像。用 MHV-nsp2GFP (表达 nsp2-GFP 融合蛋白的 MHV[21])感染 LR7 细胞,感染后 6 小时进行延时实验,如 3.1 和 3.2 小节所示。使用 MtrackJ[22]人工追踪 nsp2-GSP 阳性病灶。这些结构位移的例子用不同编号和彩色线表示。

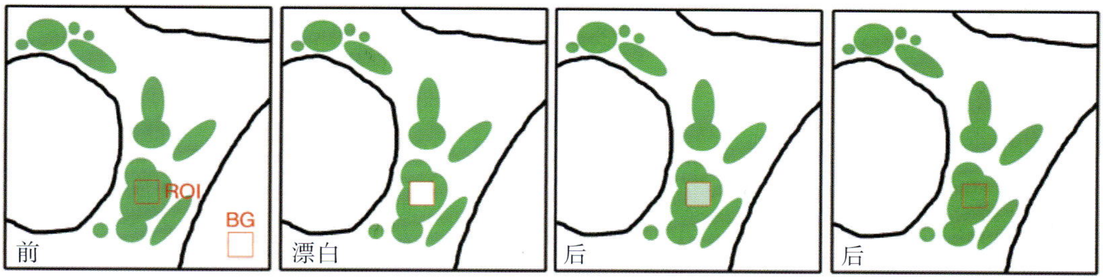

图 22.2　FRAP 实验的示意图概述。以 FP 标记的复制结构(一个或多个)为靶点的特定目标区域(ROI)是不可逆光猝灭的，并且随着时间的推移监测进入猝灭区域的荧光的恢复。在本例中，当观察到猝灭区域的荧光恢复时，FP 标记的蛋白质是可移动的(正如先前对 MHV N 蛋白所观察到的那样[14])。在没有恢复的情况下，FP 标记的蛋白是不能移动的[例如，已经观察到 MHV nsp2 蛋白[21]]。细胞中的绿色结构是复制结构的示意图。BG 背景 ROI 用于定性 FRAP 分析。

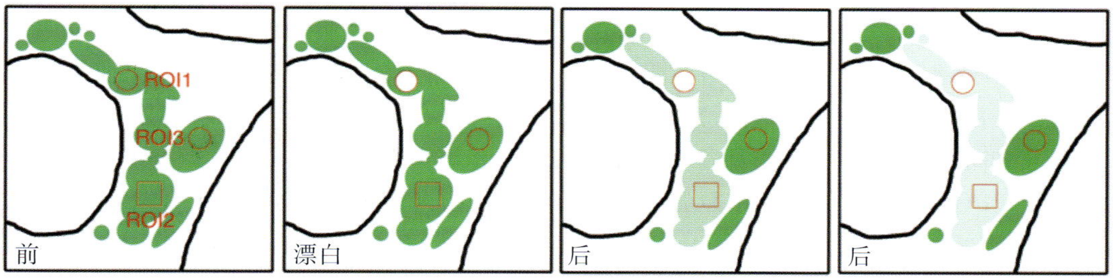

图 22.3　FLIP 实验的概述示意图。复制结构(s)在 ROI1(圆)中反复光淬灭，在 ROI2(方框)或 ROI3(圆)中监测荧光损失。在本例子中，Fp 标记结构的荧光在 ROI2 中随着时间的推移而消失，而在 ROI3 中没有消失，这表明 ROI1 和 ROI2 的膜室之间具有连续性，但 ROI1 和 ROI3 之间的膜室没有连续性。视野内的另一个细胞可用于监测/校正 FLIP 实验过程中的光淬灭。

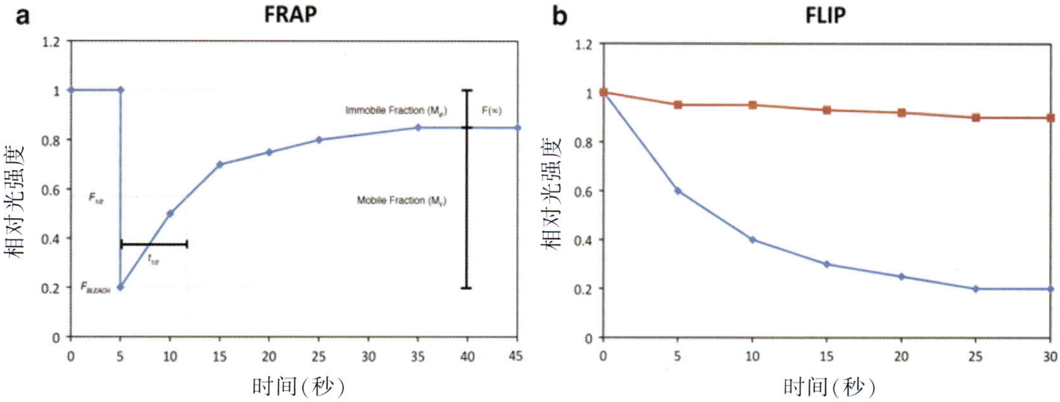

图 22.4　典型的 FRAP 和 FLIP 实验的荧光图。在进行 FRAP(左图)或 FLIP(右图)实验时，两个典型的荧光图的例子。(a)F∞：在实验结束时平台水平 r，M_f：FP 标记的复制结构的可移动部分，M_{IF}：复制结构中存在的 FP 标记蛋白的固定部分，$t_{1/2}$：恢复的半程时间。(b)荧光减弱(菱形/蓝线)表明膜室之间存在连续性。如果没有或几乎没有观察到任何下降，则不同的膜室不是连续的(如图 22.3 中的 ROI3)。方格/红线表示未被光淬灭的对照细胞的荧光损失，作为对照，观察到的荧光损失是由于 FP 标记的蛋白迁移到淬灭区域，而不是由于细胞本身的一般光淬灭。

3. 实验方法

除非另有说明,所有操作必须在室温和无菌条件下进行。假设研究人员在进行下述活细胞成像流程时,熟悉如何操作共聚焦显微镜。

3.1 CoV 复制结构和复制酶亚单位的观察

1. 将培养液中的小鼠 LR7 细胞铺在实验室 Tek 载玻片或 MatTek 玻璃底培养皿(#1.5 厚度)上,铺片后 24~48 小时,细胞达到 70%~80%融合。

2. 在活细胞成像之前,用 MOI 为 10 的重组 FP 标记的 MHV 病毒感染细胞,在 37℃、5% CO_2 的培养箱中孵育 1 小时。或者,在用重组 FP 标记或野生型 MHV 病毒感染前 16~24 小时,以标准方案(例如,通过使用 FuGENE 6 或脂质体 2000)用表达质粒转染细胞。

3. 感染 1 小时后,用组织培养液替换感染培养液,并在 37°C、5% CO_2 下培养箱继续培养。

4. 在感染后的优选时间点,用预热的(37℃)成像培养液替换组织培养液,并将实验室-Tek 载玻片或 MatTek 玻璃底培养皿转移到共聚焦显微镜台上的[加湿(5% CO_2)]加热(37℃)培养室中(见注释 1)。

3.2 CoV 复制结构的实时动态

1. 完成 3.1 小节的所有步骤后,将CLSM 的孔大小调整为 1 艾里单位(AU),将扫描区域调整为 512×512 像素,位深度为 12 位。在采集过程中不要应用任何平均值(见注释 2)。

2. 打开所需的激光检测(和淬灭,见 3.3 小节和 3.4 小节)FP 标记的复制酶蛋白,并将激光功率调节到较低的强度,以防止 FP 的光淬灭。

3. 使用连续采集开始扫描活细胞,并调整每个激光通道的增益和偏移(如果适用),以优化检测器将检测到的荧光信号量,但不记录视野中的任何过饱和像素(见注释 3)。

4. 如果共焦显微镜可以选择使用自动对焦策略来最小化获取 3.1 可视化 CoV 复制结构和复制子单元延时图像期间的(x,y,z)漂移,此时请根据使用说明书设置自动对焦策略。

5. 根据经验确定采集参数,即在特定时间间隔内成像的时间点的数量,该时间间隔可使采集的帧达到最大数量,且细胞的光淬灭量最小。

6. 使用步骤 5 中确定的参数建立时间序列,并开始对 CoV 复制结构的实时动态进行成像。

7. 每个实验至少收集 5~10 个延时成像(图 22.1)。

3.3 冠状病毒复制结构(亚单位)的 FRAP

1. 执行 3.2 小节所述的步骤 1~5,但完全打开针孔,以获得从整个细胞发出的最大荧光信号量(见注释 4)。

2. 指定一个目标区域(感兴趣的区域,ROI),该区域以将被不可逆光淬灭的复制结构(部分)为目标(图 22.2)。

3. 建立一个时间序列,包括①使用步骤 1 中建立的激光功率的 5 个预淬灭图像;②使用 100%激光功率的光淬灭事件;③依据经验确定后淬灭图像(见注释 5)。

4. 一旦建立了最佳淬灭和时间参数,进行 5~10 次 FRAP 实验,以获得足够数量的数据集,获取定性 FRAP 参数(见3.5 小节)。

3.4 CoV 复制结构之间的连接:FLIP

1. 按照 3.2 小节的说明操作步骤 1~5,并完全打开针孔。

2. 选择一个视野,其中包含至少两个感染和(或)(共)转染的细胞,但最好更多一些(见注释 6)。

3. 在靶细胞中选择两个目标区域(ROI),一个重复进行光淬灭(图 22.3,ROI1),另一个测定荧光强度随时间的损失(图 22.3,ROI2 和 ROI3)。

4. 设置成像方案,包括①采集 5 张淬灭前图像;②100%激光功率的淬灭事件;③收集 10 张淬灭后图像。第②步和第③步必须重复多次采集,采集数由研究者根据经验确定。在第①步和第③步中,应使用第①步中确定的采集设置对细胞进行成像。

5. 进行 5~10 次 FLIP 实验,以获得足够的数据集来确定不同膜室之间是否存在连续性。

3.5 获得的活细胞成像数据的分析

大多数商用共聚焦显微镜系统的工作站上都安装了好用的软件包,可对获得的数据集进行(自动)分析(例如,Applied precision 公司的 softWoRx 或 Zeiss 公司的 ZEN)。如果没有这样的软件包或自动化方法,开放资源程序 ImageJ 软件[20]是一个很好的选择,可采用以下步骤作为一般准则来确定定性参数。

1. 从 CLSM 输出定量(原始)数据后,从淬灭区(F_{ROI})的荧光信号中减去每个时间点的背景荧光信号(F_{BG})。

$$F_{ROI,BG}[t]=F_{ROI}[t]-F_{BG}[t] \quad (1)$$

2. 使用整个细胞减去背景的荧光强度,对图像采集过程中随时间发生的任何光淬灭进行校正(F_{CELL};见注释 7)。

$$F_{ROI,CORR}[t]=F_{ROI,BG}[t]/(F_{CELL}[t]=F_{GB}[\mathrm{t}]) \quad (2)$$

3. 将获得的数据标准化为第一个预淬灭背景减去时间点的荧光强度(见注释7)。

$$F_{NORM}[t]=F_{ROI,CORR}[t]\times(F_{CELL}[0]-F_{BG}[0]/F_{ROI,BG}[0]) \quad (3)$$

4. 使用校正和标准化的荧光数据,绘制如图 22.4 所示的特定目标区域(ROI)中的荧光强度(图 22.4a 和图 22.4b 分别为 FRAP 和 FLIP 图示)。

5. 可利用生成的荧光强度图和以下公式确定流动分数(M_f)。

$$M_f=(F[\infty]-F_{BLEACH})/(1-F_{BLEACH}) \quad (4)$$

6. 淬灭 FP 的半衰期($t_{1/2}$)可通过测定 $F_{1/2}$ 从荧光强度图中确定(见注释 8)。

$$F_{1/2}=(F[\infty]+F_{BLEACH})/2 \quad (5)$$

4. 注释

1. 图像采集过程中是否使用 CO_2 取决于研究者的显微镜设置,即是否有外部 CO_2 罐连接到培养室。如果没有,在实验过程中,可以使用 HEPES 缓冲的培养液。这两种方法都已在我们的实验室中成功验证。

2. 当进行冠状病毒复制结构的延时成像时,优选单个细胞的高放大率成像;并建议使用油浸 40 倍/1.3NA 或 63 倍/1.4NA 的物镜。

3. 使用共焦显微镜的距离指示器功能来避免过饱和像素成像,因为包含过饱和像素的数据集不能用于定量数据分析。

4. 完全打开针孔,能够确保从荧光体发射的最大数量的光被收集,而不仅仅是从单个聚焦平面收集,这是很重要的。

5. 对应于 FP 的波长,当应用 100%激光功率的单一光淬灭事件不会导致荧光强度下降到背景水平时，应增加迭代次数。一旦淬灭区域的荧光恢复至平稳状态，就可以停止采集额外的帧。

6. 在 FLIP 实验中，目标细胞在高强度激光功率下被重复光淬灭，因此应至少设置一个对照细胞，即未被光淬灭的细胞在视野中，以监测荧光的损失是因为 FP 的扩散而不是由于细胞的光淬灭。

7. 在 FRAP 实验中，通过使用整个细胞的荧光强度（波动）来校正不需要的光淬灭。但当进行 FLIP 测定荧光损失时，这种校正是不可能的。取而代之的是，使用整个未淬灭细胞减去背景荧光来进行校正，该荧光已经被拟合到方程：$y(t)=\exp(-t/x)$。对于 FLIP 数据的标准化，使用以下公式：$F_{NORM}[t]=F_{ROI,CORR}[t]\times(1/F_{ROI,BG}[0])$。我们建议研究者参考参考文献 19，以获得关于 FRAP 和 FLIP 成像方法和数据分析更全面、更深度的研究数据。

8. 使用公式（5）计算 $F_{1/2}$，并确定 FR 图 x 轴上的相应时间点，以确定 $t_{1/2}$。

致谢

感谢 Xufeng Wu 和 Fleur de Hann 的宝贵建议和讨论。

参考文献

1. Deming DJ, Graham RL, Denison MR et al (2007) Processing of open reading frame 1a replicase proteins nsp7 to nsp10 in murine hepatitis virus strain A59 replication. J Virol 81:10280–10291
2. Goldsmith CS, Tatti KM, Ksiazek TG et al (2004) Ultrastructural characterization of SARS coronavirus. Emerg Infect Dis 10:320–326
3. Graham RL, Sims AC, Brockway SM et al (2005) The nsp2 replicase proteins of murine hepatitis virus and severe acute respiratory syndrome coronavirus are dispensable for viral replication. J Virol 79:13399–13411
4. Knoops K, Kikkert M, Worm SH et al (2008) SARS-coronavirus replication is supported by a reticulovesicular network of modified endoplasmic reticulum. PLoS Biol 6:e226
5. Oostra M, te Lintelo EG, Deijs M et al (2007) Localization and membrane topology of coronavirus nonstructural protein 4: involvement of the early secretory pathway in replication. J Virol 81:12323–12336
6. Prentice E, McAuliffe J, Lu X et al (2004) Identification and characterization of severe acute respiratory syndrome coronavirus replicase proteins. J Virol 78:9977–9986
7. Reggiori F, Monastyrska I, Verheije MH et al (2010) Coronaviruses Hijack the LC3-I-positive EDEMosomes, ER-derived vesicles exporting short-lived ERAD regulators, for replication. Cell Host Microbe 7:500–508
8. Shi ST, Schiller JJ, Kanjanahaluethai A et al (1999) Colocalization and membrane association of murine hepatitis virus gene 1 products and De novo-synthesized viral RNA in infected cells. J Virol 73:5957–5969
9. Snijder EJ, van der Meer Y, Zevenhoven-Dobbe J et al (2006) Ultrastructure and origin of membrane vesicles associated with the severe acute respiratory syndrome coronavirus replication complex. J Virol 80:5927–5940
10. Ulasli M, Verheije MH, de Haan CA et al (2010) Qualitative and quantitative ultrastructural analysis of the membrane rearrangements induced by coronavirus. Cell Microbiol 12:844–861
11. van der Meer Y, Snijder EJ, Dobbe JC et al (1999) Localization of mouse hepatitis virus nonstructural proteins and RNA synthesis indicates a role for late endosomes in viral replication. J Virol 73:7641–7657
12. Bost AG, Carnahan RH, Lu XT et al (2000) Four proteins processed from the replicase gene polyprotein of mouse hepatitis virus colocalize in the cell periphery and adjacent to sites of virion assembly. J Virol 74:3379–3387
13. Denison MR, Spaan WJ, van der Meer Y et al (1999) The putative helicase of the coronavirus mouse hepatitis virus is processed from the replicase gene polyprotein and localizes in complexes that are active in viral RNA synthesis. J Virol 73:6862–6871
14. Verheije MH, Hagemeijer MC, Ulasli M et al (2010) The coronavirus nucleocapsid protein is dynamically associated with the replication-transcription complexes. J Virol 84:11575–11579
15. Verheije MH, Raaben M, Mari M et al (2008) Mouse hepatitis coronavirus RNA replication depends on GBF1-mediated ARF1 activation. PLoS Pathog 4:e1000088
16. Gosert R, Kanjanahaluethai A, Egger D et al (2002) RNA replication of mouse hepatitis virus takes place at double-membrane vesicles. J Virol 76:3697–3708
17. Lippincott-Schwartz J, Snapp E, Kenworthy A (2001) Studying protein dynamics in living

cells. Nat Rev Mol Cell Biol 2:444–456

18. Lippincott-Schwartz J, Altan-Bonnet N, Patterson GH (2003) Photobleaching and photoactivation: following protein dynamics in living cells. Nat Cell Biol S7–14
19. Bancaud A, Huet S, Rabut G et al (2010) Fluorescence perturbation techniques to study mobility and molecular dynamics of proteins in live cells: FRAP, photoactivation, photoconversion, and FLIP. Cold Spring Harb Protoc 2010, pdb top90
20. Rasband W (1997—2014) ImageJ. U. S. National Institutes of Health. Bethesda MD
21. Hagemeijer MC, Verheije MH, Ulasli M et al (2010) Dynamics of coronavirus replication-transcription complexes. J Virol 84:2134–2149
22. Meijering E, Dzyubachyk O, Smal I (2012) Methods for cell and particle tracking. Methods Enzymol 504:183–200

第23章

高压冷冻和冷冻替代法制备培养细胞用于透射电子显微镜下的2D或3D观察

Philippa C. Hawes

摘要

透射电子显微镜(TEM)是一种用于成像样品超微结构的宝贵技术,对于在细胞水平上确定病毒-宿主相互作用特别有用。但是TEM内部的环境不利于生物材料(高真空和高能电子)。此外,生物样品很少或没有固有的电子对比度,很难天然地存在于非常薄的薄片中,而这是在透射电镜中想要达到最佳分辨率所必需的。因此,为了将生物样品制备成能够用透射电镜观察的样本,需要对样本进行大量的处理,并且可能会改变样本的超微结构。本章描述了一种尽量减少人工操作的方法,通过在高压下冷冻样品以瞬时保存超微结构,然后快速用树脂填充物替换冰,成为可切割成薄片用于成像的紧密介质。较厚的切片也可以用于电子断层扫描成像并重建成3D立体结构。

关键词:高压冷冻;冷冻替代;透射电子显微镜;蓝宝石圆片;电子断层扫描成像

1. 引言

用于透射电子显微镜(TEM)的样品保存方法会影响图像解读,因此重要的是固定样品,应使其内部状态的变化尽可能小。固定TEM电镜样品的方法主要有两种:化学固定法和冷冻固定法,两者各有利弊。化学固定法是最常见的方法,虽然耗时,但操作简单,且只需要很少的专用设备。而冷冻法通过瞬时固定,减少或消除化学物质的使用,将样品保存在尽可能接近原始的状态,优于化学固定法,但有一定技术难度且成本较高。

标准的化学固定法易于操作、快速,可以产生可重复的结果(例如[1]),只需使用最少的专用设备。其主要缺点是向样品中加入有毒化学物质会对超微结构产生未知的影响。固定剂会缓慢渗入柔软的生物材料,使样品在完全稳定之前发生变化,例如,离子和可溶性蛋白质的再分布和提取[2],磷脂的提取和重排[3],渗透条件的不匹配导致细胞器肿胀和非各向同性收缩等一系列变化[4]。不存在所谓的"均一化固定”，固定过程不能平均地保存细胞内的所有结构。化学固定法的另一个严重缺点是，在固定过程的每个阶段，样品中的抗原都会被破坏。因此，不能使用化学固定剂和环氧树脂包埋的样品进行免疫金标实验。

为避免化学固定的有害物和脱水，唯一可行的替代方法是通过快速冷冻存在的水来保存样品，防止冰晶的形成。如果样品冷冻得足够快，样品中的水就会玻璃化，可溶和不可溶的结构都保存在玻璃样基质(无定形冰)中，从而瞬间稳定样品。无定形的冰是非破坏性的，但是要使细胞内的水完全玻璃化，需要非常高的冷冻速度[5]。如果达不到这样的冷冻速度，细胞内的结晶冰和溶质就会被截留在晶体之间，形成一个不同空间的隔离网络。当在显微镜下观察时，这被称为冰分离伪影，并且在冷冻的细胞核中特别明显，表现为“开裂”模式(图 23.1)。一旦被冷冻，样品须在进一步加工前保存在液氮(-196℃)中，保存温度不能超过水的再玻璃化点(约-140℃)，否则会形成冰晶。使用冷冻技术保存样品的优点是瞬间稳定，不需要化学物质。其缺点是在大气压力下，良好的冷冻只发生在表面的几微米内，并且所涉及的技术难度高、耗时长，需要专属设备。

有许多不同的冷冻固定方法，但在常压下，无论使用哪种方法，良好保存的深度都仅限于 20~40μm[6]。Moor 和 Riehle 在 1968 年首次提出了在高压下冷冻样品。高压下，水在冷冻过程中膨胀更少，产生的结晶热更少，因此在降低的冷却速率下实现了充分的冷冻干燥[8,9]。

常压下，非晶体冰以 10 000℃/秒的冻结速度生成；而样品在210Mpa 的压力下冷冻，冷冻速率会下降到 1000℃/秒[5]，冷冻深度达 200μm[6,10]。因此，“高压冷冻”(HPF)可用于制备许多不同类型的样品，从悬浮液到小块固体组织，被广泛认为是普通电子显微镜的最佳冷冻方法[6]。有关高压冷冻和冷冻替代的全面综述，请参见 McDonald[11]。

高压冷冻后，样品通过冷冻置换(FS)

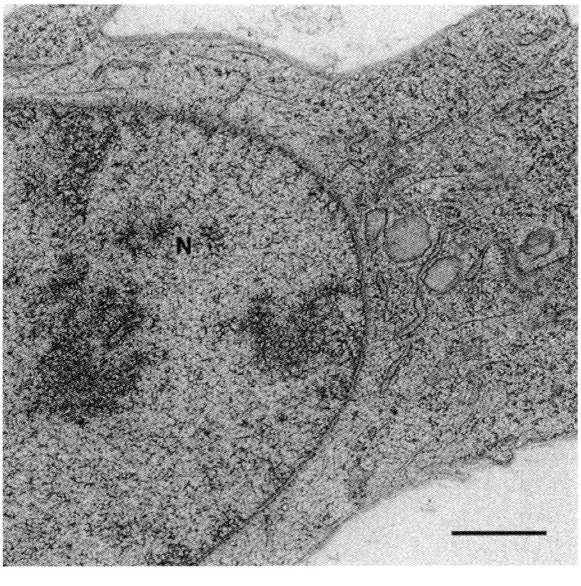

图 23.1　细胞培养中冰分离产物的例子。这表现为一种“开裂”的模式，在严重冷冻的细胞的细胞核(N)中尤为明显。比例尺为 1μm。

进行形态学或免疫细胞化学研究。在FS过程中，无定形冰被含有一种或多种化学添加剂的溶剂（通常为丙酮[12]）所取代。在此阶段添加化学物质不会影响组织的保存，因为样品已经高压冷冻。替代后，样品用丙烯酸树脂浸透，聚合包埋，超薄切片可以在室温下切割，用于透射电子显微镜下检查。

有许多公开的冷冻替代方案，这些方案差别很大。最大的区别是样品在包埋前保存在替代介质中的时间。普遍认为，在室温化学固定过程中，会有固定液和（或）溶剂的样品，细胞成分重新排列，特别是脂质[3]，并提取可溶性细胞质组分[2]。而在低温下，这个过程会变慢，但不会停止。因此，需要设置一个合适的作用时间，平衡介质的尽可能多的替代以及因时间延长而造成的细胞成分的提取。专用的冷冻替代装置，可有效控制替代过程中所需的温度变化，在某些情况下，还可通过编程控制溶剂的添加。但这些设备的成本很高；最近已经开发出一种方案，不需要专门的冷冻替代装置[13]。

本章描述了一种高压冷冻和冷冻替代培养细胞的方法，该方法将冷冻前的机械或化学应力最小化，并保持细胞结构的一致性。通过使用“裸”蓝宝石，而非防冻剂或过滤器，使样品的热负荷得以降低，可以显著提高冷冻质量。

2. 实验材料

2.1 化学试剂

1. 胎牛血清。
2. 合适的细胞培养液。
3. 纯甲醇。
4. 乙酸铀酰（UA）晶体。
5. 分析级丙酮（99.9%）。
6. 20%（w/v）的UA甲醇溶液（见注释1和注释2）。
7. 冷冻置换（FS）介质：2%（v/v）乙酸铀酰溶于分析级丙酮（见注释1和注释2）。
8. 低分子HM20（见注释3）。
9. 大量的液氮。
10. 环氧树脂块，BEEM包埋管。

2.2 硬件

1. 深色玻璃螺旋盖瓶，保存2%醋酸铀酰溶液（4℃）。
2. 透明玻璃螺旋盖瓶，用于混合低分子HM20树脂。
3. 超细镊子（长而窄的手柄）。
4. 用于转移样品的冷冻镊子。
5. 液氮罐（1L）。
6. 浅的聚苯乙烯液氮容器。
7. 可调光放大镜。
8. 高压冷冻器（如Leica HPM100或ABRA HPM010），配有所有必需的配件包括插件、垫片等。
9. 冷冻替代装置（如Leica AFS2或同等产品），配有所有必要的相关容器、包埋模具等。
10. 迷你不锈钢锯。
11. 刀片。
12. 透射电子显微镜（TEM），120千伏或200千伏（最好用于断层摄影研究）。

2.3 耗材

1. 3mm蓝宝石盖玻片。
2. 合适的细胞培养板。
3. 镍单孔TEM网。
4. 1.5mL Eppendorf管，螺旋盖，盖子下方有两个穿孔。
5. 滤纸。
6. 塑料巴斯德移液管。

7. Formvar(或同等产品)涂层铜 200 目,六边形,细条形网(用于薄切片,形态成像)。

8. Formvar(或同等产品)涂层单槽网(用于厚切片,电子断层成像)。

3. 实验方法

请确保遵守当地化学安全程序,并确保使用适当的个人防护装备。

3.1 细胞的制备

1. 选择适合的高压冷冻仪(HPF)样品架的蓝宝石圆片。我们使用的是 Leica HPM100(Leica 显微系统)设计的 3mm 或 6mm 蓝宝石圆片,或者为 ABRA HPM010(RMC 产品)设计的 3mm 蓝宝石圆片。圆片应浸泡在培养液中,并在胎牛血清中 37℃孵育 60 分钟。这为细胞黏附提供了蛋白质层(见注释 4)。

2. 在合适的细胞培养容器(24 孔、12 孔或 6 孔细胞培养板)中,将圆片放在孔的底部,加入适当体积的细胞悬浮液。确保圆片紧贴孔底,并且中间没有液体。在 37℃培养适当的时间,使蓝宝石圆片表面覆盖约 80%的融合单层细胞。

3. 感染细胞。

3.2 高压冷冻仪固定细胞

1. 在冷冻样本之前 1 小时,开始冷却高压冷冻仪(HPF)。确保整个过程中有足够的液氮可用。加入少量(约 1L)液氮到小罐中,用来运输样品。用液氮填充聚苯乙烯小盒子,用来冷却工具。将这些容器置于冷冻仪附近,便于随时填充液氮。

2. 当 HPF 冷却且运行稳定,进行一次冷冻实验,测试它是否正常工作。

3. 在 MBSC,从含有蓝宝石圆片的孔中吸除细胞培养液,加入预热的新鲜培养液。

4. 将含有蓝宝石圆片的细胞培养皿放入 HPF,并将蓝宝石圆片放入适当的样品架中,如图 23.2 所示,不需要添加防冻剂(见注释 5)。没有必要用铝片包裹(见注释6)。

5. 快速将样品架放入 HPF 并冷冻。

6. 从聚苯乙烯盒中液氮下的样品架中取出冷冻的“蓝宝石圆片三明治”,记得使用冷却工具操作。照明放大镜可辅助操作。

7. 在液氮中冷却贴有标签的没有拧盖的 Eppendorf 管,确认在管子顶部附近已经开了两个孔。

8. 保持低温状态,将“蓝宝圆片三明治”放入 Eppendorf 管中,不盖螺纹盖,并在液氮中冷冻,直到所有样品都放入贴有标签的 Eppendorf 管中冷冻好。迅速将这些 Eppendorf 管一根一根地转移到液氮转移罐中,转移到合适的液氮储存器。样品必须储存在液氮中,而非气相。

3.3 冷冻替代

这一过程在下午晚些时候开始,第二天早上开始冷冻替代流程。

1. 使用前 1 小时,用液氮将 FS 装置冷却至最低温度,通常为-160℃。本方法使用了 AFS1 和 AFS 2(Leica 显微系统);当然,这种冷冻方法也适用于其他品牌的 FS 仪器。

2. 将 FS 样品室置入通风橱中,将任何废溶剂/树脂置于通风橱中。

3. 将适当数量的铝杯(随 FS 装置一起提供)放入冷冻样品室(每个样品一个)。

4. 使用一个小型杜瓦液氮转移瓶,从液氮库中收集适当的样品,并将杜瓦瓶放在通风橱中 FS 装置旁边。

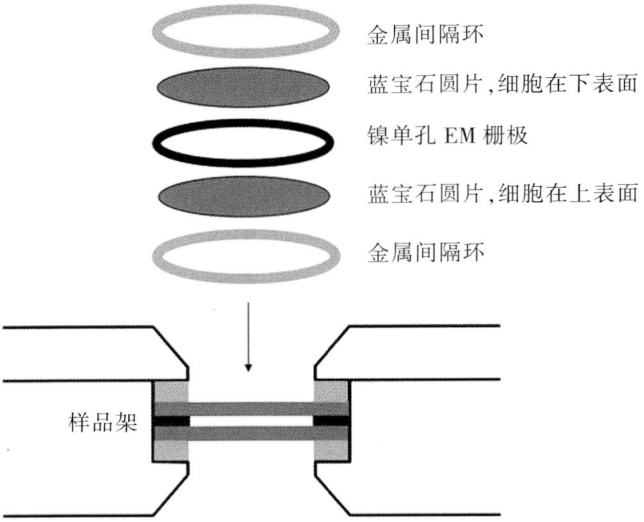

图 23.2 用于加载 Bal-tecHPM010(现以 ABRAHPM010 出售)HPF 固定器的方法示意图。该方法可适用于其他制造商的型号;但基本的“三明治”结构应该保持不变。间隔环、蓝宝石圆片和镍网格直径均为 3mm。蓝宝石圆片厚度 100μm,镍网格厚度 50μm。图片来自[14]。

5. 将含有“蓝宝石片三明治”样品的 Eppendorf 管放入冷却的铝杯中。此时样品仍处于少量液氮中。液氮将在 Eppendorf 管和样品室中平衡过夜后蒸发。

6. 对 FS 仪器进行编程,使其符合快速 FS/预热循环步骤(图 23.3)。对于某些特殊类型的样本,该方案优于长时间的方案(见注释 7)。下面是具体过程;必要时可进行调整,但必须保持时间间隔与本方案一致。

7. 转天早上 9 点之前,确保准备好所有实验所需的耗材、溶液、工具和废液罐。

8. 将 1~2mL 的 FS 培养液(见注释 1)放在一个干净的铝杯中,放入 FS 样品室中冷却。

9. 上午 9 点,打开 Eppendorf 管盖子,将“蓝宝石片三明治”倒入铝杯中。

10. 使用冷却的塑料吸头,将 0.5mL 冷 FS 培养液轻轻加入每个铝杯中,以便覆盖“蓝宝石片三明治”。“三明治”样品可能会在液体中分离;注意观察蓝宝石圆片是如何分离的,从而确定细胞覆盖的一面。

11. 使用冷却的镊子,确保蓝宝石圆片在 FS 培养液中的细胞表面朝上(见注释8)。吸除多余未使用的 FS 培养液后,将铝杯放入通风橱中室温平衡。

温度在一夜之间从-196℃上升到-160℃
05:30 温度从-160℃上升到-90℃,每小时 20°(3.5 小时)
09:00 温度保持在-90℃,添加 FS 介质(见下文)(1 小时)
10:00 温度从-90℃上升到-50℃,每小时 20°(2 小时)
12:00 温度保持在-50℃

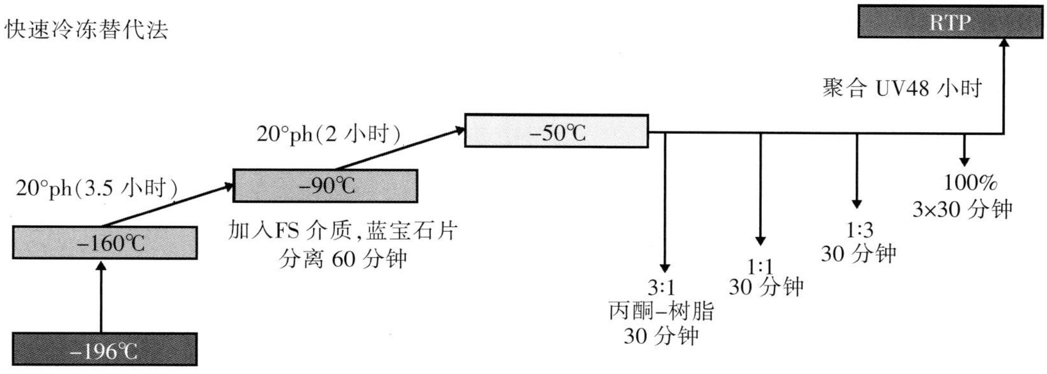

图 23.3　快速冷冻替代/快速预热循环方案图示[14]。

12. 将样品留在 FS 培养液中,直到达到 50℃(12 点钟)。

13. 在 12 点钟之前,将一个干净的铝杯加入 1mL 低酰基 HM20(见注释 3)和 3mL 丙酮,放入样品室中。混匀后静置冷却几分钟。根据样本数量调整体积,但保持比例不变。上述体积为 4 个铝杯的量。

14. 12 点钟，使用冷却的塑料吸头从每个样品铝杯中吸除 FS 培养液，放入样品室中的废铝杯中。

15. 避免移动蓝宝石片，用干净的冷却移液管向每个装有样品的铝杯中缓缓加入 1mL 冷的 1:3 树脂−丙酮混合物。静置 30 分钟。

16. 取出盛有剩余的 1:3 树脂混合物的铝杯,放入通风橱中。

17. 将一个干净的铝杯放入装有 2mL 低酰基 HM20 和 2mL 丙酮的样品室中。混合均匀并冷却。

18. 30 分钟后，使用冷却的塑料吸头吸除每个样品铝杯中的 1:3 的树脂混合物,并放入样品箱中的废铝杯中。

19. 避免移动蓝宝石片，用冷却吸头缓缓添加 1mL 冷的 1:1 树脂−丙酮混合物。静置 30 分钟。

20. 将盛有任何剩余 1:1 树脂混合物的铝杯,放入通风橱中。

21. 将一个干净的铝杯放入样品箱,加入 3mL 低酰基 HM20 和 1mL 丙酮。静置冷却。

22. 再过 30 分钟后,使用冷却的塑料吸头从每个样品铝杯中吸除 1:1 的树脂混合物,并放入样品室中的废铝杯中。

23. 注意避免移动蓝宝石片，用干净的冷却吸头缓缓加入 1mL 冷的 3:1 树脂−丙酮混合物。静置 30 分钟。

24. 将盛有剩余 3:1 树脂混合物的铝杯,放入通风橱中。

25. 在一个干净的铝杯加入 14mL 低酰基 HM20 树脂。静置冷却。

26. 30 分钟后，使用冷却的塑料吸头吸除每个样品铝杯中的 3:1 的树脂混合物,并放入样品箱中的废铝杯中。

27. 注意避免移动蓝宝石片，用干净的冷却吸头缓缓添加 1mL 冷树脂。静置 30 分钟。

28. 30 分钟后,取出树脂,放入样品室的废铝杯中。

29. 重复步骤 27 和 28 两次。

30. 在最后一个注入步骤中，在样品室中冷却包埋模具。

31. 使用冷却工具小心地将每个蓝宝

石片(细胞面朝上)放入包埋模具的小室中,确保圆片位于金属底座上,并用冷低辐射树脂轻轻覆盖(见注释9,处理低辐射树脂)。

32. 将冷却的紫外透明塑料杯(随FS仪器提供)放在包埋模具上。用少量低酰基低辐射树脂密封,以便在聚合过程中排除氧气。

33. 将紫外线灯(随FS仪器提供)置于样品室上方,编制聚合包埋程序,并启动以下流程:在-50℃下紫外线照射48小时,以每小时20°的速度(3.5小时)从-50℃升至室温(20℃),室温下紫外线照射48小时。

34. 根据当地法规处理废弃化学品。

35. 聚合包埋后,移除包埋模具并推出包埋块。放入贴有标签的盒子中。包埋块可以永久储存(见注释10)。当准备切片时,首先从BEEM胶囊中准备一些聚合环氧树脂块,作为低黏度环氧树脂块的支撑物,操作如下:

• 用小型钢刀片移除聚合环氧树脂块的凸出部分,以形成一个平面。

• 用新刀片小心地将低辐射树脂块修剪,放到包含蓝宝石圆片的区域。

• 使用环氧胶,将含有蓝宝石片的低辐射树脂块粘贴到环氧树脂块表面,蓝宝石在最上面,风干。

• 用小刀片,从蓝宝石圆片边缘修剪掉一层薄薄的低辐射树脂。

• 将包埋块浸入液氮中,分离蓝宝石圆片。丢弃圆片,细胞仍被包埋在低分子树脂中。

36. 用超微切片机,将低酰基块正面切片,形成包含单层细胞纵向视图的切片,所有切片的方向和平面都相同(见注释11)。

37. 用Formvar涂层的网格收集切片(见注释12)。当使用2%乙酸铀酰冷冻替代培养液时,没有必要添加对照。

38. 使用透射电子显微镜观察细胞样品获得成像[1,14](见注释13)。

39. 对于免疫金标记研究,操作流程同上;只是需要使用含较低浓度乙酸铀酰的FS培养液,如0.2%[14]。

4. 注释

1. FS培养液:首先,制备20%(w/v)的UA甲醇溶液,需要在通风橱中设置搅拌器,搅拌超过1小时,以使所有的UA晶体溶解。向4.5mL 99.9%分析级丙酮中加入0.5mL 20%乙酸铀酰,制备成2%(体积/体积)乙酸铀酰。混匀并储存在4℃的深色玻璃瓶中。

2. 没有必要将99.9%的分析级丙酮储存在分子筛下以保持无水(如某些方案中所建议的)。在分子筛下储存,丙酮会随着时间的推移而变色,因此分子筛可能会引起某种形式的污染物。还没有不同分子式贮存引起丙酮效果下降的任何报道。

3. 将每种树脂成分放入带有螺旋盖的玻璃罐中,将瓶颈部靠近液氮管盖子,向混合物中吹入干燥的氮气,这样就去除了罐中的氧气,这一点很重要,因为氧气的存在会影响低氯代HM20的有效聚合。

4. 使用"裸"蓝宝石片的预实验表明,细胞黏附是一个潜在的缺陷,因为细胞在操作过程中会丢失。用Ⅳ型胶原蛋白、胎牛血清(FCS)、Matrigel基质(BD生物科技)和碳作为预处理基质,于37℃分别和蓝宝石圆片孵育60分钟,或使用高真空碳涂布机(Agar科技)用10nm碳涂布圆片表面。使用FCS作为基质预处理可以保留大部分黏附的细胞。

5. 为了去除样品细胞间的气穴,过去

的方案包括用惰性的、非渗透性的填充物,如 1-十六碳烯。为了减少伪影的可能性，在本方案中没有使用防冻剂/填充物。我们也没有看到省略这一步骤的任何不利影响,事实上,这可被认为是有利的,因为填充物可充当散热器,降低样品的冷却速率,并防止 FS 介质的渗透。

6. 许多方法在冷冻过程中使用铝片(随高压冷冻机一起提供）保护蓝宝石圆片。这些铝片充当液氮和蓝宝石圆片之间的屏障,并充当散热器,降低样品的冷却速度。本方案中,液氮直接喷射到蓝宝石上,在整个蓝宝石圆片上产生极好的冻结。

7. 研究了长冷冻替代时间和(或)长预热时间的方案,发现本章所述的短冷冻替代时间和短预热时间方案在蓝宝石的大面积上获得良好的冷冻效果,提供了超微结构细节,可以观察到细胞质内容物的最小可见结构，并且具有缩短流程的实际益处。

8. 通过拿起蓝宝石圆片，液面朝上，稍微向光线倾斜，在 FS 系统的双目目镜下方可以看到蓝宝石圆片上的细胞。细胞在玻璃上显得粗糙；如果细胞不存在,圆片将具有光滑的反射表面。

9. 低酰基 HM20 树脂最初很难使用。因为它的表面张力很低,如果液滴从吸头中逸出,会沿着表面蠕动,具有很强的气味,所以尽可能在通风橱中操作。当填充包埋模具时,让树脂沉淀,然后加满,以确保模具空腔填充满。用纸巾擦去 FS 样品室中的任何液滴,否则在聚合过程中会黏在腔室上。

10. 这种树脂在完全聚合呈现粉红色。但如果树脂是无色但坚硬的,这表明聚合的包埋块可用于切片。

11. 收集所有切片(即使不完整),因为切片接近包埋组织表面,培养中的细胞可能非常薄,因此在等待收集完整切片的过程中,很容易切穿整个细胞层。

12. 如果收集厚切片进行电子断层扫描,应使用 Firmvar(或等效试剂)涂层单槽网格。同时收集一些薄切片［在 Formvar(或等效的）涂层的 200 目网格上］用于定向。

13. 低酰基 HM20 在透射电镜中不如环氧树脂那样稳定。Formvar 支持将有助于保持稳定，但要避免高强度的长光束曝光。

参考文献

1. Maier HJ, Hawes PC, Cottam EM et al (2013) Infectious bronchitis virus generates spherules from zippered endoplasmic reticulum membranes. MBio 4(5)
2. Zierold K (1991) Cryofixation methods for ion localisation in cells by electron probe microanalysis: a review. J Microsc 161: 357–366
3. Maneta-Peyret L, Compere P, Moreau P et al (1999) Immunocytochemistry of lipids: chemical fixatives have dramatic effects on the preservation of tissue lipids. Histochem J 31:541–547
4. Lee RMKW (1984) A critical appraisal of the effects of fixation, dehydration and embedding on cell volume. In: Revel JP, Barnard T et al (eds) The science of biological specimen preparation, Scanning Electron microscopy, Inc., AMF O'Hare, Chicago, IL, pp p61–p70
5. Studer D, Humbel BM, Chiquet M (2008) Electron microscopy of high pressure frozen samples: bridging the gap between cellular ultrastructure and atomic resolution. Histochem Cell Biol 130:877–889
6. Studer D, Michel M, Muller M (1989) High pressure freezing comes of age. Scanning Microsc Suppl 3:253–268
7. Moor H, Riehle U (1968) Snap-freezing under high pressure: a new fixation technique for freeze-etching. Proc 4th Eur Reg Conf Electron Microsc 2: 33–34
8. Studer D, Graber W, Al-Amoudi A et al (2001) A new approach for cryofixation by high-pressure freezing. J Microsc 203:285–294
9. Vanhecke D, Graber W, Studer D (2008) Close-to-native ultrastructural preservation by high pressure freezing. Methods Cell Biol 88:151–164

10. Sartori N, Richter K, Dubochet J (1993) Vitrification depth can be increased more than 10-fold by high pressure freezing. J Microsc 172:55–61.11
11. McDonald KL (2014) Out with the old and in with the new: rapid specimen preparation procedures for electron microscopy of sectioned biological material. Protoplasma 251:429–448
12. Studer D, Chiquet M, Hunzkier EB (1996) Evidence for a distinct water-rich layer surrounding collagen fibrils in articular cartilage extracellular matrix. J Struct Biol 117:81–85
13. McDonald KL, Webb RI (2011) Freeze substitution in 3 hours or less. J Microsc 243: 227–233
14. Hawes PC, Netherton CL, Mueller M et al (2007) Rapid freeze-substitution preserves membranes in high-pressure frozen tissue culture cells. J Microsc 226:182–189

索 引